Michael Behr | Dorothea Hüsson |
Hans-Jürgen Luderer | Susanne Vahrenkamp
Gespräche hilfreich führen
Band 1

Edition Sozial

Michael Behr | Dorothea Hüsson |
Hans-Jürgen Luderer | Susanne Vahrenkamp

Gespräche hilfreich führen

Band 1: Praxis der Beratung und Gesprächspsychotherapie

personzentriert – erlebnisaktivierend – dialogisch

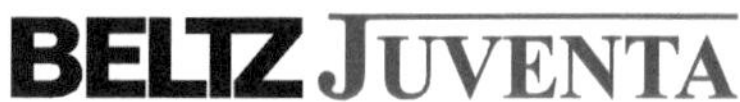

Die Autorinnen und Autoren

Michael Behr, Dr. phil. habil., ist Professor für Pädagogische Psychologie und Beratung an der Pädagogischen Hochschule Schwäbisch Gmünd und approbierter Psychotherapeut. Er führt seit 30 Jahren Kurse für Spieltherapie, Gesprächspsychotherapie und Gesprächsführung durch.

Dorothea Hüsson ist Dipl.-Sozialpädagogin, Kinder- und Jugendlichentherapeutin (GwG) und arbeitet an der Pädagogischen Hochschule Schwäbisch Gmünd in der Abteilung Pädagogische Psychologie, Beratung und Intervention im Studiengang Kindheitspädagogik. Sie hat Erfahrungen in der Erziehungsberatung, Therapie mit traumatisierten Menschen und führt Weiterbildungen in Beratung und Kinderpsychotherapie durch.

Hans-Jürgen Luderer, Prof. Dr. med., ist Psychiater und Psychotherapeut und war von 1996 bis 2014 Chefarzt am Klinikum am Weissenhof in Weinsberg. Er führt seit 30 Jahren Kurse in personzentrierter Psychotherapie und personzentrierter Suchttherapie durch.

Susanne Vahrenkamp war Diplom-Psychologin und arbeitete seit drei Jahrzehnten als Psychologische Psychotherapeutin in Freier Praxis. Als Ausbilderin und Supervisorin für personzentrierte Psychotherapie entwarf sie methodenverbindende Erweiterungen und Praktiken und führte regelmäßig Ausbildungen in personzentrierter Beratung und Gesprächspsychotherapie durch.

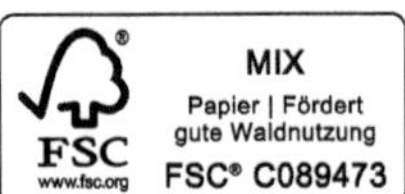

Dieses Buch ist erhältlich als:
ISBN 978-3-7799-3165-2 Print
ISBN 978-3-7799-4571-0 E-Book (PDF)

1. Auflage 2017

Herstellung: Hannelore Molitor
Satz: text plus form, Dresden
Druck und Bindung: Beltz Bad Langensalza GmbH, Bad Langensalza
Printed in Germany

Weitere Informationen zu unseren Autoren und Titeln finden Sie unter: www.beltz.de

Inhalt

Kapitel 1
Einleitung

Worüber schreiben wir? Ausgehend von Carl Rogers (1902–1987) und der humanistischen Psychologie entwickelte sich personzentrierte Arbeit – vor allem in Beratung und Therapie – zu einem der bedeutendsten Ansätze weltweit. Sie ist in Deutschland eines der vier vom *Wissenschaftlichen Beirat Psychotherapiegesetz* anerkannten Verfahren. Im Feld der Beratung steht sie neben dem *systemischen* Ansatz und ist ebenso bedeutend. Es gibt ein kleines Geäst von Unterformen: Die wichtigsten sind das Focusing (Kap. 5.1, 5.5 und 5.7) und das emotionsfokussierte Vorgehen (EFT, vgl. Kap. 5.2). Beide werden unter dem Adjektiv ›experienziell‹ zusammengefasst; sie bewirken die Bezeichnung *personzentriert-experienziell (PCE)*, die international gebräuchlich ist. Auch dialogisches (Kap. 3.5), gestaltungstherapeutisches Vorgehen (Kap. 5.4) und das Motivational Interviewing (vgl. Bd. 2) zählen zur personzentriert-experienziellen Welt. Die Bezeichnung ›klientenzentriert‹ ist enger und etwas veraltet, ebenso ›Gesprächspsychotherapie‹, obwohl dies in Deutschlands Gesundheitsadministration immer noch der gültige Name ist.

Was ist unsere Lesart der personzentrierten Beratung und Gesprächspsychotherapie? Wenn wir heute Personen *personzentriert* unterstützen, tun wir weit mehr als einfühlend, wertschätzend und echt zu sein. Die klassische personzentrierte Gesprächsführung mit diesen drei Kernbedingungen liegt unserem eigenen Praktizieren immer zugrunde und wird auch in diesem Buch ausgiebig gelehrt. Sie gut zu realisieren, ist eine Kunst; Carl Rogers erfand darin in den 1940er/1950er Jahren die innovativste Therapieform seiner Zeit. Sie hat sich seitdem allerdings erheblich weiterentwickelt. Im Gespräch bieten wir heute z. B. auch eine dialogische Beziehung an. Wir aktivieren Erlebensprozesse, wenn es für die Entwicklung des Klienten hilfreich ist, arbeiten mit Selbstanteilen, die miteinander in Konflikt stehen, mit Träumen, mit Körpererfahrungen, Rollenspielen, unterstützen aktiv Entscheidungsdilemmata und Lösungsfindungen. Es gibt heute viel, sehr viel mehr Möglichkeiten als das klassische personzentrierte Vorgehen.

Was ist dies für ein Buch? Wir präsentieren ein Grundlagen-Buch für Praxis, Weiterbildung und Training, auf dem Hintergrund unserer eigenen jahrelangen Erfahrung in der Leitung von Weiterbildungskursen. Viele Texte und Materialien stammen aus dieser Arbeit und sind somit praxiserprobt. Wir sind mit der angloamerikanischen Welt gut vernetzt, diskutieren, veröffentlichen, forschen dort mit und nehmen an neuen Entwicklungen teil. Auch das fließt in dieses Buch ein.

Übungen und weitere Materialien zu den Kapiteln finden Sie online (jeweils als Web-Tipps aufgeführt). So können wir Ihnen viel bieten, ohne das Buch zu überfrachten und zu verteuern. Wir sprechen Sie als Lesende manchmal direkt an, um so die Inhalte lebendiger zu vermitteln. Theoriehintergründe, Kontroverses, Historisches und ähnliche Inhalte platzieren wir in Boxen, damit Sie Ihren Lese-Weg selbst wählen können. Kurze Zusammenfassungen ›Auf den Punkt gebracht‹ konzentrieren das Wesentliche. Am Ende der jeweiligen Kapitel regen wir mit Fragen zu Reflexionen und Diskussionen an und geben weiterführende Literatur-Tipps.

Für wen ist das Buch gedacht? Beim Schreiben hatten wir alle im Blick, die in psychosozialen Hilfesystemen arbeiten, von der Sozialen Arbeit über die Psychotherapie bis hin zur Medizin: alle, die Menschen seelisch begleiten, deren Gefühle wichtig nehmen und damit ihren Selbstwert aktivieren und diese Menschen auch anregen möchten, das eigene Leben selbst aktiver zu gestalten.

Wir danken Christine le Coutre, Hejo Feuerstein, Elisabeth Herr, Sigrid Schaich, Heidemarie Kurtscheid, Dagmar Nuding, Heidrun Rust, für ihre vielen Anregungen und fachliche Begleitung, unseren Kursteilnehmern für die vielen wertvollen Diskussionen und Anregungen, dem Beltz-Juventa-Lektorat für die kompetente und engagierte Begleitung, Jonas Schröder und Dr. Niko Vahrenkamp für ihre solidarische, unkomplizierte Unterstützung.

Leichtes Lesen ohne Stolpern, schlanke Sprache, das ist uns vor allem wichtig. Während wir dezidiert für Gleichheit, Gerechtigkeit und Genderneutralität eintreten, schreiben wir ohne Doppelungen, wo immer es geht. Personenbezeichnungen kommen selten vor, wenn, sind sie Gattungsbezeichnungen. Für uns und Sie als die Helfenden verwenden wir oft die ›Wir‹-Form. Unsere Gegenüber treffen wir in sehr unterschiedlichen Kontexten, je nachdem sagen wir z. B. auch Ratsuchende, Gegenüber oder Person.

Hinweise auf weiterführende Fachliteratur und Beispiele aus Musik, Film und Belletristik dienen der weiteren Vertiefung und Veranschaulichung der Inhalte.

Wir widmen dieses Buch Susanne Vahrenkamp und Reinhard Tausch, den Mitgründern unseres Stuttgarter Instituts. Susanne Vahrenkamp hat dieses Buch mitkonzipiert und viele originale Konzepte beigetragen. Sie verstarb während der Arbeit an diesem Werk.

Stuttgart, im Sommer 2017

Michael Behr, Dorothea Hüsson und Hans-Jürgen Luderer

Kapitel 2
Die Persönlichkeitstheorie

Auch wenn dies ein Buch für die Praxis ist, helfen uns Annahmen über die inneren Prozesse, die in einer Person bei Gesprächen ablaufen. Wir erhalten einen Zugang zur inneren Welt des Gegenübers, wie bei einer Landkarte, die es zu erkunden gilt: Was passiert in meinem Gegenüber, wenn es über sich spricht und dabei feuchte Augen bekommt oder verstummt? Was geschieht, wenn eine Person von Episoden berichtet, sich lebendig und interessiert zeigt oder ein Aha-Erlebnis hat? An der personzentrierten Persönlichkeitstheorie von Rogers beeindruckt bis heute, wie schlank, scheinbar einfach und auf das Wesentliche gerichtet sie ist und dennoch Vieles einsichtig macht. Zugleich fordert die scheinbare Schlichtheit und verborgene philosophische Tiefe bis heute zu immer neuen Überlegungen heraus (vgl. dazu z. B. die Themenhefte der Zeitschrift PCEP: Grafanaki, 2013). Grundlegende Texte von Carl R. Rogers sind:

- Rogers 1951, S. 417–458 (die erste große Darlegung als 19 Thesen, bis heute äußerst lesenswert)
- Rogers 1959 (ein komplexer Text, das Referenzwerk zur Persönlichkeitstheorie),
- sowie Rogers 1961 und 1963 (mit Ergänzungen zu den genannten Texten).

Bis heute, seit ca. 70 Jahren, finden sich keine empirischen Forschungsergebnisse, die dieser Theorie in ihrem Kern widersprechen. Sie dient in den Grundzügen, zusammen mit kleinen Optimierungen auch heute als ein moderner Wegweiser, wenn wir Menschen in ihrer Entwicklung und in ihren Selbstheilungsprozessen unterstützen.

2.1 Entwicklungstheorie: Selbstbild und Gefühlserfahrung passen nicht immer zusammen

Auf dem Boden der humanistischen Psychologie zielen wir auf das Wachstum und die Selbstentfaltung der Person. Sie soll frei von Bewertungen durch Andere werden, sie soll ihrem eigenen Erleben folgen können. Genauer: Sie soll die Erfahrungen ihres Organismus unverfälscht wahrnehmen und so dem folgen können, was der Entfaltung ihres Selbst dient. Unser Selbst besteht aus *zwei* großen Bereichen: den *organismischen Erfahrungen* und dem *Selbstbild.*

Die *organismischen Erfahrungen* sind körperliche Empfindungen, die uns sagen, wie gut oder schlecht uns etwas tut. Mit ihrer Hilfe können wir unsere Gefühle erkennen. Beispielsweise: ein Kloß im Magen, Wärme oder Kälteempfindungen auf der Haut, die Art wie wir gerade atmen, Verspannungen sagen uns, dass etwas mit uns nicht stimmt. Wir sagen: »Ich spüre Schmetterlinge im Bauch, wenn ich meinen Liebling unerwartet wiedersehe«. Mein Atem wird flach und ich weine, wenn ich traurig bin. Mein Körper ist entspannt und warm, wenn ich mit guten Freunden zusammen bin. Die aufmerksame Beobachtung des eigenen Körpers kann trainiert werden. Wir können bei fast allem, was wir emotional wahrnehmen, in uns eine körperliche Empfindung fühlen. Die Methode des Focusing (s. Kap. 5.1) macht sich dies zunutze.

Das *Selbstbild* ist die Summe der Gedanken und Bewertungen, die wir über uns haben. Beispiele dafür sind Sätze, in denen wir Aussagen über uns selbst treffen, z. B.: »Ich bin bei anderen meist beliebt. Wenn ich mich ärgere, verliere ich die Fassung. Ich bin schlecht im Sprachen-lernen. Ich setze mich gerne für Hilfsbedürftige ein. Ich bin zu dick.« Das Selbstideal (d. h. wie ich gerne wäre) ist ein Teil meines Selbstbildes. Es enthält Bewertungen über meine Selbstwahrnehmung, also das, was ich an mir sehe, und über meine auf diese bezogenen Sehnsüchte.

Die organismischen Erfahrungen und das Selbstbild stimmen nur zum Teil überein. Zwei sich überlappende Kreise können dies veranschaulichen, s. Abbildung 2.1 (vgl. auch Rogers 1951, S. 452 und 456).

Den mittleren Bereich, also die Fläche bei der sich die organismische Erfahrung und das Selbstbild überlappen, können wir die *Selbsterfahrung* nennen: Das sind Selbstanteile, mit denen uns eine bewusste Erfahrung verbindet.

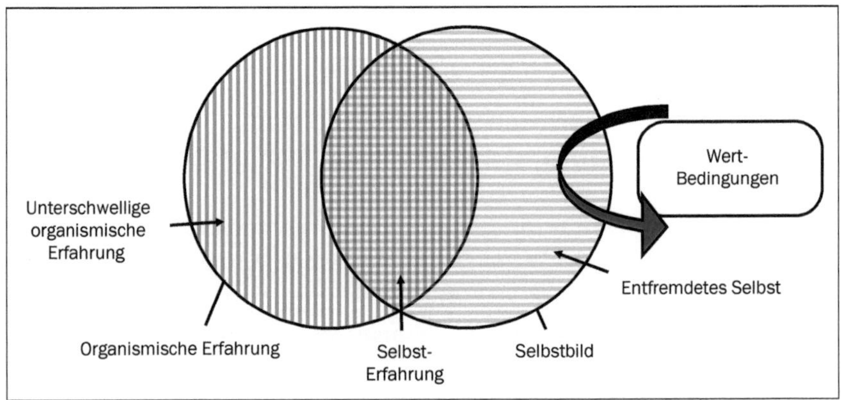

Abb. 2.1: Die Inkongruenz und Kongruenz von organismischer Erfahrung und Selbstbild

Beispiele
Ich weiß, dass ich etwas verloren habe, und ich spüre meine Trauer. Ich weiß, dass ich verliebt bin, und ich spüre Schmetterlinge im Bauch. Ich weiß, dass ich dies oder jenes gut kann, und ich spüre Stolz, dass mir etwas gelungen ist.

Dies ist der gesunde Teil unseres Selbst: ich spüre meine Gefühle und Bedürfnisse und ich weiß: Das bin ich.

Der linke Halbmond stellt die *unterschwelligen organismischen Erfahrungen dar:* In jedem Organismus wirkt ein Geschehen, das wir (noch) nicht voll wahrnehmen. Wieviel Stress erleben Sie? Ist das erträglich, bzw. wie spüren Sie Ihren Stress überhaupt? In der Psychosomatik vermuten wir unterschwellige seelische Belastungen als Mitursache für manche körperliche Erkrankungen. Manche Sehnsüchte oder Bedürfnisse scheinen wir nicht immer voll wahrzunehmen. Das wissen wir dann erst später. Typische Aussage: »Irgendwie hatte ich schon länger das Gefühl in mir, dass ich etwas ändern muss, aber ich wusste nicht was.«

Beispiel
Sylvia ist seit einigen Monaten mit ihrem neuen Partner zusammen. Er will sich treffen, aber seit kurzer Zeit hat sie gar keine so rechte Lust dazu. Es gibt keine Schmetterlingsgefühle, sondern eher so etwas wie Langeweile in ihr. Mit jedem weiteren Treffen vergrößert sich ihr Unmut: Sie hat keine Lust, kein Interesse und ist schon genervt, wenn sie nur seinen Namen im Display des Handys sieht. Bevor ihr bewusst wird, dass etwas in der Beziehung nicht mehr stimmt, signalisiert ihr das bereits der Körper – ihre organismischen Erfahrungen. Manche Menschen gehen diesen organismischen Erfahrungen nach und setzen sich mit ihnen auseinander; andere ignorieren sie und bleiben dann in ungeklärten und unbefriedigenden Beziehungen stecken.

Diese unterschwelligen organismischen Erfahrungen sind nicht irgendwo im Körper versteckt. Es sind vielmehr *Möglichkeiten* der Wahrnehmung, die zu Selbsterfahrungen werden können, wenn mehreres günstig zusammenkommt: z.B. Motive, Gedanken, Erinnerungen, bestimmte lebensgeschichtliche Ereignisse, Zuspruch Anderer, ein neues ermutigendes Erlebnis usw. Die Elemente der neuen Selbsterfahrung tragen wir zwar schon mit uns herum, z.B. als Erinnerungen oder als emotionale Reaktionsbereitschaften – eine neue Selbsterfahrung bildet sich aber zunächst nicht. Vielleicht sind die Elemente zu unverbunden, unvollständig oder zu schwach oder stehen im Widerspruch zum Selbstbild (vgl. Behr, 2009).

Beispiel
Frank erlebt sich als friedliche, nie wütende Person. Er engagiert sich in der Friedensbewegung, spricht leise, schreit nie und würde nie körperliche Gewalt anwenden. Seine Freunde nehmen durchaus unterschwellige Aggressionen wahr, etwa bei seiner Ironie, seinem Zynismus, beim Fingertrommeln, Fußwippen oder bei Entscheidungen, bei denen er andere übergeht und dadurch verletzt. Dies argumentiert er ggf. weg. Sein Selbstbild ist noch zu starr und lässt neue Selbsterfahrungen nicht zu.

Der Fachterminus für diesen Zustand lautet *Inkongruenz.*

Wir sind inkongruent, wenn unser Selbstbild und unsere organismischen Erfahrungen bei einer aktuellen Wahrnehmung nicht zusammenpassen.

Inkongruenz ist das zentrale Störungskonzept des personzentrierten Denkens.

Der rechte Halbmond, das *entfremdete Selbst,* markiert Selbstteile, die nicht auf unseren Erfahrungen beruhen. Andere Personen (oft aus der Kernfamilie) haben uns möglicherweise veranlasst zu denken, wir hätten bestimmte Eigenschaften oder Absichten. Jedoch können wir mit diesen Zuschreibungen keine eigenen Erfahrungen verbinden.

Beispiel
Tina hat Freude an wilden Indianerspielen, daran, auf Bäume zu klettern, Bretter zu Buden zusammenzunageln, sich zu raufen. Ohne, dass es dem Elternteil immer bewusst sein mag, gibt er subtile Botschaften, dass Mädchen vor allem dann toll sind, wenn sie lieb und süß sind. Sieht er Mädchen mit Schleifchen im Haar oder lesen sie Bücher, beantwortet er dies mit leuchtendem Blick. Er stellt Beispiele von mädchenhafter Kleidung in Medien positiv heraus, würdigt betont weibliches Verhalten anderer Mädchen und wie wichtig es ist, zu gefallen. Die Gefahr besteht, dass Tina im Laufe ihrer Entwicklung immer weniger ihre organismischen Erfahrungen wahrnehmen wird. Sie spürt immer weniger, wie ihr das wild-, ungestüm sein und in die Welt einzugreifen guttut, sondern sie denkt, das passe nicht zu ihr. Sie wird sich vielleicht als süßes Mädchen sehen, obwohl es dazu keine organismische Erfahrung in ihr gibt (vgl. Behr, 2015).

Die Bedingungen, wie ich sein muss, um mich wertvoll fühlen zu können, vermitteln mir bedeutende Andere, zunächst meist die Eltern. Diese Bedingungen heißen *Wertbedingungen* (engl.: *conditions of worth*).

Der Begriff ›conditions of worth‹ wird manchmal auch anders übersetzt, z. B. als ›Bewertungsbedingungen‹ oder ›Bedingungen, unter denen Wertschätzung erfahren wird‹. Das Selbstbild der Person wird zum Teil durch diese *Wertbedingungen* geprägt, d. h. das Kind erfährt die Wertschätzung der Eltern nur unter bestimmten Bedingungen. Es hat den Eindruck, ein so oder so geartetes Kind mit einer bestimmten Gefühlswelt sein zu müssen. Dadurch wird die Person von Teilen ihrer organismischen Erfahrung zunehmend entfremdet.

Beispiel
Tina wird wertgeschätzt, wenn sie lieb und süß ist, nicht wenn sie wild auf Bäume klettert. – Jens wird wertgeschätzt, wenn er sich fürs Bauen und für Technik interessiert, nicht wenn er malt oder musiziert. Dass den beiden das je andere Verhalten guttut – sie fühlen sich dann lebendig, energievoll und in Spieltrance –, meldet ihnen in diesen Momenten zunächst ihre organismische Erfahrung zurück; später dann vielleicht nicht mehr.

Bedeutsam ist, dass dieser Prozess subtil abläuft: Das Kind nimmt diese Entfremdung nicht wahr. *Das Mädchen glaubt, dass sie tatsächlich eine süße, liebe Person sei und das Klettern auf Bäumen nichts für sie ist – Jens entscheidet sich ›selbst‹ für ein Ingenieurstudium.* Später erlebt die Person vielleicht innere Spannungen, Unzufriedenheit, unklare und widersprüchliche Reaktionen bei sich selbst – dies wären Zeichen von *Inkongruenz.*

Nimmt das Kind allerdings seine organismischen Erfahrungen wahr, kann es auf plakative und direkte Reaktionen der Eltern reagieren, ohne seine Erfahrung leugnen zu müssen. Ist es sich seiner Erfahrung gewiss, schaden diese elterlichen Reaktionen dem Kind nicht.

Das Tina-Beispiel abgewandelt
Tina2 spürt ihre organismischen Erfahrungen. Die Mutter bittet sie, bei Omas 70. Geburtstag im Haus bei Omas Geburtstagsfeier zu bleiben und nicht draußen mit den Jungs rumzutoben. Tina2 kann sich in der Situation entscheiden, den eigenen organismischen Erfahrungen nicht zu folgen und ihre Bedürfnisse zunächst einmal zurückzustellen. Sie passt sich in dem Moment an. Entscheidend ist, dass die Person diesen Prozess wahrnimmt,

ihre u. U. abweichenden Bedürfnisse kennt und eine bewusste Entscheidung trifft. Sie mag denken: ›Ich möchte mit den Jungs am liebsten auf das Baumhaus klettern, aber Oma möchte mich im weißen Kleid und mit Schleifchen im Haar um sich haben; okay, einen Nachmittag mach ich das mal mit.‹

Weiteres Beispiel
»Ben, du brauchst keine Angst vor diesem Hund zu haben. Der tut nix.« Wenn Ben seine Angst weiterhin wahrnimmt und auch wenn er versteht, dass diese missbilligt wird, kann er eine Entscheidung in Hinblick auf seine Kommunikation und sein Verhalten treffen. Beispielsweise »Mutter mag nicht, wenn ich Angst vor Hunden habe, aber ich habe sie nun mal. Mal sehen, ob ich das nächste Mal schaffe, den Hund zu streicheln.«, oder auch »Nächstes Mal gehe ich gleich einen anderen Weg.« Diese Reaktion ist gesund.

Ben und Tina spüren ihre Erfahrungen. In jeder Familie bestehen Normen, was ein Mensch zu fühlen, zu erleben, wie ein Mensch zu sein hat. Entscheidend sind dabei oft nicht die plakativen Botschaften, wie z. B. »Man soll immer ehrlich sein.« oder »Im Leben kommt man nur weiter, wenn man die Kontrolle behält.« Wesentlich mehr Einfluss haben die unausgesprochenen Bewertungen von Gefühlen und der Unterton, wenn über das Verhalten einer anderen Person gesprochen wird: das betretene Wegschauen; das leichte körperliche Abwenden eines Elternteils, wenn etwas missbilligt wird. Oder andererseits das Leuchten des Blicks, wenn mir jemand zustimmt und sich dabei auf mich einschwingt. Dabei gibt es bei allen Menschen eine natürliche Begrenztheit, den anderen mit allen seinen Facetten wahrnehmen und darauf in eine angemessene Resonanz gehen zu können: Erleben kann nur gespiegelt werden, wenn es in einer Person selbst verfügbar ist. Jeder Elternteil funktioniert nach eigenen Schemata, die unbewusst auswählen, welche Erfahrungen beim Kind positiv beantwortet und bewertet werden.

Box 2.1: Auf den Punkt gebracht: Die personzentrierte Persönlichkeitstheorie

Personzentriertes Denken versteht Symptome und seelische Probleme als Folge innerer Spannungen, ambivalenter Motivationen und eines unklaren Selbstbildes. Das Selbst der Person ist gespalten (Fachbegriff: *inkongruent*). Sie sucht Wertschätzung und sie formt unbewusst ein *Selbstbild*, das die Wertschätzung bedeutender Anderer findet, insbesondere die der Eltern (Fachbegriff: *Wertbedingungen*). Zugleich erlebt die Person in ihrem Alltag ständig Gefühle, Motivationen, Gedanken und Verhaltensimpulse (Fachbegriff: *organismische Erfahrungen*), die nicht voll zu diesem *Selbstbild* passen (z. B. ggf. Risikofreude, Schwäche, Machtwille). Das ist normal und geschieht fortlaufend im Fluss der Wahrnehmungen. Problematisch wird *Inkongruenz,* wenn die Person ihre Erfahrungen in Teilen abspaltet, d. h. sie nimmt ihre Gefühle nicht mehr korrekt wahr, weil sie für das Selbstbild zu bedrohlich wären (z. B. Das Erleben von eigenen Aggressionen hätte die Wertschätzung der Eltern stark eingeschränkt. So erlischt in dieser Person nach Jahrzehnten subtiler Botschaften dieser Art das Erleben eigener Aggression). Das Selbstbild ist dann zu starr, Veränderungen bedrohen seine Struktur zu grundlegend (z. B. bei rigiden moralischen, religiösen oder politischen Einstellungen). Es kommt zu inneren Zerreißproben und einem Abspalten von Gefühlen. Wir erleben Inkongruenz als innere Spannung, Unzufriedenheit, sich selbst oft nicht verstehen können, Unklarheit über Lebensziele, Ambivalenzen in Beziehungen, körperliche Stresssymptome und in Form umschriebener psychischer Symptome wie Angst, Depression usw. (vgl. Behr, 2016).

Lese-Tipp:

Meg Wolitzer (2003): Die Ehefrau. Köln: DuMont.

Über Jahre lebt das Ehepaar nach außen eine Beziehung, die durch Täuschung bestimmt wird. Eine Geschichte über Inkongruenzen, getäuschte Selbstbilder und eine Selbstentwicklung. Unterhaltsam, spannend und überraschend in seinem Verlauf.

Musik-Tipps:

Frank Sinatra: My way.

Hier wird nach einem erfüllten Leben Resümee gezogen und die unterschiedlichen Lebenserfahrungen werden als zum Selbst zugehörig erlebt und in das Selbstbild integriert.

Herbert Grönemeyer: Männer.

Rollenbilder und Zuschreibungen werden beschrieben, die die eigene Identität beeinflussen.

Web-Tipp:

Übungsmaterialien für Einzel- und Kursarbeit: www.igb-stuttgart.de/Übungen/

2.2 Veränderungstheorie: innere Prozesse organisieren die Erfahrung

2.2.1 Neue Erfahrungen wahrnehmen: die Symbolisierung

Wir möchten Inkongruenzen, d.h. innere Widersprüche auflösen. Selbstbild und organismische Erfahrung sollen sich besser decken, d.h. die beiden Kreise in Abbildung 2.1 überlappen sich mehr. Konkret: Ich möchte mehr Erfahrungen spüren und verarbeiten, die meiner Wahrnehmung noch nicht zugänglich sind. Die beste Chance dazu haben Erfahrungen »am Rande der Gewahrwerdung« (Rogers, 1959), d.h. die Person nimmt einzelne Dinge wahr, die sie noch nicht einordnen kann und die sie irritieren, z.B. Anspannung, Unzufriedenheit, unverständliche Reaktionen anderer, eigene Übersprungshandlungen, merkwürdige Gedanken. Diese verbinden sich aber noch nicht zu einer neuen Erfahrung.

Beispiel
Frank (aus obigem Beispiel) spürt, dass etwas nicht stimmt: Warum distanzieren sich seine Freunde manchmal auf indirekte Weise von ihm – obwohl er doch so friedlich und nett ist? Bei einem Treffen mit einer langjährig vertrauten Freundin kommen beide zufällig auf diese Thematik. Sie hat ehrliches Verständnis für seine schwierige politische Arbeit und seine häufige Verzweiflung und eröffnet ihm aber auch, wie verletzend und unterschwellig brodelnd sie ihn oft erlebt und woran sich das festmacht. Frank erkennt nun einige seiner Verhaltensschemata und was in ihm in solchen Momenten passiert. Er fühlt seine Wut. Er ist erschrocken über sich, traurig, muss weinen, aber ist auch irgendwie erleichtert und befreit und etwas hoffnungsvoll, dass er dem Ganzen weiter nachgehen und es verarbeiten kann.

Wir nennen einen solchen Moment, wenn eine unterschwellige organismische Erfahrung wahrnehmbar wird, eine *Symbolisierung.*

Eine *Symbolisierung* ist eine plötzliche Wahrnehmung einer neuen Erfahrung – in der Alltagssprache z.B. ein ›*Aha-Erlebnis*‹.

Der Symbol-Begriff will betonen, dass wir für eine Erfahrung etwas Handfestes gefunden haben, meist sprachliche Begriffe. Für diffuse, zuvor nicht in Worte fassbaren Erfahrungen kann die Person jetzt Worte finden *(z.B.: Ja, es stimmt letztlich, ich bin wütend, ich habe, glaub ich, oft sogar eine unbändige Wut in mir… – oder »Ja, genau, ›mutig‹, ja, ich kann und will, glaub ich, in solchen Situationen richtig mutig sein.«).* Die Person hat mit dem Wort *wütend* bzw. *mutig* ein Symbol für eine zuvor nur diffuse, vorsprachliche organismische Erfahrung geschaffen. Aber auch nonverbale Eindrücke wie z. B. eine Farbe, ein Geruch, eine Musik, ein Gemälde, eine Körperempfindung oder eine Filmszene können Erfahrungen symbolisieren – anders als es Worte vermögen. Unsere Klienten finden immer wieder eindrückliche Symbole für Aspekte ihrer Selbsterfahrungen, z. B. einen Song, der für einen Lebensstil steht, ein abstraktes Gemälde, das eine innere Spannung wiedergibt, eine Filmszene, die eine bestimmte Beziehung zu einer Person thematisiert. In solchen Prozessen organisieren wir unsere Erfahrungen neu.

Dies geschieht in aller Regel in vielen kleinen Schritten auf einem langwierigen Weg, der durch viele Symbolisierungen unseres Erfahrungsflusses charakterisiert ist. Jede Symbolisierung verändert unsere Selbststruktur, unser Selbstbild verändert sich dadurch und wir müssen neu definieren, wer wir sind. Das ist oft undramatisch – aber manchmal auch nicht, etwa bei einer Trennung, einer Schwangerschaft oder einem unfreiwilligen beruflichen Wechsel. Im günstigen Fall können wir in weiteren kleinen Schritten immer mehr Erfahrungen, die zuvor unterhalb der Wahrnehmungsschwelle waren, in unser Selbstbild integrieren. Wir werden kongruenter.

Beispiel

Tina aus dem obigen Beispiel mag als junge Erwachsene z. B. klarwerden, dass Friseurin kein guter Beruf für sie ist und sie lieber im Management einer gemeinnützigen Organisation arbeiten möchte.

Symbolisierungen geschehen nicht nur in Therapien. Je offener wir für unsere Erfahrungen sind, desto fließender finden wir in unserem Alltag neue Erfahrungen, die unser Selbstbild – meist ein klein wenig und undramatisch – verändern. Dies geschieht z. B. gerne in den Ferien, bei neuen Begegnungen und Herausforderungen.

Beispiele

Mick verschlägt es ungewollt in ein Top-Hotel. Dekadenten Luxus lehnt er ab zugunsten eines einfachen, ökologischen, ehrlichen Lebensstils: Der passt zu seinem Selbstbild. Auf der Waterflow-Relaxliege im Pool mit einem Fancy-Drink der Poolbar zur Happy-Hour erlebt er plötzlich Wohlbefinden und Genuss, obwohl er solche Dekadenz zuvor tief abgelehnt hat. Diese Erfahrung ist neu: Solche Gefühle gehören also auch zu ihm. Sein Selbstbild reorganisiert sich, aber seine Genussfähigkeit wächst in der Folge und sein rigider Lebensstil beginnt sich zu lockern.

Ute erlebt sich als reichlich ängstlich und wird von Freunden zu einem Paragliding-Versuch überredet. Obwohl sie keine spezielle Höhenangst hat, sträubt sie sich bis zuletzt. Doch als die einfühlsame Trainerin ihr respektvoll die Wahl lässt, entscheidet sie sich doch dafür. Der Flug wird nicht nur zu einem berauschenden Erlebnis, sie fühlt ihre Energie, ihren Mut, dass sie sich etwas zutrauen kann. Ihr fallen vergangene Episoden wieder ein, bei denen sie mutig war. Sie fühlt danach weniger Ängstlichkeit und mehr selbstverständliche Bewegungsfreiheit. Ihr Selbst ist größer geworden.

2.2.2 Reorganisieren der Erfahrung im Gespräch: die Selbstexploration

Im lebendigen Austausch mit Freunden oder im beraterisch-therapeutischen Gespräch befassen wir uns mit unseren Erfahrungen, die in Zusammenhang mit unseren Belastungen stehen können. Wir reden z.B. über Alltagssorgen, Konflikte, Symptome, Sinnkrisen oder Lebensziele. So gut wir können, wenden wir uns dem Fluss unserer organismischen Erfahrung zu. Das sind meist Gefühle, Motive oder Gedanken im Zusammenhang mit der Problemexploration. Dabei können folgende Fragen auftauchen: Wie verstehe ich mein widersprüchliches Verhalten/Gefühle in einer bestimmten Situation? Was steht hinter meiner Angst, Wut, Scham? Was blockiert mich/nimmt mir Selbstkontrolle? Und wie fühle ich mich damit?

Selbstexploration bedeutet, die Person bemüht sich aktiv, eigene Stimmungen, Wünsche, Anmutungen, Gedanken und Erleben miteinander in Beziehung zu setzen.

Dazu redet die Person über sich selbst: Sie berichtet, was sie dabei erlebt bzw. wie sie das Erlebte bewertet, was es für sie bedeutet, und wie sich ihre Sicht des eigenen Selbst verändert.

Beispiel

Klientin ›Jan‹ im Gespräch mit Rogers, 1982, Südafrika, leicht gekürzt, eigene Übersetzung; vgl. Rogers (1985), dt.: Schmid & Rogers (1991):

Kl.: Genau, ahh, ich finde auch, deswegen bin ich ziemlich intolerant gegenüber andern Leuten geworden. Ahh, mm. Jeden Tag ist es da. Ahh, mm. Ich bin nicht ... Verstehen sie mich nicht falsch ... ich beneide nicht die Jugend. ... Ich kann Jugend und Schönheit schätzen, und ... davon abgeschnitten sein. Es berührt mich nicht. Meine Angst ist, wie ... was werde ich mit 40 tun, 45, 50? Wohin gehe ich. Wie ist es, wenn man dahin geht? ...

Rogers: Ahh. Ich empfinde, in dem, was sie vorher gesagt haben, diese Frage des Älterwerdens ist verbunden mit der Frage »Wohin gehe ich? ... Was ist mein Zweck? Was will ich aus meinem Leben machen?«

Kl.: Um hum (12 Sekunden Pause) Wenn ich auf das Leben meiner Mutter schaue – und sie hatte viele Talente – ah, sie wurde, gegen Ende, eine bittere Frau. Die Welt schuldete ihr etwas. Nun, ich möchte nie jemals in einer solchen Situation sein. Umm... Und jetzt bin ich es nicht. Ich hatte ein sehr volles Leben, sowohl aufregend, sehr aufregend, und sehr traurig manchmal. Umm. Ich habe viel gelernt und habe viel zu lernen. Aber ich ... ah ... Ich spüre, was meiner Mutter passiert ist, passiert mir.

Rogers: So dass das irgendwie ein Gespenst bleibt. Ahh ... Teil ihrer Angst ist: »Schau, was meiner Mutter passierte, und ich gehe in dasselbe ... ich folge demselben Pfad (Kl.: richtig) ... und ich werde dieselbe Fruchtlosigkeit empfinden, vielleicht?«

Es ist das Ziel dieser personzentrierten Arbeit, Erfahrungen zu symbolisieren. Auf dem Weg dorthin spricht die Person immer mehr über ihre Gefühle. Kurz vor der möglichen Symbolisierung spricht sie dann unzusammenhängender, mit Unterbrechungen, unvollständigen Sätzen, sucht Zusammenhänge, woher Gefühle und Einstellungen kommen, spürt nach, gibt sich Pausen und Raum, so dass Einfälle und Worte für ihre Erfahrung einschießen. So wie ›Jan‹ es tut. In guten Momenten wird dann widersprüchlich oder diffus Erlebtes zu benennbaren Gefühlen, Motivationen oder Gedanken. Im Weiteren kann die Person dann vielleicht ihre Erfahrung immer besser in Worte fassen, sie weiß besser, was sie fühlt und was sie will; sie erlebt mehr Klarheit.

Für den Grad der Selbstexploration gibt es eine Schätzskala (vgl. Tausch, 1990, S. 243 ff.). Obwohl für Forschungszwecke entwickelt, ist sie besonders auch in der Praxis und im Training hilfreich: Wir behalten einen besseren Überblick im Arbeitsprozess, wenn wir orientiert sind, auf welcher Selbstexplorationsstufe unser Klient sich gerade bewegt. Wir können unsere Interventionen dann besser darauf abstimmen.

Box 2.2.2: Die Selbstexplorationsskala mit Beispielen

Stufe	Beschreibung	Kurzform	Merkhilfe	Beispiel
1	Der Klient spricht nicht über sich selbst, weder über sein Verhalten noch über seine Gefühle. Er spricht ausschließlich über Tatbestände, die unabhängig von seiner Person sind.	Nur äußere Vorgänge	Vorgänge und Verhalten	Manche haben halt Erfolg im Risiko. Investitionen lohnen sich, wenn's gut läuft.
2	Der Klient berichtet nicht über sich selbst, weder über sein Verhalten noch über seine Gefühle. Er spricht nur von Personen und/ oder Sachen, die zu ihm in einer Beziehung stehen (z. B. seinen Eltern, seinem Auto).	Vorgänge *in Beziehung zur eigenen Person*		Er ist nur ein Großonkel, aber er hatte nur wenig Bedenken und seine Frau auch nicht. Das ging dann zügig.
3	Der Klient berichtet von äußeren Vorgängen *und* von seinem eigenen Verhalten, jedoch ohne von den Gefühlen zu sprechen, die dazu in Beziehung stehen.	Vorgänge *und eigenes Verhalten*		Der Kredit war dann schnell ok und ich habe gleich zugegriffen und die Verpflichtungen unterschrieben.
4	Der Klient berichtet von äußeren Vorgängen *und* auch von seinem eigenen Verhalten, jedoch ohne von den Gefühlen zu sprechen, die dazu in Beziehung stehen. Man kann jedoch annehmen, dass das Berichtete für ihn mit Gefühlen verbunden oder von größerer Bedeutung ist.	Vorgänge und eigenes Verhalten; *Gefühle und Bedeutungen schwingen mit*	Gefühle	Er hatte mir Geld geliehen, super war das, echt cool, war wie ein Türöffner für mein Projekt, und keine scheiß Bank hatte an mich geglaubt. Echt cool. Aber er ließ mich dann nicht aus den Augen.
5	Der Klient berichtet über sein eigenes Verhalten oder äußere Vorgänge *und* die Gefühle, die dazu in Beziehung stehen. Der überwiegende Teil der Aussage besteht in der Schilderung seines Verhaltens oder äußerer Ereignisse. Die Gefühle werden nur kurz erwähnt.	Vorgänge und eigenes Verhalten; *Gefühle werden kurz benannt*		Ich bin freundlich, aber mit einem gewissen Abstand, frage wie es ihm geht, aber spreche dann auch mit anderen Leuten, dann geht's mir besser, bin erleichtert.
6	Der Klient berichtet über sein eigenes Verhalten oder äußere Vorgänge *und* über die Gefühle, die dazu in Beziehung stehen. Die Aussage besteht überwiegend aus der Schilderung seiner Gefühle.	Vorgänge und eigenes Verhalten; *überwiegend Gefühle*		Ich bin dankbar und froh wegen des Kredits, aber ich will deswegen nicht kriechen. Ich bin schon sehr froh, aber ich merke auch, dass ich Abstand will.
7	Der Klient berichtet überwiegend von seinen Gefühlen. Zusätzlich muss ein Ansatz zu bemerken sein, seine Gefühle weiter zu klären, etwa sie in neuen Zusammenhängen zu sehen, sich zu fragen, woher gewisse Einstellungen kommen, u. ä.	Überwiegend Gefühle; *Ansatz zur weiteren Klärung erkennbar*	Neue Gefühls-Zusammenhänge	Es ist irgendwie unstimmig, er ist immer so nett, aber ich … fühle mich gedrängt, … hm, das ich unbedingt nun was leisten muss, mein Herz klopf und ich bin sofort in Alarmstimmung.
8	Der Klient schildert ausführlich seine Gefühle. Das Suchen nach neuen Aspekten und Zusammenhängen in seinem Erleben kommt deutlich zum Ausdruck.	Ausführlich Gefühle; *deutlicher Ansatz zur weiteren Klärung*		Der ist so … hm … irgendwie abstoßend, merkwürdig, – ja, Geld geliehen, … aber schlecht fühlte es sich an, ja – so hinten rum, darf ich sowas sagen?
9	Der Klient schildert ausführlich seine Gefühle. Es ist deutlich, dass er neue Aspekte und Zusammenhänge in seinem Erleben findet.	Ausführlich Gefühle; Klient *findet neue Zusammenhänge*		Ja, genau, ja, Ekel, ja das ist das Wort. Das ist es, es ist zum …, – und diese widerliche Clique, geradezu, … uääh …

Selbstexploration ist die wichtigste Klienten-Variable, wenn es um Veränderungen geht. Fast alle Methoden, die wir in den weiteren Kapiteln darstellen, verhelfen Klienten zu einem hohen Selbstexplorationsniveau während der Gespräche.

Box 2.2.b: Auf den Punkt gebracht: So verändern wir uns

Wenn wir in guten Momenten ein neues Gefühl, neue Motivation oder Überzeugung in uns finden, dann *symbolisieren* wir eine Erfahrung, die zuvor *unterschwellig* war. Es gab Anmutungen, einzelne Gedanken, Ideen, unklares Verhalten. Aber erst im Moment der *Symbolisierung* konstruiert sich die neue Erfahrung. Im Gespräch verhilft meist *Selbstexploration* dazu: Wir reden über unsere Gefühle, Körperempfindungen und Gedanken. Dabei suchen wir nach sinnvollen Zusammenhängen. Hilfreich dabei ist es, in den eigenen Körper zu spüren, Musik wirken zu lassen, zu visualisieren oder symbolische Handlungen vorzunehmen.

Lese-Tipp:

Jonathan Safran Foer (2011): Extrem laut und unendlich nah. Köln: Kiepenheuer & Witsch.

Ein ergreifendes Buch über die Verzweiflung und den Trauerprozess eines elfjährigen Jungen, der seinen Vater beim Attentat auf das World Trade Centers verliert. Jonathan Safran Foer gibt tiefe Einblick in dessen innere Not und stellt den Bewältigungsprozess anschaulich und facettenreich aus der Perspektive des Kindes dar.

Web-Tipp:

Übungsmaterialien für Einzel- und Kursarbeit: www.igb-stuttgart.de/Übungen/

2.3 Interventionstheorie: trotz Selbstheilungskräften ist viel zu tun

Klienten werden mit Interventionen so unterstützt, dass sie *selbst* ihren Klärungsprozess steuern. Wir sehen in der Person Selbstheilungs- und Selbst-Entwicklungskräfte; sie strebt nach Wachstum. Rogers – neben Maslow der wichtigste Vertreter der humanistischen Psychologie – brachte es auf den Punkt: dieses *Wachstum verläuft positiv, wenn die Bedingungen gut sind.* (Und nicht: ›der Mensch ist von Natur aus gut‹ – das hat Rogers nie vertreten.) Für unsere Interventionen heißt das, dass wir vor allem eine spezifische Art der Beziehung anbieten, die sogenannten drei Kernbedingungen: *einfühlsam, bedingungsfrei wertschätzend* und *echt sein.* Davon wird noch viel die Rede sein. Unser Vorgehen ist dezidiert *res-*

sourcenorientiert und *resilienzfördernd*. Auch der Begriff ›*Non-Direktivität*‹ wird, historisch bedingt (Rogers 1942), häufig mit dem Verfahren verbunden – und will sagen, dass unsere Klienten über die Themen, das Vorgehen und das Tempo der Gespräche selbst entscheiden.

Box 2.3.a: Auf den Punkt gebracht: Was tun wir?

State-of-the-art für personzentrierte Interventionen ist, dass wir unseren Klienten die personzentrierte Beziehung (Kap. 3) und empathische Reaktionen (Kap. 3.1 und 3.4) nach Rogers anbieten, aber gelegentlich auch zusätzliche Methoden zur Selbsterklärung. Das sind insbesondere das interaktionelle Vorgehen (Kap. 3.5), das Focusing (Kap. 5.1), die Partial-Ego-Arbeit (Kap. 5.2), die Motivierende Gesprächsführung (Bd. 2) und lösungsorientierte Fragetechniken (Kap. 5.5 und 5.6). Maßgeblich bleibt, was Klienten als für sich passend erleben. Wir bringen insbesondere unser Fachwissen über Krankheitsbilder und über psychosoziale Problemlagen (vgl. Bd. 2) ein. Wir führen fallbezogen ggf. auch Diagnostik durch.

Wichtigste Intervention ist stets unsere *empathische Reaktion (empatic response)*, wenn Klienten über ihre Erfahrungen reden, die in Zusammenhang mit ihren Belastungen stehen. Wir lenken und bewerten diese Erfahrungen nicht, wir schaffen – dies ist der Kernpunkt – ein Gesprächsklima mit *Abwesenheit von jeglicher Bewertung und einer grundlegenden positiven Zugewandtheit*. Dies wirkt den *Wertbedingungen* entgegen, wie sie zumeist den Familienalltag unausgesprochen bestimmen. Die Person kann sich ohne Bedrohung ihres Selbstwertes dem Fluss ihrer organismischen Erfahrung zuwenden. Dazu nimmt sie Gefühle, Motive oder Gedanken im Zusammenhang mit dem aufgeworfenen Problem wahr, z. B.: Wie verstehe ich meine Widersprüchlichkeit in meinem Verhalten und in meinen Gefühlen in einer bestimmten Situation? Was steht hinter meiner Angst, meiner Wut, meiner Scham? Was blockiert mich/nimmt mir Selbstkontrolle?

Wenn die Person auf diese Weise *selbstexplorierend* redet, fassen wir ihre Erfahrungen in Worte. Dabei hören wir auf das hinter dem Offenkundigen subtil Mitschwingende, das die Person selbst noch nicht in Worte fassen kann: Erfahrungen, die gleichsam am Rande der Wahrnehmungsschwelle liegen. Da geht es z. B. um Scham, um Werte oder Motive, die das Selbstbild der Person verändern können, die aber nicht mehr voll abgewehrt und dadurch für uns wahrnehmbar werden.

Achtung: Diese *empathischen Reaktionen* sind nicht zu verwechseln mit empathischen *Paraphrasierungen*, die das offenkundig Gesagte einfühlsam zusammenfassen, um die therapeutische Beziehung zu fördern; gleichfalls nicht mit *Interpretationen*, die Sinnzusammenhänge auf kognitiver Ebene vorschlagen und ein kognitives Selbstverstehen der Klienten fördern sollen. *Empathische Reaktionen* erfassen manifest im Hier und Jetzt mitschwingende Erlebnisinhalte an der Schwelle zur Gewahrwerdung. Die Schwierigkeit dieser Intervention wird oft unterschätzt. Sie ist der Königsweg jeder personzentrierten Arbeit und wird auch bei allen ergänzenden Methoden immer begleitend eingesetzt.

Box 2.3.b: Historisches zur Non-Direktivität

Rogers hatte seinen neuartigen Ansatz für Beratung und Psychotherapie 1942 ›non-direktiv‹ genannt. Diesen Begriff hat er später kaum noch verwandt und seinen Ansatz dann *klientzentriert* und noch später *personzentriert* genannt. Das Prinzip aber blieb: Klienten wählen selbst die Gesprächsthemen und klären über ihre Selbstexploration ihre Probleme selbst. Dies bedeutete in der Mitte des 20. Jahrhunderts einen erdbebenartigen Wandel in der Fachwelt und machte Rogers zum berühmtesten Psychotherapeuten seiner Zeit. Er begründete die empirische Psychotherapieforschung, warb Forschungsmittel in heute unvorstellbarem Umfang ein. Er war Präsident der APA (American Psychological Association) und verbreitete seinen Ansatz auf der ganzen Welt, einschließlich z. B. Asien, Russland, Indien, Süd-Afrika. In der DDR war sein – sicher auch zutiefst den american-way-of-life repräsentierender – Ansatz sogar die vorherrschende Psychotherapiemethode. In den 1950er Jahren brüskierte er die – vor allem psychiatrische – Fachwelt mit der Behauptung, seine Kernbedingungen einer helfenden Beziehung seien für therapeutische Hilfe notwendig und hinreichend (Rogers, 1957). Rogers hatte dafür Belege aus seiner empirischen Psychotherapieforschung, mit der niemand sonst auch nur begonnen hatte. Auch bis heute hat nie wieder jemand so konsequent die Selbstheilungskräfte, Ressourcen, das selbstgesteuerte Vorgehen und die Selbstverantwortung von Klienten vertreten. Dies macht das personzentrierte Vorgehen – darüber hinaus, dass es höchst wirksam ist – auch zu einer ideellen, humanistischen und letztlich auch politischen Idee.

Non-direktiv ist allerdings einer der missverständlichsten Begriffe des personzentrierten Ansatzes. Rogers verzichtete nach 1951 nicht ohne Grund auf seine Verwendung. Rogers ist in Transkripten oder Videoaufnahmen seiner Gespräche alles andere als non-direktiv. Er ist positiv (und nicht neutral) zugewandt, und er geht besonders auf Aussagen ein, die Offenheit für neue Erfahrungen thematisieren. In dieser Hinsicht ist er prozessdirektiv. Das grundsätzliche Ziel einer Entwicklung hin zu mehr ›*Offenheit für Erfahrungen*‹ fördert er mit seinem Verhalten ganz gezielt, die inhaltliche Ausgestaltung dieser Offenheit gibt er allerdings nicht vor.

In der personzentrierten Welt gibt es eine Gruppe, welche Klienten auf keinen Fall beeinflussen will, eine andere, welche manchmal prozessdirektiv ist, aber eine inhaltliche Beeinflussung ablehnt, und eine dritte Gruppe, die unter besonderen Umständen auch inhaltliches Beeinflussen für notwendig hält.

Wir rechnen uns der dritten Gruppe zu.

Beispiele

Wenn eine Mutter ihr einjähriges Kind immer wieder kräftig schüttelt, um sein Schreien zu unterbrechen, sind wir verpflichtet, sie auf die Gefahr schwerer Verletzungen des Kindes und mögliche strafrechtliche Folgen hinzuweisen. Wenn ein seit mehreren Jahren abstinenter alkoholkranker Patient uns seine Absicht eröffnet, in Zukunft wieder maßvoll Alkohol trinken zu wollen, müssen wir ihn auf die Konsequenzen hinweisen, die ein solcher Versuch in Form eines schweren Rückfalls mit sich bringen kann. – In solchen Situationen ist es wichtig, den Gesprächskontakt mit dem jeweils betroffenen Klienten nicht abreißen zu lassen.

Dieses personzentrierte Interventionskonzept wird vor allem durch drei theoretische Ideen noch klarer und noch tiefer begründet: Durch ein *konstruktivistisches Realitätsverständnis,* durch das Axiom der *Aktualisierungstendenz* – und durch das Konzept einer *dialogischen Beziehung.*

2.3.1 Das konstruktivistische Realitätsverständnis

Im Kontakt mit anderen konstruieren wir unsere eigene Realität. Dramatisch sichtbar wird dies z. B. oft bei streitenden Paaren oder bei Disputen zwischen Eltern und ihren heranwachsenden Kindern. Jede Person nimmt etwas anderes wahr, gibt dem, was sie wahrnimmt, ihren persönlichen Sinn und lebt in ihrer eigenen sozialen Welt. Sie folgt persönlichen Deutungsmustern und *konstruiert* diese. Im Konstruktivismus gibt es neben diesen individuell konstruierten sozialen Welten nichts Objektives. Es gibt nur die persönlichen Realitätskonstruktionen, nicht etwas objektiv Vorhandenes, welches die einzelnen Personen dann gemeinsam wahrnehmen könnten.

Beispiele

Klaus und Pia sind sich einig, sie wollen in ihrer Beziehung ausgeglichene Nähe und Distanz. Später streiten sie immer öfter, der jeweils andere ›wolle nur sein eigenes Ding leben‹, bzw. wolle ›immer die Verschmelzung‹. Wer hat Recht? Gibt es eine objektive Realität in dieser Sache?

Ähnlich bei der 15-jährigen Mina und ihrer Mutter: Es sei am Abend zu kalt um ohne Jacke zum Sportplatz zu gehen. Das sieht Mina ganz anders. – Ein Außenthermometer (objektive Realität?) wird diesen Streit natürlich nicht klären können.

Wir verzichten im personzentrierten Ansatz auf die Annahme, es gäbe zwischen Menschen eine objektive Realität. Dies gilt auch für die therapeutische und beraterische Beziehung. Unsere Realitätskonstruktion steht neben der der Klienten. Es existiert nichts Objektives, das als Drittes ein Maßstab für ›richtig‹ oder ›falsch‹ sein könnte. Unsere Realitätskonstruktion hat nicht mehr Gültigkeit als die des Klienten. Wir bedrängen Klienten nicht mit unserer Sicht der Dinge. Wir fühlen uns in die Realitätskonstruktion der Klienten ein, versuchen uns in ihrer Welt auszukennen und mitzuhelfen, deren Erfahrungen in derer Realität zu ordnen. Abbildung 2.3.a visualisiert dies (vgl. Behr, 2012).

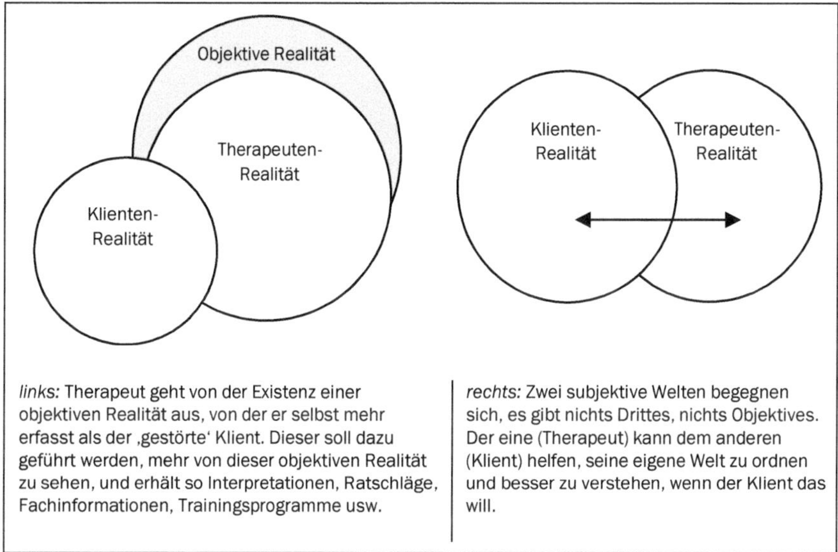

Abb. 2.3.a: Konstruktivismus und zwei Arten der therapeutischen und beraterischen Beziehung

Wirklich große Berater und Therapeuten sind eher bescheidene, geerdete, unprätentiöse Menschen. Dies kommt auch in einem Beziehungsverständnis zum Ausdruck, das der eigenen Weltsicht nicht mehr Gültigkeit beimisst als der einer anderen Person. Wir erklären unseren Klienten darum nicht die Welt, versuchen nicht, sie auf ›das richtige Gleis‹ zu setzen, geben keine Ratschläge oder Lösungen – weil wir nicht denken, dass wir besser als unsere Klienten wüssten, was *für sie* das richtige ist. Insofern ist unsere Interventionstheorie scheinbar schlicht: Wir helfen anderen, *ihre* Erfahrung zu organisieren, *ihre* Realität zu verstehen und *für sich* passende Lösungen zu finden. Wie komplex dies ist, zeigt dann die Praxis.

Lese-Tipps:

Der Dialog von Carl Rogers und Martin Buber (1984).

Rogers schätzte Buber ungemein und bezog sich auf seine Beziehungsphilosophie, z. B. *Ich und Du* (Buber, 1974). Im Dialog vertritt Buber zu obiger Frage aber eine andere Position als Rogers – faszinierend.

Rogers, C. R. (1980). Brauchen wir »eine« Wirklichkeit? In C. R. Rogers & R. L. Rosenberg, *Die Person als Mittelpunkt der Wirklichkeit* (S. 175–184). Stuttgart: Klett-Cotta.

Hier pointiert Rogers anschaulich und leicht lesbar sein Wirklichkeitsverständnis.

2.3.2 Die Aktualisierungstendenz

Um das personzentrierte Vorgehen in einen größeren theoretischen Rahmen zu stellen, musste Rogers die Frage beantworten, was den Menschen bewegt, was die Quelle seiner Energie, der Motor seiner Entwicklung, seines Wachstumswillens, seiner Selbsterhaltung und seiner Selbstentfaltung ist. Er benötigte eine motivationale Theorie. Aus dem Denken der Humanistischen Psychologie heraus, schlug er eine sehr positive Grundannahme vor: eine *Aktualisierungstendenz* wohne jedem Organismus inne:

> »Dies ist eine dem Organismus eigene Tendenz, all seine Kapazitäten so zu entwickeln, dass sie den Organismus erhalten und verbessern. ... Sie ist Entwicklung zur Autonomie... beinhaltet das Bedürfnis nach Wachstum ... freudvolle Spannungen suchen, die Tendenz kreativ zu sein, schmerzhaft gehen zu lernen, auch wenn krabbeln bequemer zum Ziel führte.« (Rogers, 1959, S. 196; eigene Übersetzung und Kürzungen)

Die Person strebt nach Selbsterhalt, Entfaltung und Wachstum. Erreicht wird dies aber nur insoweit, wie die sozialen Bedingungen gut sind. Dies ist für unser Hilfeangebot zentral. Indem wir die Kernbedingungen realisieren (einfühlend, wertschätzend und echt sein) werden unsere Klienten wachsen und selbst zu Lösungen kommen. Darauf können wir uns verlassen – bis hin zu Rogers' Gedanke, ein solches Beziehungsangebot sei sogar hinreichend (1957).

Die Aktualisierungstendenz begründet aus dem Menschenbild heraus, warum wir in Gesprächen gerade mit non-direktivem Vorgehen besonders wirksam sein können. Sie stellt darum einen zentralen Bezugspunkt in jedem personzentrierten Vorgehen dar und begründet vor allem das Non-direktiv-Sein. Sie ist bis heute Ausgangspunkt vieler neuer theoretischer Vorschläge mit Querverbindungen zu anderen Denkrichtungen und lebhaften Debatten, siehe Box 2.3.c.

Box 2.3.c: Die Aktualisierungstendenz (AT)

Rogers übernahm den Begriff aus der Gestaltpsychologie von dem Neurologen Kurt Goldstein (1939). Dieser vertrat, dass bei der Genesung von Gehirnverletzten keineswegs so etwas wie eine Reparatur und Wiederherstellung der alten Situation eintritt. Vielmehr stellt sich der Organismus ganzheitlich, mit Seele und Körper auf die neuen Bedingungen ein. Der Organismus entwickelt in holistischer Weise Anpassungsfertigkeiten, er aktualisiert sich. Rogers sah hier eine Parallele zur seelischen Selbst-Heilung (vgl. auch Bohart, 2013).

Auf Angyal (1941) stützte er die Doppelfunktion der *Aktualisierungstendenz (AT)*, nämlich Erhaltung *und* Weiterentwicklung. Dies führt in Konflikte, wenn die Person *inkongruent* ist (siehe Kap. 2.1): Die *AT* befördert nämlich nicht nur das Wachstum des Organismus insgesamt, sondern stützt auch den Teil, der sich als *Selbstbild* herausbildet. Das Selbstbild ist konservativ, also nicht auf Wachstum, sondern auf Erhalt, bestenfalls auf Differenzierung des Bestehenden ausgerichtet. Wie in Kap. 2.1 ausgeführt, steht es so manchmal im Gegensatz zur *organismischen Erfahrung*, wenn das *Selbstbild* durch die *Wertbedingungen* von den *organismischen Erfahrungen* entfremdet wurde. Die motivationale Kraft, die das Selbstbild erhalten möchte, nennt Rogers *Selbstaktualisierungstendenz*. Die konservativ-erhaltende *Selbstaktualisierungstendenz* ist also eine Teilmenge der *AT* und mit dieser manchmal im Konflikt.

Und noch ein neuer Begriff: Die *AT* wiederum ist eine Teilmenge einer *formativen Tendenz*. Dieses Konzept schlug Rogers (1980) zuletzt vor: Er will damit eine Tendenz beschreiben, wonach alle Dinge dieses Universums sich differenzieren, vernetzen und integrieren. Ein solcher Entwicklungsprozess auf eine komplexere Stufe der Organisation heißt *Emergenz*. Es bilden sich neue Einheiten, die mehr als die Summer ihrer Teile sind. Die menschliche Fähigkeit, einen solchen Prozess förderlich zu begleiten, heißt *Kreativität*. – Rogers wollte mit dem Begriff *formative Tendenz* einen Gegenpol zum Prinzip der *Entropie* (= Zerfall) schaffen. *Entropie* ist eigentlich ein thermodynamischer Begriff aus der Wärmelehre: Er behauptet, das Universum befände sich in einem ständigen Zerfallsprozess, der nur gelegentlich durch Eingriff von außen angehalten werden kann. Selbstorganisierende Prozesse kommen in diesem Weltbild nicht vor. Dem wollte Rogers etwas entgegensetzen.

Große Denker ziehen noch weitere – theoretisch faszinierende – Querverbindungen des *AT* Axioms zur Biologie (Maturana & Varela, 1987) und zur Systemtheorie (Kriz, 2004; 2007), die aber alle keine direkte Bedeutung für unsere praktische Arbeit mit Klienten haben. So zweifelt Finke (2002), wie man denn die dort beschriebenen Prozesse – z. B. Kellerkartoffeln keimen trotz widriger Bedingungen aus – auf die doch ungleich komplexeren Prozesse im Beratungsgeschehen oder auf die Behandlung seelischer Störungen übertragen könne. Er plädiert dafür, die *AT* anwendungsbezogener und für den konkreten Lebensvollzug der Menschen zu beschreiben. Schließlich gibt es namhafte Autoren, die sich mit dem Begriff *AT* gar nicht befassen. In den Lehrbüchern zur Gesprächspsychotherapie

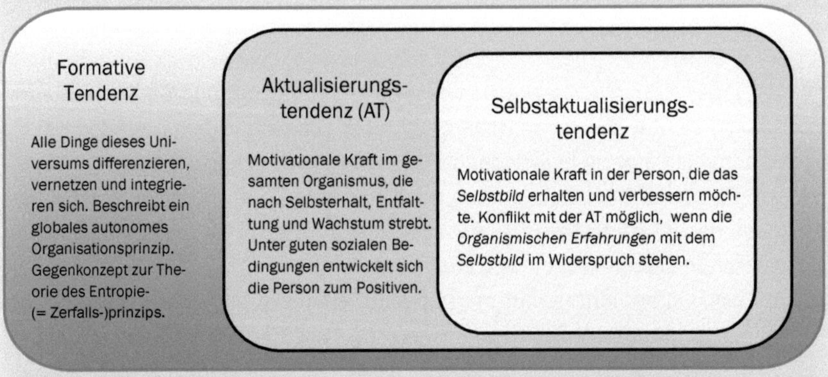

Formative Tendenz

Alle Dinge dieses Universums differenzieren, vernetzen und integrieren sich. Beschreibt ein globales autonomes Organisationsprinzip. Gegenkonzept zur Theorie des Entropie- (= Zerfalls-)prinzips.

Aktualisierungstendenz (AT)

Motivationale Kraft im gesamten Organismus, die nach Selbsterhalt, Entfaltung und Wachstum strebt. Unter guten sozialen Bedingungen entwickelt sich die Person zum Positiven.

Selbstaktualisierungstendenz

Motivationale Kraft in der Person, die das *Selbstbild* erhalten und verbessern möchte. Konflikt mit der AT möglich, wenn die *Organismischen Erfahrungen* mit dem *Selbstbild* im Widerspruch stehen.

Abb. 2.3.b: Formative, Aktualisierungs- und Selbstaktualisierungstendenz nach Rogers

von Minsel (1974) und Tausch (1990) kommt der Begriff schlicht nicht vor. Vor allem Reinhard Tausch, der Nestor der Gesprächspsychotherapie in den deutsch- und flämischsprachigen Ländern Europas und persönlicher Freund von Carl Rogers, verwandte den Begriff in seinem gesamten Werk nie, weil er ihn therapiepraktisch für bedeutungslos hielt (persönliche Kommunikation).

Box 2.3.d: Aus der Forschung

Die Forschung von Bohart und Tallmann (1999; 2010; Bohart, 2004) unterstützt den Grundgedanken der Aktualisierungstendenz. Die Klienten-Handlungsenergie (client agency) ist der wichtigste Motor der Veränderung: 40 bis 87 % können ihr zu gerechnet werden, jedoch nur 1 bis 15 % den Therapietechniken. Klienten nehmen das Geschehen in den Therapiestunden oft deutlich anders war als ihre Therapeuten. Sie interpretieren und nutzen die therapeutischen Interventionen oft ganz anders, als sie gedacht sind.

Aus der Kunst

Rogers war auch ein Kenner asiatischer Philosophien, die Sinnsprüche von Lao-tse faszinierten ihn und drückten für ihn eigene tiefe Überzeugungen aus. Zum Beispiel:

Wenn ich Menschen nicht dazwischenfahre, passen sie auf sich selbst auf.
Wenn ich Menschen nicht befehle, verhalten sie sich von selbst richtig.
Wenn ich Menschen nicht predige, werden sie von selbst besser.
Wenn ich mich Menschen nicht aufdränge, werden sie sie selbst.

Lese-Tipp:

Höger, D. (2006). Kap. 3.2 Aktualisierungstendenz. In J. Eckert, E. M. Biermann-Ratjen & D. Höger (Hrsg.) (2006). *Gesprächspsychotherapie. Lehrbuch für die Praxis* (S. 39–57). Heidelberg: Springer.

Eine ungemein sorgfältige Analyse mit vielen Hintergründen und Verständnishilfen.

2.3.3 Die dialogische Beziehung

Bisher ging es um die Frage, warum es der wichtigste Gesprächsgegenstand ist, wie unsere Klienten sich selbst und ihre Umwelt erleben, also um *ihren Bezugsrahmen (frame of reference).* Der *Bezugsrahmen* der Helfenden wie Therapeuten, Berater, Gruppenmitglieder spielt für die Interventionstheorie jedoch auch eine Rolle: Auf dem Boden des Prinzips *non-direktiv* erfahren unsere Klienten, wie wir oder z. B. Mitglieder einer Selbsterfahrungsgruppe sich angesichts ihres Problems fühlen oder aufgrund unseres Fachwissens das eingebrachte Thema betrachten. Wir bewegen uns in diesem Fall im Rahmen einer *dialogischen Beziehung.* Die Selbstexploration der eigenen Erfahrung durch den Klienten bleibt das wichtigste. Rogers hat eine dialogische Beziehung in seinen eigenen Therapien nur sparsam angewandt. Dennoch ist es oft sinnvoll, dass Gruppenmitglieder und auch wir als professionelle Helfer unsere Gefühle, unseren Bezugsrahmen und unser Problemverständnis einbringen.

Box 2.3.3: Der theoretische Hintergrund dialogischer Interventionen

Die personzentrierte Persönlichkeits- und Veränderungstheorie ist in hohem Maße interaktionell. Sie besagt: Die Selbsterfahrung und das Selbstwertgefühl der Person wachsen als eine Folge von Beziehungserfahrungen, in der Regel im Kontext der Kernfamilie. Diese Beziehungserfahrungen entscheiden, welche Teile des Selbst, welche Emotionalität und welche Gedanken sich voll entfalten dürfen und welche weniger. Dies prägt die Strukturen, in denen die Person fühlt, denkt und handelt. Diese Strukturen werden in der Entwicklungspsychologie *Schemata* genannt, d. h. es gibt bevorzugte Wege, nach denen wir denken, fühlen und handeln. Diese gilt es erfahrbar zu machen. In der helfenden Beziehung geschieht dies in der Regel durch Feedback: Wir teilen mit, wie wir uns als Gesprächspartner fühlen und wie wir die Beziehung zum Klienten erleben.

Beziehungserfahrung und Selbsterfahrung sind sehr eng miteinander verbunden. Rogers sieht die Selbststruktur unmittelbar aus der Beziehungserfahrung wachsen. Stern (1987) schlägt sogar vor, Beziehungserfahrungen und Selbsterleben als identisch zu betrachten. Wenn wir also Schemata über die Art, wie Personen ihre Beziehungen gestalten, verändern, dann verändern wir direkt auch deren

Selbststruktur. Die Art, wie eine Person Beziehungen gestaltet, wird sie am ehesten über Interaktion mit anderen erfahren – und sie wird sie in einem therapeutischen Setting betrachten, erleben und verändern können.

Klienten sollen im Hier und Jetzt erfahren, wie sie Beziehungen gestalten und was die Schemata, nach denen sie dies tun, bei anderen auslösen. Symbolisierungen dieser Art zu finden (Worte oder Bilder für die eigenen Beziehungsschemata, z. B. »Stimmt, ich verhalte mich dann immer wie ein jammerndes Kleinkind«), ist besonders bedeutsam, wenn die Person sie aktuell im Hier und Jetzt erfährt.

Beispiele aus einer Gruppentherapie

Die Person zeigt bestimmtes Verhalten in der Gruppe und wird mit den dadurch ausgelösten Gefühlen konfrontiert. Ihr Beziehungsverhalten wird mit Worten beschrieben und evtl. mit Bildern illustriert. Ihre Abwehr wird nicht aktiviert, weil keine Entwertungen oder Aggressionen mitschwingen. Sie kann sich so – ohne sich bedroht zu fühlen – in neuem Licht sehen.

Jürgen beklagt, er erhielte oft zu wenig Hilfe und andere gingen auf Distanz. Aus der Gruppe hört er, wie ausgedehnt und unterschwellig aggressiv er seine Probleme gerade schildert und jeden Klärungsansatz sofort abtut. Man verliere beim Zuhören schnell das Interesse und will sich eher vor diesem Stimmungskonglomerat schützen. Zugleich kann Jürgen das ehrliche Interesse der Gruppe spüren. Er ist sehr betroffen und exploriert nun, warum er so ungünstig in Kontakt geht.

Gaby ist ein beliebtes Mitglied ihrer Therapiegruppe. Sie erlebt viele intensive Gefühle, schildert ihre Probleme bunt, humorvoll und interessant und erhält dann auch viele wohlwollende Rückmeldungen. Das hilft ihr aber alles nicht wirklich. Nur wenn sie ruhig, unstrukturiert und ohne auf Wirkung bedacht zu sein über sich redet, kommt das Gespräch zu den entscheidenden Themen. Besonders tief berührt es sie, als ihr mit Hilfe der Gruppe genau dieser Mechanismus klar wird: Schrill-Sein verschaffe ihr Wertschätzung, Authentisch- und damit Langweilig-Sein wäre quasi ein Notfall und inakzeptabel, so ist es immer – aber das soll sich nun ändern. Sie will versuchen, auf Selbst-Inszenierung zu verzichten, und riskieren, sich so zu zeigen, wie sie sich jeweils gerade fühlt.

In solchen Situationen können sich Beziehungsschemata direkt verändern. Die Entwicklung ist besonders nachhaltig, weil die Person nicht nur über ihre Erfahrungen quasi aus einer Beobachterperspektive redet – mithilfe unseres empathischen Mitschwingens. Es ist direkter: Die Person erfährt die Beziehung, die sich im Hier und Jetzt ereignet, unmittelbar: ihr Verhalten, ihre Gefühle und die Gefühle anderer. Wir, bzw. Gruppenmitglieder schwingen weiterhin empathisch mit, aber wir thematisieren auch, was wir selbst spüren und wie wir die Beziehung erleben. Die Interventions-Prinzipien heißen *Selbstoffenbarung (self-disclosure), Unmittelbarkeit (Immediacy) und Konfrontation* (siehe Kap. 3.5). Sie verletzen zwar nicht den Grundsatz des *Non-direktiv-Seins* und der *bedingungsfreien Wertschätzung,* ergänzen aber die Idee, dass in den empathischen Gesprächen vor allem der Klienten-Bezugsrahmen entfaltet werden soll, um den Bezugsrahmen der Helfenden.

Lese-Tipp:

Pascal Mercier (2006). Nachtzug nach Lissabon. München: btb.

Pascal Mercier erzählt in seinem Roman die Geschichte eines Mannes, der aus seinem bisherigen Leben als Lehrer aussteigt, um sich selber, seine Identität zu finden. Die Reise nach Lissabon steht symbolisch als Metapher für die innere Reise zu sich selbst. Ein Roman, der zum Nachdenken über die eigene Identität anregt.

Paolo-Giordano (2010). Die Einsamkeit der Primzahlen. München: Heyne.

Die einfühlsam erzählte Geschichte zweier junger Menschen, die sich durch familiäre Verletzungen und traumatischen Erfahrungen immer mehr in die innere Einsamkeit zurückziehen. Der Roman zeigt die Bedeutung äußerer Einflussfaktoren auf die Persönlichkeitsentwicklung. Die komplexen psychischen Seelenzustände werden differenziert beschrieben. Sehr berührend.

Film-Tipp:

Club der toten Dichter (1989).

Ein Lehrer motiviert seine Schüler ihr Leben in die Hand zu nehmen, selbst zu gestalten und auf die innere Stimme zu hören. Dabei entstehen jedoch Probleme mit familiären Erwartungen und innere Konflikte, die nicht immer gelöst werden können. Der Film geht unter die Haut.

Web-Tipp:

Übungsmaterialien für Einzel- und Kursarbeit: www.igb-stuttgart.de/Übungen/

2.4 Theorie der seelischen Gesundheit: Autonomie und Bindung, wie geht beides?

Die gesunde Person ist kongruent (s. Kap. 2.1). Ihr Selbstbild deckt sich mit den organismischen Erfahrungen. Alles, was sie wahrnimmt, erfährt sie ohne Verleugnung oder Verzerrung in ihrem Selbstbild. Sie lässt sich von Moment zu Moment mit jeder neuen Wahrnehmung von ihrem Organismus sagen, wer sie selbst ist. Dieses Selbstbild ist also sehr dynamisch. Das Selbst ändert sich mit jeder neuen Erfahrung. Es gibt mithin kein »*wahres Selbst*«, das unter der Oberfläche unseres Bewusstseins zu suchen wäre, wie es die *Narzissmustheorie* einmal vorschlug (Miller, 1979). Entscheidend ist vielmehr, offen für alle Erfahrungen zu sein und in einem Moment-zu-Moment-Prozess, das Selbstbild sich immer neu strukturieren zu lassen. Indem die Person ausschließlich auf ihren Organismus hört, ist sie autonom von den Wertbedingungen ihrer sozialen Umwelt.

Rogers beschreibt dieses Gesundheitskonzept als idealtypisches Ziel von Therapie und Erziehung: Einmal als höchste Stufe eines siebenstufigen Therapieprozess-Kontinuums (Rogers, 1961; Rogers & Wood, 1974; dt.: Rogers, 1981) sowie 1959 (S. 234f.) und 1963 als die »*fully functioning person*«.

> »In diesem Stadium fürchtet sich der Mensch nicht mehr davor, Gefühle unmittelbar gegenwärtig und nuancenreich zu erleben. ... Das im Augenblick hervorquellende Erleben bildet den Bezugspunkt, an dem der Mensch sich orientiert und erfährt, wer er ist, was er will und welche Einstellungen er hat – positive wie negative. Er akzeptiert sich selbst und vertraut auf seinen organismischen Prozess, der weiser ist als sein Verstand allein. Jedes Erlebnis bestimmt seine eigene Bedeutung und wird nicht im Sinne alter Strukturen interpretiert. Das Selbst des Menschen ist gleichbedeutend mit dem subjektiven Bewusstsein seines Erlebens. ... er kann diese Einheit in seiner Kommunikation zum Ausdruck bringen.« (Rogers, 1981, S. 33f.)

> »Solches Im-Augenblick-Leben bedeutet demnach, dass es keine Starrheit, keine enge Organisation und keine zwanghafte Durchstrukturierung von Erfahrung mehr gibt. An ihre Stelle treten maximale Anpassungsfähigkeit, das Entdecken von Struktur innerhalb der Erfahrung und eine sich ständig wandelnde Strukturierung des Selbst und der Persönlichkeit.« (Rogers, 1974, S. 274f.)

Rogers bezeichnet diese Zielvorstellung selbst als utopisch. Sie skizziert idealtypisch eine fiktive Situation, die den Ansatzpunkt seines Therapiekonzeptes klarmacht. Insbesondere: *Seelische Gesundheit ist kein Zustand, sondern ein Prozess ständig möglicher Veränderung.* Die Person hat keine Angst vor Gefühlen und Erfahrungen und strukturiert ihr Selbst fortlaufend neu.

Jüngere Überlegungen werfen die Frage auf, wie dieses Modell über das Idealtypische hinaus auch in ein realistischeres Persönlichkeitsmodell münden kann.

Strukturen sind sinnvoll. Der Säuglingsforscher Stern (1986, S. 104–145) hat »Invarianzen« im Selbsterleben besonders differenziert herausgearbeitet: die Erfahrungen von Urheberschaft, Kohärenz, Affektivität und Kontinuität verbinden sich zu Bündeln von Beziehungserfahrungen, Stern nennt sie »*Generalisierte Interaktionsrepräsentationen (RIG)*«. Sie sind für unsere Selbsterfahrung notwendig, z. B. könnten wir sonst nicht ein Selbst und einen Anderen identifizieren. Es sind *sozial-emotionale Schemata,* die organisieren, wie wir mit anderen Beziehungen gestalten. Manchmal können wir sie schrittweise verändern, z. B. in Therapien oder bei wichtigen neuen Beziehungserfahrungen – aber gäbe es sie nicht, gäbe es uns nicht. Auch eine gesunde Selbsterfahrung, bei der wir uns von Moment zu Moment verändern, geschieht auf dem Boden von Selbststrukturen (Bohart, 2013, S. 90). Dies sind sozial-emotionalen Schemata, die unser Erleben und Verhalten organisieren. Es sind »Strukturen-im-Prozess« (ebd., S. 89). Sie geben neben dem Potenzial zu erleben und zu lernen auch eine Kontinuität.

Die Person will Autonomie *und* Bindung. Wie kann die Person sich von allen Bewertungen durch Andere autonom machen – und zugleich Bindung zu Anderen wahren? Die Ideen der Aktualisierung des Organismus und der Befreiung von Bewertungen scheinen sich wenig um Dinge wie soziale Verantwortung, Bildung von Werten und um Bindungsbedürfnisse zu drehen. Rogers meint, darum möge man sich keine großen Sorgen machen, denn der Mensch sei von Natur aus sozial. Das Bedürfnis nach positiver Beachtung sei aber ein sekundäres bzw. gelerntes Bedürfnis (Rogers, 1959, S. 208). Vor allem von Standpunkten aus, die den Menschen als Beziehungswesen und Therapie als dialogisch verstehen, wird dem gegenüber eine Erweiterung des personzentrierten Menschenbildes vorgeschlagen: Neben der Aktualisierung des Organismus gelte auch das Bedürfnis nach Bindung als zentrale motivationale Kraft in der Person (vgl. auch Bommert, 1987; Schmid, 2013; Behr, 2015; Behr, Finke & Gahleitner, 2016). Die Verbindung beider Motive gelingt durch die Trennung von Wahrnehmung und Verhalten: Unser Selbstbild verändert sich fließend mit unserem *Wahrnehmen organismischer Erfahrungen* – wir *verhalten* uns aber so angepasst gegenüber Anderen, dass wir *Bindungen* pflegen.

Box 2.4: Auf den Punkt gebracht: die seelisch gesunde, fully-functioning Person

Sie verändert ihr Selbstbild immerzu ohne Angst vor neuen Erfahrungen, sie sucht kein ›wahres‹ Selbst, sondern ist offen für einen laufenden Fluss von Veränderungen. Die immer neuen Selbstgestalten formen sich aber auf dem Boden von nur langsam wachsenden Strukturen, die aus Beziehungserfahrungen entstanden sind. Diese ermöglichen, sich als Person zu identifizieren. Die Person kann ihre Bedürfnisse nach Autonomie und nach Bindung miteinander versöhnen, indem sie bei aller Durchlässigkeit für Erfahrungen sich Anderen gegenüber angepasst verhält.

Zum Reflektieren und Diskutieren

- Welche der Beispiele konnten Sie mitfühlen und haben Sie evtl. ähnliches erlebt?
- Verstoßen Gruppenmitglieder oder Fachkräfte, die ihren eigenen Bezugsrahmen ins Gespräch einbringen, gegen personzentrierte Grundideen?

Lese-Tipps:

Tausch, R. (2008): *Hilfen bei Stress und Belastung.* (16. Aufl.) Reinbek: Rowohlt.
Bietet vielfältige Unterstützungen zur Selbsthilfe vor personzentriertem und kognitiv-behavioralem Hintergrund.

Yalom, I. D. (2009). *Der Panama-Hut oder Was einen guten Therapeuten ausmacht,* btb: München.
Der Psychotherapeut und Psychiater Yalom erzählt unterhaltsam und kurzweilig aus seiner therapeutischen Praxistätigkeit und stellt dabei die Bedeutung der Beziehung in den Vordergrund.

Film-Tipp:

Good will hunting (1997).
Ein beeindruckender Film, der verdeutlicht, wie sich durch Wertschätzung, Aufbau von Beziehung und Bindung, die Selbstentwicklung organisiert und eigene Potenziale genutzt werden können.

Musik-Tipp:

»Junge« von Den Ärzten.
Ein Lied über elterliche Erwartungen und die Entscheidung, die Eltern zu enttäuschen und den eigenen Weg ins Leben zu gehen.

Web-Tipp:
Übungsmaterialien für Einzel- und Kursarbeit: www.igb-stuttgart.de/Übungen/

Kapitel 3
Die helfende Beziehung: drei Kernbedingungen und zwei Beziehungsangebote

Wir machen Klienten ein Beziehungsangebot, das auf den berühmten drei personzentrierten Kernbedingungen gründet: *einfühlend, wertschätzend* und *echt sein.* Was der Klient im Gespräch berichtet, soll nicht *bewertet* werden. Das Gesagte wird weder negativ noch positiv kommentiert, sondern freundlich zugewandt begleitet. Versuchen Sie dem Klienten das Gefühl zu geben, dass er bei Ihnen psychisch sicher ist: Was immer gesagt wird – die Person soll sich nicht kritisiert oder bewertet fühlen. Dazu muss der Klient Sie für aufrichtig halten können, für *echt, kongruent* bzw. *authentisch.* Sie können dies durch *Kongruent-Sein* herstellen: Die Worte, die Sie sagen, Ihr Tonfall, Gesichtsausdruck, Körperhaltung, all dies stimmt überein und passt zum Kontext der Situation. Kongruente Menschen werden als glaubwürdig erlebt.

Auf der Grundlage dieses Beziehungsangebotes begleiten wir das Gesagte mit *empathischen Reaktionen.* Dabei fassen Sie die mitschwingenden emotionalen Bedeutungen des Gesagten eigens in Worte. Diese empathischen Reaktionen sind die wichtigste und häufigste Intervention – manchmal einfach, dann komplex, dann feinsinnig, mal vorsichtig, mal mutig. Wir verwenden in diesem Buch viel Sorgfalt darauf, zu zeigen, wie Sie diese Intervention jeweils sensibel, passgenau und begründet anwenden können. Auch bei allen Erweiterungen des personzentrierten Konzeptes, wie wir sie in diesem Buch beschreiben, behalten die *empathischen Reaktionen* eine überragende Bedeutung.

Historisches: Die Kernbedingungen einer helfenden Beziehung

Die o. g. drei Therapeuten-Kernbedingungen *einfühlend, wertschätzend* und *echt sein* sind Teil der sechs Kernbedingungen, die Rogers 1957 als notwendig und sogar als hinreichend für Hilfe durch Beratung oder Psychotherapie bezeichnete. Die anderen drei, Nr. 1, 2 und 6, werden nur in Sonderfällen wichtig:

- 1. Kernbedingung: Zwei Personen sind miteinander in psychologischem Kontakt (das ist z. B. manchmal bei psychisch schwer beeinträchtigten Personen zunächst nicht so)
- 2. Kernbedingung: Der Klient erlebt zumindest im Ansatz Inkongruenz, z. B. in Form von Beklemmung, Irritation oder Angst (das ist z. B. bei Patienten mit psy-

chisch bedingten körperlichen Beschwerden häufig nicht so, da diese sich als körperlich krank wahrnehmen)

- 6. Kernbedingung: Klienten erleben zumindest im Ansatz, dass wir wertschätzend und empathisch sind (das ist z. B. manchmal bei Borderline-Patienten ein kritischer Punkt)

Wichtiger sind aber die drei Therapeuten-Kernbedingungen, denn sie tragen durchgehend das Geschehen. Rogers hatte sie schon als junger Psychologe bei seiner praktischen Beratungsstellentätigkeit identifiziert, während er 12 Jahre in Rochester an einer Familienberatungsstelle arbeitete. Berührend sind seine autobiografischen Notizen über Schlüsselerlebnisse, etwa bei einer Mutter, die mit Diagnosen über ihren Sohn und Ratschlägen zur Beziehungsgestaltung nichts anfangen konnte und dann mutig selbst um Beratung bat, ihre Eheprobleme besprach, und nun viele Familienthemen lösen konnte. »Das war für mich eine Erfahrung von größter Bedeutung. Ich war ihr gefolgt, nicht sie mir. Ich hatte einfach zugehört, anstatt sie zu dem diagnostischen Verständnis zu bringen, das ich schon erreicht hatte« (Rogers & Rosenberg, 1980, S. 192).

Rogers hat die personzentrierte Beratung und Therapie nicht am Schreibtisch oder im Labor entwickelt, sondern bei seiner praktischen Tätigkeit. Dabei war er stets in Diskussion mit seinen Kollegen. In seinen Schriften spart er nie mit Hinweisen, wer welche Konzepte entwickelte und wer ihm welche Ideen gab. Als er die Universitätslaufbahn begann, war sein Konzept in den Grundzügen schon da: *Ein praktisches Konzept wurde mit anderen Praktikern aus der Praxis heraus für die Praxis entwickelt!*

Ähnlich der Persönlichkeitstheorie erscheint auch das Konzept der drei Kernbedingungen einer helfenden Beziehung auf den ersten Blick klar aufgebaut. Bei der Anwendung und dem Durchdenken praktischer Fälle werden Sie sehen, wie komplex es ist und wie es Grundfragen zwischenmenschlicher Beziehungen berührt.

Aus der Kunst

Rogers war ein Kenner asiatischer Philosophien, die Sinnsprüche von Lao-tse faszinierten ihn und drückten für ihn eigene tiefe Überzeugungen aus, wie der folgende zum personzentrierten Beziehungsangebot:

Ein Führer ist dann am besten, wenn die Menschen kaum wissen,
dass er existiert.
Nicht so gut, wenn die Menschen ihm gehorchen und ihm zujubeln
Am schlechtesten wenn sie ihn verachten …

Von einem guten Führer, der wenig redet
Wenn seine Arbeit getan ist, sein Ziel erreicht ist
Werden sie alle sagen: Wir haben es selbst getan.

3.1 Einfühlend reagieren

Rogers' Definition für Einfühlend-Sein (being empathic, empathy) lautet:

»Empathie meint, dass ich in die private Wahrnehmungswelt des Anderen eintrete und damit vertraut werde. Dazu gehört, in jedem Moment feinfühlig zu sein für die sich fließend ändernden Gefühlsbedeutungen in dieser anderen Person, für die Angst, Wut, Empfindsamkeit oder Verwirrung oder was immer sie erlebt. Empathie meint, zeitweilig im Leben dieser anderen Person zu leben, sich darin vorsichtig zu bewegen, ohne zu urteilen; Empathie meint, Bedeutungen zu spüren, deren sich die andere Person kaum bewusst ist, aber nicht zu versuchen, vollkommen unbewusste Gefühle aufzudecken, denn dies wäre zu bedrohlich:« (Rogers, 1980, S. 142)

»... empathisch sein ist, den inneren Bezugsrahmen eines Anderen akkurat wahrnehmen, und mit den emotionalen Komponenten und Bedeutungen die dazu gehören, als ob man die andere Person wäre, aber ohne jemals die ›als ob‹ Bedingung zu verlieren. So bedeutet es, den Schmerz oder die Freude einer anderen Person so zu fühlen wie diese, und die Gründe dafür wahrzunehmen so wie jene sie wahrnimmt, aber immer mit dem Wissen, dass es ist, als ob ich verletzt oder erfreut wäre. Wenn diese ›als ob‹ Qualität verloren geht, wäre der Zustand Identifikation eingetreten.« (Rogers, 1959, S. 211)

Beispiele für das Problem der *Identifikation:*

Beispiel 1: Erziehungsberatungsgespräch
Ich finde als Beraterin, dass das Kind von den Eltern ungerecht behandelt und gedemütigt wird. Dies spricht unverarbeitete Erfahrungen von mir als Fachkraft an. Gefühle eigener Demütigungen werden geweckt und ich denke, dass das Kind jetzt die gleichen scheußlichen Gefühle erlebt wie ich damals. Ich unterscheide nicht mehr zwischen meiner damaligen Situation und der des Kindes jetzt. Ich kämpfe für das Kind, wie ich damals für meine Rechte gekämpft habe. Dies führt aber nicht zu einem Beratungs-Erfolg, sondern eher zu einem Konflikt mit den Eltern – und zudem erlebt das Kind die Situation vielleicht ganz anders und fühlt sich deshalb auch anders.

Beispiel 2: Therapiegespräch

Kl.: Und stellen Sie sich vor, wenn er nach Hause kam, hat er [Ehemann] sich gleich vor den Fernseher geklatscht, kaum guten Tag gesagt!«

Sich nicht identifizieren:	Sondern empathische Reaktion:
»Oh ja, das war wirklich unaufmerksam von ihm!«	».. und was Ihnen da entgegenkommt, macht sie jetzt noch fassungslos.«

Rogers beschreibt Empathie als eine Art mentalen Zustand, bzw. als eine Einstellung. Zugleich soll unser Verstehen für den Klienten erfahrbar werden, wir brauchen also auch Kommunikationsregeln. Dazu geben Sie aus dem Zustand der *Empathie* heraus eine *empathische Reaktion* (Original: »empathic response«) auf das vom Gegenüber gesagte. Im deutschen Sprachraum hat sich dafür der etwas missverständliche Terminus *»Verbalisierung Emotionaler Erlebnisinhalte«* (abgekürzt *VEE*) eingebürgert. Ich fasse aber nicht nur in Worte, was ich an Gefühlen bei der anderen Person wahrnehme oder was zwischen den Zeilen mitschwingt, sondern auch ihre Gedanken, Zweifel, Wünsche oder Ziele. Was würde ich fühlen, wollen oder denken, wäre ich in die Schuhe der anderen Person geschlüpft? Was würde ich innerlich erleben und wie kann ich das formulieren, obwohl die Erfahrung durch die andere Person nur diffus angedeutet ist oder diese nur irgendwie mitschwingt? Versuchen Sie dies in eigene Worte zu fassen.

Auf den Punkt gebracht

Empathie meint, Gedanken, Gefühle, Wünsche, Motive und Persönlichkeitsmerkmale einer anderen Person zu verstehen. Dazu gehört aber auch die Fähigkeit, der anderen Person das Verstandene mitzuteilen. Dies heißt empathisches Reagieren (empathic response). Empathie ist eine notwendige Haltung, empathisches Reagieren die wichtigste Form der Intervention.

Beispiele

Kl.-Äußerung	Art, Inhalt, Selbstexplorationsstufe (SE), Gefühle	Empathische Reaktion
In all dem bin ich – ja – sorglos, und ... dann kommt so ein Schlag, wie wenn ich vorher etwas nicht kapiere – doof fühle ich mich da.	Verallgemeinernder Bericht, an eine Episode anknüpfend *SE Stufe* 6 oder 7 (vgl. Kap. 2.2). *Gefühle:* während der Episode: überrascht, begriffsstutzig. Jetzt: naiv, Scham.	Wie wenn Sie naiv gewesen wären, Sie schämen sich dafür ...

Kl.-Äußerung	Art, Inhalt, Selbstexplorationsstufe (SE), Gefühle	Empathische Reaktion
Ja, und das ist so oft – ätzend ist das.	Problem wiederkehrend, Selbstabwertung klingt an. *SE Stufe* 5. *Gefühle:* verzweifelt, Ärger, tiefe Aversion.	Als ganz bitter erleben Sie das – es nagt an Ihnen immer wieder …
Ja, genau, wie ein Stachel, und dann – ja, bin ich noch hilfloser, also – wird rot, manchmal, und … gelähmt, könnte versinken.	Bildhaftes Beschreiben des Erlebens. *SE Stufe* 8. *Gefühle:* tiefe Scham, hasst sich selbst dafür.	Schamvoll und blockiert, zugleich verzweifeln Sie an sich …

3.1.1 Schrittweise Gefühle explorieren

Idealtypisch schreitet ein Beratungs- oder Therapiegespräch fort, wie in Abbildung 3.1 schematisch dargestellt. Wir filtern aus der Botschaft des Klienten die emotionalen und motivationalen Komponenten und formen diese zu einer empathischen Reaktion: Sie verbalisiert die emotionalen Erlebnisinhalte auf nicht bewertende Weise (in der Abbildung durch die kleinen Schrägstriche, Punkte und Kreuzchen angedeutet). Mit dem Gefühl des Verstanden-Werdens sagt dann

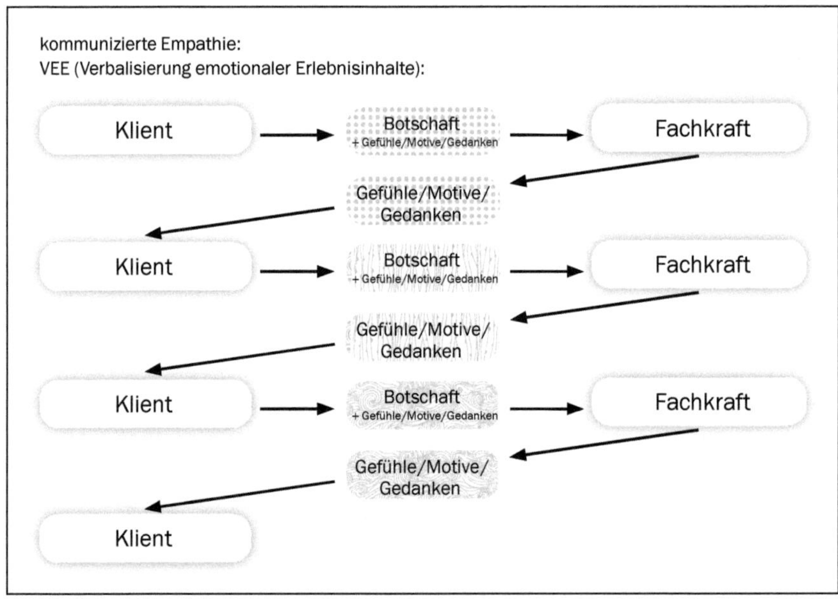

Abb. 3.1: Der idealtypische Verlauf des Gesprächs bei empathischen Reaktionen – die in der Botschaft mitschwingenden Gefühle werden in Worte gefasst

die andere Person wieder etwas, es schwingen vielleicht zusätzliche und tiefere Gefühle mit. Wieder werden diese Erlebnisinhalte zurückgemeldet, und mit dem Vertrauen in eine nicht bewertende einfühlsame Beraterperson entfaltet die andere Person weiter, was sie innerlich bewegt.

Der folgende Ausschnitt aus der 17. Sitzung von Rogers' Therapie mit ›Miss Mun‹ (Rogers, 1955) entstand 1953 und zeigt dieses Fortschreiten (Gundrum, Lietaer, Van Hees-Matthyssen & Van Coillie, 1997; Gundrum, Lietaer, Van Hees-Matthyssen, 1999; eigene Übersetzung).

Kl.: Also ich denke, es wird irgendwie eine echte Erleichterung sein, zu … spüren, ich muss nicht eine sein, die alles tun kann, was jeder will, oder alles, was ich sogar will, sondern einfach die Dinge überdenken und versuchen … wirklich zu wissen … was meine Grenzen sind, was ich tun kann und was zu viel ist.

Rogers: Fühlt sich gerade an, wie eine große Last abwerfen, wenn ich spüre, ich könnte … ich könnte die Dinge auswählen, die ich tun kann und tun will. Ich muss nicht alles tun, was gefragt ist (mhm). Nicht einmal alles, das ich von mir selbst fordere.

Kl.: Und ich glaube, ich brauch einige Übung, ich weiß nicht (lacht) (mhm). Mir könnten diese Dinge bewusst werden, ich weiß nicht, ich denke, ich bin, weil … ich spüre irgendwie, es ist ein Teil davon. Aber ich denke, was vielleicht passieren wird, ist, dass ich mir ins Gesicht schlage, ich meine, dies ist die Stelle, wo ich wirklich Grenzen setzen muss (mhm) und (mhm) …

Rogers: Das heißt, wenn ich richtig verstehe, ich denke vielleicht ist es nicht so sehr eine Sache der Planung, sondern einfach wenn … etwas hoch kommt … haben Sie das Gefühl, nun, das ist mehr als ich tun kann oder mehr als ich tun will oder etwas … ist das …?

Kl.: Ja, ich hoffe es wird so sein, ich bin wirklich nicht, ich glaube, ich bin wirklich nicht ganz sicher (Ah ja) wie es ablaufen wird. Ich möchte irgendwie, dass es so ist, so dass ich rechtzeitig (h-hm) … und nicht (h-hm) … etwas mache … spüre, dass es hinten herum reinfährt. Ich beginne irgendwie zu reagieren und muss meine Meinung später ändern.

Rogers: Sie möchten Ihre Gefühle zu diesen Anforderungen genau dann wahrnehmen, wenn sie passieren … anstatt … danach kluge Gedanken zu haben.

Diese Sequenzen »Äußerung – empathische Reaktion« sind fast immer kleine Schritte. Wir lösen keine ›gordischen Knoten‹ mit einer einzigen ›genialen‹ Intervention. Mit den kleinen Schritten bleiben Klienten in der *Selbstexploration*, also in einem Modus des Nachspürens im Kontakt mit ihrer *Erfahrung*. Geben Sie sich und dem Gegenüber Zeit. Wir können nicht erzwingen, dass eine *Symbolisierung* eintritt, aber wir können uns darauf verlassen, dass Klienten im Fortgang des Gesprächs immer weiter Erfahrungen symbolisieren. Das sind oft undramatische, kleine Vorgänge, doch darin liegt die Kraft dieser Gespräche.

Ein weiteres Beispiel

Kl.: Die Beziehung zu meinem Mann besteht nur noch aus dauerndem Streiten und Anschreien. Obwohl ich das vermeiden will, bekommen die Kinder viel zu viel mit.

Ber.: Sie möchten die Auseinandersetzungen von den Kindern fernhalten ... die Situation mit ihrem Mann gerne alleine klären.

Kl.: ... auf jeden Fall. Ich merke doch, wie die Kinder das alles belastet ... die weinen oft, sind bockig und ganz oft richtig launisch.

Ber.: ... als würde sich die Atmosphäre auf die Kinder übertragen ... da schwingt auch so etwas wie Schuld mit ... ihren Kindern gegenüber.

Kl.: ... ja, Schuld und auch so etwas wie Versagen. Ich schaffe es nicht, die Kinder zu beschützen ... ihnen eine schöne Kindheit zu geben ... manchmal denke ich sogar, wenn ich mich einfach mehr zusammenreiße, kann das wieder gut werden mit meinem Mann.

Ber.: ... die Hoffnung schwingt da mit, dass alles wieder gut werden könnte ... und die Kinder eine unbeschwerte Kindheit bekommen ... wenn Sie sich nur anstrengen.

Kl.: *(weint):* Ich weiß nicht mehr weiter. Das denk ich wirklich manchmal – aber ich weiß, es ist ein Traum, es ist so verfahren ...

Auch dies ist nur ein kleiner Schritt auf dem Weg der Klientin, ihr Erleben zu klären. Wir sind dann bisweilen versucht, zu schnell vorzugehen und z. B. gleich auf die Frage der Trennung zu kommen (vgl. Kap. 5.6), vielleicht weil für uns alles klar scheint. Wichtig ist es aber, dem Weg und Tempo der Klientin zu folgen und lange bei ihrer Ambivalenz zu bleiben.

3.1.2 Unterstützende Hinweise für Ihre Praxis

1. Während jemand redet, versuchen Sie sich in der Phantasie in dessen Lage zu versetzen (»Slipping into the shoes of the other person.«).
2. Versuchen Sie zu erspüren, welche Gefühle, Gedanken und Motivationen lebendig sind und mitschwingen.

3. Versuchen Sie zu verstehen, welches die wichtigste Erfahrung, Motivation oder Bedeutung beim Gesagten ist.
4. Versuchen Sie diese Erfahrung (Gefühle, Gedanken, Motivationen) in einem einfachen Satz mit eigenen Worten wiederzugeben. Nach Möglichkeit keine oder maximal ein Nebensatz. Formulieren sie vielleicht einen oder maximal zwei prägnante Aussagesätze. Je länger die Intervention wird, desto größer ist die Gefahr, dass sie die volle Aufmerksamkeit der betreffenden Person erfordert. Diese soll sich aber auf sich konzentrieren und nicht auf die Äußerungen des Beraters oder Therapeuten.
5. Heben Sie aber am Ende die Stimme leicht, wie wenn sie eine Frage stellen würden. Beispiel: »So dass diese Art der Hilfesuche bei ganz einfachen Aufgaben sie fast schon anwidert …?«. Wichtig ist, dass es keine Frage wird im Sinne von: »Widert Sie diese Art der Hilfesuche an?«. Diese haben häufig zur Folge, dass die Frage vom Klienten bejaht und verneint wird und es zu weiterem Nachfragen von Beraterseite kommt. Durch das Heben der Stimme signalisiere ich dem Gegenüber mein Bemühen um Verstehen: Habe ich Sie richtig verstanden? Und ermuntere so zum Weiterreden.

Hier ein paar unterstützende Tipps:

1. Die Suche nach Begründungen für Gefühle *(»das lähmt sie, weil er dann so frech, ja herausfordernd grinst …«)* hilft in der Regel nicht. Vermeiden Sie darum eher Nebensätzen mit »…, weil …«. Unterstützen sie vielmehr die Suche nach Zusammenhängen: *»Wenn Sie diesen Gesichtsausdruck sehen, sind Sie wie gelähmt …«.*
2. Lassen Sie Füllwörter wie »also« oder »sie haben deswegen das Gefühl, dass …« ruhig weg.
3. Bei längeren Klienten-Äußerungen mit mehreren Gefühlen und Gedanken können Sie sich in der Regel auf das letztgenannte oder das Ihnen am wichtigsten erscheinende Gefühl beziehen. Nicht quasi eine Quersumme bilden. Das wird zu komplex und dann überlegt Ihr Klient, ob Sie mit Ihrer Aufzählung recht haben.
4. Verwenden Sie gerne sprachliche Bilder, *z. B.: »… wie wenn Sie einen hohen Berg besteigen.«, »… fühlen sich da gefesselt.«, »… möchten kein Kuscheltier sein.«*
5. Eine reiche Sprache mit Synonymen, Antonymen und Differenzierungen ist günstig, um Gefühle vielseitig und differenziert wiederzugeben und Wiederholungen zu vermeiden, *z. B. für wütend außerdem: ärgerlich, in Rage, außer Rand und Band, Unmut, nicht mehr friedlich – oder das Gefühl differenzieren, z. B. kalte, stille, tiefe, lodernde, gleichmäßige, geduldige, explodierende, … Wut.*
6. Formulieren Sie Wünsche aus den Äußerungen des Klienten, *z. B. statt: »Da sind Sie sehr belastet.« – besser: »Da wünschen Sie sich wieder unbeschwert durchs Leben gehen zu können.«*

7. Verzichten Sie auf Fachbegriffe und Fremdwörter. Falls Klienten Fachbegriffe nennen, lassen Sie diese sofort erläutern: *z. B. »Da war die Depression wieder da.« – »Depression, was meinen Sie damit?« oder »wie fühlte sich das an?« oder eine Vermutung äußern, wie das Wort gemeint sein könnte, z. B.: »… und wenn Sie das Wort Depression sagen, meinen Sie damit eine unerträgliche innere Lähmung?«*
8. Verflüssigen Sie Substantive zu Verben und Adjektiven: *statt »da ist viel Enttäuschung« – besser: »das enttäuscht sie richtig«.*
9. Arbeiten Sie die Wirkung des unmittelbar mitgeteilten Gefühls heraus, um tiefere Gefühlsebenen zu erreichen, *z. B. »Sie fühlen sich von Ihrem Chef nicht gesehen, nicht wahrgenommen und das macht Sie jetzt noch wütend und hilflos.«*
10. Verbalisieren Sie nicht passiv, sondern legen Sie den Fokus auf das aktive Erleben des Gesprächspartners: *statt »Nähe macht Ihnen Angst.« – »Sie haben Angst vor Nähe.« oder »Wenn andere Menschen Ihnen zu nahe kommen, würden Sie am liebsten weglaufen?«*
11. Die Verbalisierungen müssen nicht auf Hochdeutsch geschehen. Manche Klienten, die einen Dialekt sprechen, fühlen sich besser verstanden, wenn der Berater ebenso wie der Klient im Dialekt spricht und antwortet. Zusätzlich erweitern dialektale Redeweisen das Sprachrepertoire und können Erlebniszustände klarer aussprechen als Hochdeutsch. Authentisch ist das allerdings nur, wenn Sie Ihren eigenen Dialekt in einer zu Ihnen passenden Intensität sprechen. *z. B. Kl.: »Mei Schwiegermuddr meckert immer an mir rum. Dere ko ich nichts recht mache. Die ischt e Beisszang.« – Ber.: »Die ischt e rächtr Bäsa ond des macht Sie fuchsteufelswild.«*

Auf den Punkt gebracht: So hören Sie empathisch zu

Versuchen Sie, sich in die Welt des Anderen hineinzuversetzen. Fassen Sie mitschwingende Erfahrungen, vor allem Gefühle und Motivationen, in eigene Worte. Bieten Sie diese vorsichtig tastend, quasi fragend an. Optimal gelingt dies, wenn Sie dabei nicht interpretieren oder kompliziert werden, sondern Ihre Worte ausschließlich auf greifbare Wahrnehmungen gründen.

Und noch ein paar grundsätzlichere Hinweise:

Aktiv sein: Machen Sie über Ihre Körpersprache und Anteilnahme erfahrbar, dass Ihr Zuhören kein passives ›Spiegeln‹ ist. Das wäre eine Karikatur der Methode. Zeigen Sie eine engagierte, präsente Haltung: aufmerksam, zugewandt, interessiert, ganz konzentriert auf das Erleben des Klienten. Beobachten Sie die mimischen Reaktionen des Klienten und greifen Sie auch diese im Gespräch mit auf.

Moment-to-Moment: *Empathische Reaktionen* sind nicht als Kommentar für lange Ausführungen gedacht, sondern beziehen sich immer wieder auf den gerade ablaufenden Prozess in der Person, so dass diese ihre Reaktion unmittelbar an ihrem aktuellen Erleben überprüfen kann. Das geht nicht immer, aber warten Sie nicht zu lange mit Interventionen. Ansonsten besteht die Gefahr, dass diese nicht mehr dem aktuellen Empfinden der Person entsprechen.

Die innere Welt: Beachten Sie, worauf genau Sie empathisch reagieren: »Private Wahrnehmungswelt, Gefühlsbedeutungen, innerer Bezugsrahmen Erlebnisse, Gefühle und deren persönliche Bedeutung« (s. o.). Die »innere Welt« der anderen Person bedeutet nicht nur Gefühle, sondern auch Gedanken, Motivationen, Erleben, Bewertungen, Phantasien und deren Bedeutung. Die andere Person macht Aussagen über subjektive Phänomene. Oft geht es auch um die Bedeutung von Episoden.

Unkompliziert: Verzichten Sie darauf, Inhalte zu verschachteln, zu interpretieren oder zu theoretisieren. Reagieren Sie empathisch auf das, was Sie greifbar wahrnehmen. Die andere Person wird sonst vielleicht nicken, aber eher nicht ihre Gefühle weiter explorieren. Dies ist aber ein schwieriger Punkt, weil sich nicht immer völlig klar abgrenzen lässt, ob unsere Intervention auf manifest Dargebotenes gründet oder ob sie interpretiert. Entscheidend ist, dass wir die andere Person *phänomenologisch,* also aus ihrem eigenem Bezugssystem heraus verstehen und nicht aus einem Theorie- oder Diagnostiksystem heraus oder aus eigenen Annahmen über das innere Funktionieren von Menschen.

Im »Hier und Jetzt«: Beziehen Sie sich nicht nur auf die Vergangenheit. Das heißt allerdings nicht, dass die Vergangenheit keine Rolle spielt – die Vergangenheit ist wichtig für viele –, aber die Erinnerungen werden in der Bedeutung und mit den Gefühlen, die sie im Moment haben, erfasst:

Ungünstig: nur Vergangenheit	Gut: Bezug zum Jetzt
»Als Kind haben Sie sich in solchen Situationen oft geschämt, ohne recht zu wissen warum.«	»Das ist jetzt ein Gefühl, das Sie schon lange kennen, so als ob Sie sich für etwas schämen und nicht recht wissen, warum?«

Auch wenn Ihr Gegenüber über Abwesende spricht, soll die empathische Reaktion sich auf die Gedanken und Gefühle des Gegenübers beziehen.

Beispiel
Und stellen sie sich vor, da nahm Jens dann wieder den Löffel und schleuderte damit den Brei über den Tisch.

Ungünstig: auf Jens eingehen	Gut: das Erleben des Klienten ansprechen
Er macht das also öfter und hat wohl noch Spaß dabei.	Das macht Sie hilflos und Sie verzweifeln.

Die »*nebelige Zone am Rande der Gewahrwerdung*« bedeutet, dass Sie zwar nicht deuten, aber auch nicht nur paraphrasieren, d. h. in anderen Worten dasselbe zurücksagen. *Erfassen Sie das über das Offensichtliche, Explizite hinausgehende.* Drücken Sie dieses Etwas, das über das klar Gesagte hinausgeht, in einem leicht fragenden Tonfall aus, so als ob Sie eine Hypothese äußern und erwarten, dass die andere Person diese überprüft, ihr zustimmt, sie verändert oder zurückweist:

Beispiel: Klientin berichtet eine Episode über ihren Mann
Kl.: Dann steht er wieder auf und pflanzt sich vor den Fernseher
Th.: Ja, das ist etwas, was Sie wirklich unhöflich finden, und es ärgert Sie.
Kl.: Ja-a?
Th.: Es ist noch was anderes dabei?
Kl.: Ja, irgendwie bin ich sauer ... früher war es anders
Th.: Auch gekränkt? Früher war es liebevoller?
Kl.: Ja! Genau das tut auch weh. *(atmet tief durch, entspannt sich)*

Aus der Kunst
Ein weiterer Sinnspruch von Lao-tse, der Rogers faszinierte und der hier die Idee des empathischen Zuhörens quasi vorwegnimmt:

Es ist als ob er zuhörte
Und solches Zuhören wie seins hüllt uns in ein Schweigen
In dem wir schließlich zu hören beginnen
Was wir eigentlich sein sollen.

3.1.3 Wie können Sie empathische Reaktionen erlernen?

Um die empathischen Reaktionen im Gespräch einsetzen zu können, bedarf es des Trainings und der Erfahrungsbildung. Bei den ersten Übungen werden

Sie sich steif, gestelzt und unecht fühlen. Obwohl ihnen das Vorgehen plausibel erscheint, fehlen Ihnen oft die Worte. Man lernt empathische Reaktionen am besten in einer Beratungsweiterbildung bzw. in Workshops. In unseren Kursen erfahren wir immer, dass die Teilnehmenden dann am besten lernen, wenn sie nach einfacheren Vorübungen Übungsgespräche untereinander führen und auswerten, am besten mehrmals hintereinander. In der Regel fließt dann diese neue Gesprächsführungsmethode von alleine in die Real-Gespräche der Berufspraxis ein. Reden Sie zunächst wie sonst auch, streuen Sie dann aber immer öfter empathische Reaktionen ein. Setzen Sie sich nicht zu sehr unter Zeitdruck. Ihre Kompetenzen werden wachsen, wenn Sie es konsequent immer weiter und immer öfter versuchen. Gut ist auch, emphatische Reaktionen zunächst mit Personen zu üben, die Sie und Ihre Kommunikation noch nicht kennen, diese reagieren nicht irritiert auf die Veränderung.

In Kapitel 3.4 werden wir die Idee der empathischen Reaktionen vertiefen. Sie mögen nun vielleicht direkt dorthin springen. Besser verständlich wird das Ganze aber, wenn Sie zunächst die anderen beiden Kernbedingungen kennenlernen. Die drei Kernbedingungen bedingen einander und eine allein ergibt ohne die anderen keinen Sinn. Darum: Zusätzliche Interventionen und komplexere Überlegungen möchten wir lieber auf der vollständigen Idee des personzentrierten Beziehungsangebotes gründen.

Zum Reflektieren und Diskutieren

- Habe ich als Kind, Jugendlicher, Erwachsene/r von wichtigen Menschen empathische Reaktionen empfangen?
- Was fällt mir persönlich beim Erlernen dieses Vorgehens besonders schwer?
- Was ist der Unterschied zwischen einer empathischen Reaktion und einer Interpretation, und was würde bei mir als Klient jeweils innerlich passieren?
- Kann ich empathische Reaktionen besser bei Personen anwenden, die mir ähnlich oder unähnlich sind?
- Welche Personen in meinem Umfeld erlebe ich als empathisch; welche Personen erlebe ich wenig empathisch und welche Reaktionen lösen Sie jeweils bei mir aus?
- Ist es für mich leichter, Menschen empathisch zu begleiten, deren Bezugssystem meinem eigenen ähnelt, oder sogar eher hinderlich? Kann ich Menschen überhaupt empathisch begleiten, wenn deren Bezugssystem völlig anders ist als meines, z. B. bei Straftätern, Menschen mit extrem politischen Einstellungen etc.?

Lese-Tipps:

Rogers, C. R. (1980). Empathie – eine unterschätzte Seinsweise. In C. R. Rogers & R. L. Rosenberg, *Die Person als Mittelpunkt der Wirklichkeit* (S. 75–93). Stuttgart: Klett-Cotta.

Ein ganz untechnischer, feinsinniger Text, der Einfühlend-Sein als eine Einstellung, als ein sensibles Beziehungsangebot und als etwas zutiefst Menschliches beschreibt.

Juli Zeh (2016). *Unterleuten.* Berlin: Luchterhand.

Der Roman stellt Personen und deren Beziehungsgeflecht aus dem Dorf Unterleuten aus jeweils unterschiedlichen Perspektiven vor. Es entsteht eine Wirklichkeit, die sich je Perspektive unterschiedlich darstellt. Ein schönes Beispiel dafür, wie sich Realität verändert mit dem Blick aus einer anderen Perspektive, einem anderen Bezugsrahmen.

Web-Tipps:

https://www.schulische-gewaltpraevention.de/gewaltpraevention%20grundschule/4_2_Arbeitsmaterialien.pdf – Viele konkrete Anregungen für Lehrkräfte um Empathie zu erlernen.

Übungsmaterialien für Einzel- und Kursarbeit: www.igb-stuttgart.de/Übungen/

3.2 Bedingungsfrei wertschätzen

Rogers beschreibt *die bedingungsfreie, d. h. die nicht an Bedingungen von therapeutischer Seite gebundene Wertschätzung (Unconditional Positive Regard, UPR)* so:

> »Es fördert den therapeutischen Prozess, wenn der Therapeut seinem Klienten als einer Person mit vielen konstruktiven Möglichkeiten tiefe und echte Zuwendung entgegen bringt und sie auch äußert. … Er begegnet ihm (dem Klienten) mit einer warmen, entgegenkommenden, nicht besitzergreifenden Wertschätzung ohne Einschränkung und Urteile.« (Rogers, 1981, S. 27.)

> »… ein warmes Akzeptieren aller Selbsterfahrungen der Person ohne Unterschied. Der Klient spürt, dass er einen positiven Unterschied im Wahrnehmungsfeld des Therapeuten macht.« (1959, S. 208 f.)

> »Kann ich dem Anderen als eine Person im Prozess des Werdens begegnen, oder wird seine oder meine Vergangenheit mich binden? … Wenn ich den Anderen hinnehme als festgelegt, bereits diagnostiziert und klassifiziert, schon durch seine Vergangenheit geformt, dann stütze ich solche limitierende Hypothesen.« (1961, S. 55)

Als weitere deutsche Begriffe werden manchmal verwendet: *Respekt, Achtung, Akzeptanz, Beachtung, Zugewandt-Sein, Wärme, Sorgen.* Wir versuchen, die Person als solche so anzunehmen, wie sie gerade ist, in ihrem Menschsein und mit allen ihren Entwicklungsmöglichkeiten.

Bedingungsfreie Wertschätzung (UPR) ist vor allem ein mentaler Zustand bzw. eine Einstellung. Sie lässt sich nicht so vielfältig wie das *Empathisch-Sein* in Kommunikationsverhalten übersetzen. Unsere Wortwahl, Tonfall, Körpersprache, Blick, Gesichtsausdruck, das Ernstnehmen der Wünsche von Klienten, all dies kommuniziert Wertschätzung (Brodley & Schneider, 2001). Auch unsere nicht wertenden *empathischen Reaktionen* können als Marker von *UPR* verstanden werden.

Box 10.1: Aus der Literatur – die Kunst des bedingungsfreien Zuhörens: Momo – von Michael Ende

Der Dichter Michael Ende gibt seiner Figur Momo diese Fähigkeit: eine Person, die, hier als Kind ausgelegt und damit gewissermaßen unvoreingenommen, »naiv«, d. h. bedingungsfrei wertschätzend zuhört. Sie ist scheinbar kaum aktiv, sondern hört anteilnehmend, mitschwingend, »mit großen Augen« (= Kontakt, Nähe, wach) zu.

> »... Momo konnte so zuhören, dass dummen Leuten plötzlich sehr gescheite Gedanken kamen. Nicht etwa weil sie etwas sagte oder fragte, was den anderen auf solche Gedanken brachte, nein, sie saß nur da und hörte einfach zu, mit aller Aufmerksamkeit und aller Anteilnahme. Dabei schaute sie den anderen mit ihren großen dunklen Augen an, und der Betreffende fühlte, wie in ihm auf einmal Gedanken auftauchten, von denen er nie geahnt hatte, dass sie in ihm steckten. ... Sie konnte so zuhören, dass ratlose und unentschlossene Leute auf einmal ganz genau wussten, was sie wollten. ...« (Ende, 2009, S. 16)

Michael Ende beschreibt hier den inneren Prozess des Klärens von Gedanken und Gefühlen, der sich selbst bei einer inaktiven Zuhörerin einstellt, wenn diese »nur« aufmerksam Anteil nimmt, aber eben nicht bewertet oder rät.

Wenn wir die Person und ihre Erfahrungen weder negativ noch positiv bewerten, suggeriert dies die Abwesenheit jeglicher Bewertung. Rogers spricht aber nicht von einem neutralen, sondern einem positiven Zugewandtsein. Konkret wird dies in den von Lietaer (2001) beschriebenen fünf Komponenten dieser Einstellung:

- *Bedingungsfreie Akzeptanz:* Ich akzeptiere nicht unbedingt das konkrete Verhalten, aber alle Gefühle, Motivationen und Gedanken, d. h. den inneren Bezugsrahmen der Person.
- *Hingabe:* Ich habe Präsenz, Interesse an meinem Gegenüber, Leidenschaft für meine therapeutische Arbeit und zeige Interesse an meinem Gegenüber.
- *Bestätigende Haltung:* Ich vertraue dem Potenzial und den Entwicklungsschritten der Person und bekräftige wo immer möglich meinen Optimismus in ihr Werden.
- *Nicht besitzergreifende Wärme:* Es entwickelt sich eine Nähe, die der Person aber ihren Weg des Wachsens lässt. Es entsteht »... eine nachhaltige Erfahrung einer tragenden Gemeinsamkeit – sollten wir Bruderschaft sagen – der Menschen« (Rogers, 1961, S. 84).
- *Non-Direktivität:* Klienten werden nicht manipuliert.

Frei von Beurteilungen und Bewertungen zu sein, spricht einen besonders grundlegenden Aspekt von *Non-Direktivität* an. Es beschreibt das quasi Unnatürliche in der personzentrierten Haltung, denn im Alltag wird jede unserer Reaktionen außer erstarren und ignorieren eine positive oder negative Färbung enthalten. Etwas oder jemand ist uns sympathisch oder unsympathisch, wenn er uns völlig gleichgültig wäre, würden wir nicht auf ihn reagieren. Die Zuwendung, die frei ist von Beurteilungen und Bewertungen der inneren Welt der Person, kann man als ein hervorstechendes Merkmal des Rogerianischen Ansatzes ansehen (Finke, 2004, S. 3).

3.2.1 Die Schwierigkeiten und ihre Lösungen

Allerdings können wir nicht vollständig unterdrücken, was wir unwillkürlich oder bewusst innerlich positiv oder negativ bewerten. Wenn wir es versuchen, werden wir inkongruent, und wir symbolisieren verzerrt. Diese Inkongruenz kann sich unterschiedlich zeigen, etwa als Langeweile, Müdigkeit, Ungeduld oder in Form von Impulsen oder Ratschlägen.

- Nehmen Sie Ihre eigenen kritischen Gedanken und Gefühlen vorbehaltlos wahr. Distanzieren Sie sich zunächst von Ihnen und geben Sie sich Selbstinstruktionen wie: ›Ich will die Person jetzt erstmal richtig verstehen.‹ Konzentrieren Sie sich ganz auf das Erleben der Person.

Beispiel

Eine Klientin erzählt immer wieder, wie sie sich von ihrem Partner habe demütigen lassen. Die Beraterin hält es zunächst kaum aus und will der Klientin sagen, dass sie sich nicht so viel gefallen lassen soll. Damit würde sie das Verhalten der Klientin als falsch bewerten. Geholfen hat der Beraterin, sich selbst zu sagen: ›Sich kräftig wehren, das wäre meine Lösung. Jetzt bin ich gespannt zu erfahren, wie Frau X sich mit ihrer Situation auseinandersetzt.‹

- Erfahrungsgemäß werden wir umso akzeptierender, je besser wir die Person verstehen. Zu geringes Akzeptieren können Sie deshalb durch entsprechende Supervision oder Intervision verbessern. Wenn sie feststellen, dass Sie gelangweilt, ungeduldig und schnell zu Verbesserungsvorschlägen kommen, dann signalisiert das deutlich, dass Sie vom Anderen noch nicht alles richtig verstanden haben.
- Gut ist, jede sich aufdrängende Bewertung bei sich selbst zu erkennen. Nehmen sie diese ernst. Stellen Sie sie im Moment des therapeutischen Gespräches/der Beratung zur Seite und thematisieren sie dieses Akzeptanzproblem in der Supervision.
- Häufig erschweren es uns eigene Persönlichkeitsanteile, eine andere Person voll zu akzeptieren. Sie können dann nicht nur das Akzeptanzproblem als solches, sondern auch Ihren eigenen persönlichen Hintergrund in der Supervision ansprechen.
- Überfordern Sie sich nicht. Wertschätzung, Akzeptanz oder Wärme lassen sich nicht erzwingen. Rogers hat die Kernbedingungen nie als strenge Forderung an Fachkräfte gesehen, sondern als Wirkprinzipien: Je mehr eine Beziehung davon lebt – desto besser.
- Wenn Sie ein konkretes aktuelles Verhalten nicht akzeptieren können, können Sie das manchmal in Form einer Selbstöffnung und mit anschließender Beziehungsklärung ansprechen. Das sollten Sie aber wohlüberlegt, d. h. in der Regel nach einer Supervision tun. Meist können Sie dann die Person besser verstehen und Ihr eigener innerer Prozess ändert sich (vgl. Kap. 3.3, wo dies näher erklärt wird.).

Nicht bewertende Reaktionen im Alltag bedeuten oft Gleichgültigkeit. Darum ist Ihre präsente, zugewandte, interessierte Haltung sehr wichtig. Diese können Sie sehr gut durch nonverbale Signale vermitteln. Manchmal wird die nicht bewertende Reaktion auch als Orientierungslosigkeit des Beraters missverstanden. Ihr Interesse und auch Ihre Zuversicht hinsichtlich der Entwicklung des Klienten kann dies verhindern. Die Dokumentationen der Arbeit berühmter Therapeuten, z. B. von Carl Rogers oder Reinhard Tausch, zeigen eine hohe Konzentration auf ein Fortschreiten im Gespräch mit relativ wenigen Wiederholungen. Sie wirken oft auf eine brillante Weise intensiv.

Auf den Punkt gebracht

Versuchen Sie der Person als solcher mit ihren Gefühlen, Erfahrungen und Möglichkeiten positiv akzeptierend zu begegnen. Je mehr Sie empathisch verstehen, desto leichter fällt das. Bewerten Sie nicht, wenn Sie dennoch solche Tendenzen in sich spüren, holen Sie sich Unterstützung in der Supervision. Verhalten, das Sie nicht stehenlassen können, können Sie ggf. mit Selbstöffnungen ansprechen.

3.2.2 Der Zweck bedingungsfreien Wertschätzens (UPR) auf dem Boden der Persönlichkeitstheorie

UPR soll den *Wertbedingungen* entgegenwirken. Zur Erinnerung: die *Wertbedingungen* sind in der Regel ein Teil des Familienklimas, das subtil vermittelt, welche Gefühle, Verhalten, Einstellungen das Kind annehmen muss, um akzeptiert zu werden (s. Kap. 2.1). Sie entfremden die Person von ihrer *Erfahrung* und bewirken so *Inkongruenz.* Die bedingungsfreie Wertschätzung will dies entkräften: entfremdete und damit *unterschwellige Erfahrungen* können so wieder wahrgenommen werden. Obwohl wir *UPR* kaum operationalisieren, d. h. in konkretes Therapeutenverhalten übersetzen können, ist sie ungemein bedeutsam.

Kontroverse Positionen
A: Ist *UPR* hinreichend für therapeutischen Fortschritt?

Ja, sagen puristische Vertreter wie Bozarth (2013), natürlich im Zusammenwirken mit den anderen Kernbedingungen, und begründen wie oben: Sie wirkt den *Wertbedingungen* entgegen.

Lietaer (2001) sieht dagegen mehr als diesen einen Zweck, weil sich *Inkongruenz* nicht nur durch rigide entfremdende Wertbedingungen herausbildet, sondern auch z. B., wenn Kindern elterliche Empathie fehlt oder bei Vernachlässigung, Traumata, Stress, Bedrohung oder Unterdrückung. *UPR* habe darum weitere Bedeutungen: Sie schafft Sicherheit in der Beziehung und in der Folge tiefere *Selbstexploration.* Sie bietet neue interaktionelle Erfahrungen und verändert so *Interaktionsschemata.* Und wir geben mit *UPR* ein Modell, das Klienten internalisieren können: Sie können sich selbst besser akzeptieren. Ob UPR hinreichend ist, hängt vom Problem ab, und es kann sinnvoll sein, die Kernbedingungen mit weiteren Methoden zu ergänzen.

B: Sollen wir Verhalten oder Leistungen nicht doch auch bestätigen?

Die Begründung, auf positives Bewerten zu verzichten (z. B. »Diese Einstellung finde ich gut.«, oder »Das haben Sie prima hingekriegt.«), lautet, dass damit implizit das Gegenteil abgewertet wird und damit erneut Bewertungen im Raum stehen (Bozarth, 2013). Die Vertreter der personzentrierten Theorie sind sich in diesem

Punkt nicht einig. So plädiert Finke (2010, S. 26) dafür, die Klientenperson ggf. zu bestätigen (»Ja, so sollten sie weitermachen.«, oder »Sie haben da sehr großen Mut bewiesen.«).

Wir selbst haben mit dem *sparsamen* Einsatz dieser Art von Interventionen gute Erfahrungen gemacht, vor allem aber, sich mit der Person gemeinsam über Erfolge zu freuen oder mit Selbstöffnung unsere eigene Hochachtung vor dem Verhalten der Person zu zeigen.

Zum Reflektieren und Diskutieren

- Versuchen Sie, sich an ein gutes Gespräch zu erinnern, und notieren Sie, mit welchem Verhalten Sie dazu beigetragen haben.
- Erinnern Sie einen eigenen Besuch bei einer helfen Organisation oder Praxis (Arzt, Rechtsbeistand, Klinik, Steuerberatung, Therapie o. ä.). Was dort hat Ihnen Wertschätzung vermittelt und was nicht?
- Bei welcher Art von Klienten bzw. welchen Themen oder Einstellungen werden Sie persönlich es besonders schwer mit UPR haben?

Lese-Tipp:

Fromm, E. (2010, Orig. 1956). *Die Kunst des Liebens.* (69. Aufl.). München: Ullstein. (im web auch frei erhältlich).
Eine bestechend präzise Analyse von Liebe und Hingabe.

Ende, M. (2009). Momo. München: Piper.
Poetisch, liebevoll und doch auch eine Gesellschaftskritik; was macht es mit den Menschen, wenn Zeit für Wertschätzung und Einfühlung fehlen?

Koch, H. (2010). Angerichtet. Köln: Kiepenheuer & Witsch.
Ein Roman, der die Wertschätzung des Lesers für die Protagonisten ständig und extrem herausfordert. Wer ist hier gut und wer böse? Spannend, auf- und anregend – ein Buch, das niemand mehr so schnell aus der Hand legt.

Web-Tipp:

Übungsmaterialien für Einzel- und Kursarbeit: www.igb-stuttgart.de/Übungen/

3.3 Echtsein – Kongruenz

Rogers definiert *Echtsein, bzw. Kongruenz* so:

> »Eine Therapie ist mit größter Wahrscheinlichkeit dann erfolgreich, wenn der Therapeut in der Beziehung zu seinem Klienten er selbst ist, ohne sich hinter einer Fassade oder Maske zu verstecken. Der theoretische Ausdruck hierfür ist Kongruenz; er besagt, dass der Therapeut sich dessen, was er erlebt oder leibhaftig empfindet, deutlich gewahr wird und dass diese Empfindungen verfügbar sind, so dass er sie dem Klienten mitzuteilen vermag, wenn es angemessen ist. Auf diese Weise ist der Therapeut in der Beziehung transparent für den Klienten und lebt offen die Gefühle und Einstellungen, die ihm im jeweiligen Augenblick durchströmen.« (Rogers, 1977, S. 30 f.).

Auf den Punkt gebracht: Begriffe zum Echtsein

Neben *Echtsein (being real)* werden in Deutsch wie in Englisch auch *Kongruenz* oder *Authentisch-Sein* als Oberbegriffe verwandt. Wir verwenden als Oberbegriff das Wort »*Echtsein*«. Mit *Kongruenz* meinen wir, dass eine Person mit sich eins ist: *Selbstbild* und *Erfahrung* stimmen überein (vgl. Kap. 2.1). Es handelt sich um ein innerpsychisches Geschehen. Unter *Transparenz verstehen wir,* dass sich die Person dem Gegenüber offen erfahrbar macht und mitteilt. Es handelt sich um ein kommunikatives Geschehen. *Echtsein* hat so zwei Aspekte: *Kongruenz* und *Transparenz.* Die folgende Tabelle zeigt die Begriffsbeziehungen beruhend auf der englischen Terminologie.

Dimensionen und Sub-Begriffe der Kernbedingung Echtsein		
Kongruenz	*Transparenz*	
	Präsenz	*Selbstöffnung*
Ich bin eins mit mir und habe Zugang zu meinen Erfahrungen. Selbstbild und Erfahrung stimmen überein.	Ich kommuniziere eindeutig (dt.: Kanalkongruenz). Ich bin in der Beziehung wach, konturiert und als ganze Person erfahrbar.	Ich teile meine Erfahrung mit; nicht alles, aber was ich sage, das stimmt.

Kongruenz wird manchmal in zwei Bedeutungen verwendet: in der o.g. innerpsychischen und als Oberbegriff für innerpsychisches *und* kommunikatives Geschehen (Wyatt, 2001). Das irritiert, darum ist hier der Oberbegriff *Echtsein.*

3.3.1 Kongruent sein: Selbstbild und Erfahrung stimmen überein

Kongruent sein heißt, *Selbstbild* und *Erfahrung* stimmen überein. Sie sind seelisch gesund, durchlässig für Erfahrungen, in der Nähe der fully-functioning-person (s. Kap. 2.4). Ihre *Kongruenz* ist zunächst vor allem Ihnen selbst subjektiv über Ihr Gewahrsein Ihrer Gefühle und Erfahrungen zugänglich.

Beispiel
Sie bemerken, wie Sie während der langatmigen Ausführungen eines Klienten zunehmend unaufmerksamer, genervter und dann gelangweilt werden. Zunächst schenken Sie diesem am Rande der Wahrnehmung auftauchenden Empfinden wenig Beachtung. Da Sie ja akzeptierend und interessiert sein wollen, rufen Sie sich selbst zur Ordnung und bemühen sich um vermehrte Aufmerksamkeit gegenüber dem Klienten. Als das vage Empfinden von Unstimmigkeit und Anspannung jedoch hartnäckig anhält, werden Sie sich dessen bewusster. Sie könnten den Prozess in sich so beschreiben: ›Ah ich schweife schon wieder mit meinen Gedanken ab … mh … vielleicht ärgere ich mich ein bisschen, ja, meine Versuche etwas zu sagen, unterbricht er immer, da werde ich erst etwas ärgerlich, aber auch hilflos … da werde ich immer resignierter und habe mich innerlich abgewandt … jetzt langweile ich mich.‹

Mit diesem Bemühen, sich des eigenen Erlebens gewahr zu werden, ist eine andauernde innere Achtsamkeit und eine innere Bereitschaft beschrieben, sich mit sich selbst auseinanderzusetzen. Ich versuche in einem Gespräch immer auch wahrzunehmen, was in mir selbst gerade passiert, welches Gefühl in mir das Gespräch und die Beziehung zum Gegenüber mir gerade auslösen.

Auch als Fachkräfte können wir unsere Kongruenz nicht ohne Weiteres wahrnehmen oder willkürlich herstellen. Eckert (2006, S. 225) schlägt darum vor, auf Alarmsignale zu achten, nämlich auf Nicht-Akzeptanz (siehe Kap. 3.2) und fehlende Empathie. Beide sind unserer Selbstwahrnehmung zugänglicher. Wenn wir nicht bedingungsfrei akzeptierend sein können, sollen wir uns selbst explorieren und fragen, warum wir dies nicht können: Was haben wir noch nicht am Klienten verstanden? Welche eigene, überdauernde Inkongruenz hindert uns daran? Wir können z. B. auch in der Ausbildung und Supervision lernen, Anzeichen von fehlender Kongruenz bei uns selbst wahrzunehmen und dem nachzugehen. Inkongruenz kann sich zeigen durch ein eher diffuses Empfinden wie »sich nicht wohl in der eigenen Haut fühlen«, »nicht mit sich im Reinen sein«, sich angespannt erleben, sich ungemütlich fühlen in der Begegnung mit dem Gegenüber. Mit diesen Fragen können Sie sich im geschützten Rahmen von

Lehrtherapien, Supervisions- und Intervisionsgruppen auseinandersetzen. Eine derartige ständige Selbstklärung ist im Grunde Teil der Beratung und Therapie.

Beispiel
Ein Beispiel aus einer Supervision, das zeigt, wie wichtig unsere Kongruenz ist: Ein Therapeut hatte sehr mühsam gelernt, seinen Jähzorn zu beherrschen. Er wurde sehr angespannt und ungeduldig, als er mit einer Klientin sprach, die nach langen, duldsam ertragenen Beleidigungen durch ihren Partner davon berichtete, dass sie zurückgeschrien habe. Während die anderen Supervisionsgruppenmitglieder beim Anhören des Bandes erleichtert und wohl ganz zuversichtlich waren, dass die Klientin mit der Zeit selbst eine sozialere Form der Abgrenzung finden würde, versuchte der Therapeut der Klientin sofort beizubringen, dass sie ihre Aggression beherrschen könne, indem sie aus dem Zimmer geht und Entspannungsübungen macht. Er verstand erst in der SV, dass er damit vielleicht erreichte, dass die Klientin unangemessen starke Schuldgefühle entwickelt.

3.3.2 Präsent sein: Ich bin klar und gegenwärtig

Präsent sein ist die kommunikative Seite der *Kongruenz.* Zunächst: Mein Gegenüber nimmt wahr, dass ich eindeutig kommuniziere, dass ich ich selbst bin und dass ich nicht etwas anderes sage, als z. B. mein Tonfall oder meine Körpersprache ausdrücken. Die technische Seite der Präsenz meint, dass wir auf allen Kanälen die gleiche und damit eine eindeutige Botschaft senden. Im Deutschen wird für diesen technischen Gesichtspunkt auch der Begriff *Kanalkongruenz* oder *Signalkongruenz* verwendet: Wir kommunizieren widerspruchsfrei. Kongruenz ist die Voraussetzung für Präsenz. Nur wenn ich innerlich hinreichend selbstakzeptierend, klar und stimmig mit mir bin, dann bin ich dies auch im Gespräch.

Gegenbeispiel
Meine stark modulierende Stimme mit viel lebendigem Auf und Ab in der Sprechmelodie soll mein Engagement im Gespräch zeigen, zugleich gähne ich ständig.

»Meines Erachtens spüren wir diese Qualität bereits in unserem Alltagsleben. Jeder von uns hat Bekannte, die anscheinend stets aus der Deckung heraus handeln, die uns und sich selbst eine Rolle vorspielen, die dazu neigen, Dinge von sich zu geben, die sie gar nicht so empfinden. Was sie an den Tag legen, das ist Inkongruenz.« Rogers (1981, S. 213)

Insbesondere meint *Präsenz* aber, dass wir als Person greifbar, klar, konturiert und profiliert sind. Wir wollen uns als Person zeigen und keine abstinente Projektionsfläche anbieten. Wir zeigen keine professionelle Fassade. Im Gegenteil: meine Kongruenz soll für das Gegenüber erfahrbar sein. Ich möchte als individuelle Person wahrgenommen werden. Präsenz ist das Durchscheinen dessen, was wir als Person sind, egal was wir tun oder nicht tun (Lietaer, 2001, S. 43).

Wenn ich mir Bewusstsein für meine Erfahrung und die Freiheit erlaube, potenziell mit meinem Gefühlserleben eins zu sein, dann werde ich von meinem Klienten eher als ganz, integriert und echt erlebt – und das, bevor ich irgendetwas offen mitteile (Tudor & Worrall, 1994, S. 199). Rogers (1987):

> »Vielleicht ist es irgendetwas an den Grenzen dieser Bedingungen [die drei Kernbedingungen] das am Ende das wichtigste Element von Therapie ist: – wenn mein Selbst klar, offensichtlich präsent ist (S. 47). – Ich finde, mit der größten Nähe zu meinem inneren, intuitiven Selbst, wenn ich irgendwie in Kontakt mit dem Unbekannten in mir bin, wenn ich vielleicht in einem leicht veränderten Bewusstseinszustand bin, dann scheint was immer ich tue voller Heilkraft zu sein.« (S. 129)

Historisches: der harte Weg zum Echtsein

Der Verzicht auf die professionelle Rolle war in den 50er Jahren des letzten Jahrhunderts revolutionär; es war eine Zeit, in der viele Verhaltenstherapeuten in einer quasi naturwissenschaftlichen Haltung unabhängig von spontanen eigenen Gefühlen in immer derselben Weise ihre vorgeschriebenen Interventionen zu platzieren suchten oder Analytiker sich als neutrale Projektionswand verstanden. Spontane, emotionale Reaktionen auf den Klienten waren damals in der Regel als unerwünschte »Gegenübertragungen« oder als Störvariablen angesehen, die die Objektivität beeinflussen. Rogers berichtet, wie er 1950 von Psychoanalytikern eindringlich vor den Konsequenzen seiner Auffassung gewarnt wurde: »Man sagte mir, ich würde einen gefährlichen Psychopathen hervorbringen, weil keine Instanz vorhanden sein werde, um den angeborenen destruktiven Kern des Patienten unter Kontrolle zu halten« (Kirschenbaum & Henderson, 1989).

3.3.3 Selbstöffnung: Ich benenne vorsichtig Teile meines Erlebens

Präsenz und *Selbstöffnung* werden unter dem Begriff *Transparenz* zusammengefasst. Während *Präsenz* ein Durchscheinen und Konturiertsein meiner Person ist, sage ich bei *Selbstöffnung* etwas über mich. Ich teile mit meinem Gegenüber meist ein Gefühl, eine Erfahrung oder mein aktuelles Erleben der Beziehung.

»Manchmal kann das bedeuten, dass der Therapeut eine Bemerkung macht wie: »Ich höre Ihnen heute Morgen nicht sehr aufmerksam zu, weil mich Probleme belasten, die ich nicht beiseiteschieben kann« ... oder »Ich bin unangenehm berührt von dem, was Sie mir eben erzählt haben. Ich wollte, es wäre nicht so, aber ich kann es nicht ändern.« Zu beachten ist dabei, dass der Therapeut in jedem Fall eine Empfindung von sich mitteilt, aber nicht die Tatsache oder vermeintliche Tatsache oder ein Urteil über den Klienten.« (Rogers, 1981, S. 27)

Der letzte Satz kann nicht eindringlich genug sein: Ausschließlich eigene Empfindungen mögen wir von uns mitteilen und nie etwas, das nach Beurteilung tönt oder etwas als Tatsache hinstellt.

»Wenn eine Person gerade völlig kongruent ist, ... kann ihre Kommunikation niemals den Ausdruck einer äußeren Tatsache enthalten. ... Sie könnte nicht sagen ›der Fels ist hart‹; ›er ist dumm‹; ›du bist schlecht‹; ›sie ist intelligent‹. Weil wir niemals solche ›Fakten‹ *erleben*. Akkurate Wahrnehmung unseres *Erlebens* beschreiben wir immer als Gefühle, Wahrnehmungen und Bedeutungen von unserem inneren Bezugsrahmen aus. ... Ich weiß niemals, ob der Fels hart ist, obwohl ich sehr sicher wäre, dass ich ihn als hart erleben würde, fiele ich darauf. ... Wenn die Person vollständig kongruent ist, stehen alle Äußerungen notwendigerweise im Kontext einer persönlichen Wahrnehmung.« (Rogers, 1961, S. 341)

Welches sind die Hauptgründe für Selbstöffnung?

- Meine Präsenz führt zu spontanen, ehrlichen Bekundungen, kurz und nicht zu häufig z. B. zeige ich Begeisterung, wenn der Klient etwas Schwieriges geschafft hat. Positive Selbstöffnung ist dabei alles andere als Ausagieren, sondern so etwas wie »disziplinierte Spontaneität« (Lietaer, 2001, S. 52).
- Die Person erlebt Widersprüchlichkeit bei mir und meine Transparenz kann das klären.
- Ich werde direkt nach etwas gefragt. Dann meine Meinung zu sagen, nimmt den Anderen ernst (Brodley, 2001).
- Ich bin besorgt über eine Entwicklung beim Klienten, benötige Klärungen und möchte meinen Bezugsrahmen neben dem des Klienten anbieten.
- Ich mache Bearbeitungsangebote im Rahmen experienzieller oder lösungsorientierter Methoden (Kap. 5)
- Ich biete meinen Bezugsrahmen als Gesprächsgrundlage für die Person an, z. B. »Ich glaube, mich würde das Verhalten Ihres Chefs zusätzlich auch kränken.«

Wenn wir *anhaltend* in uns erleben, dass wir die Kernbedingungen nicht gut realisieren können, kann dies auch ein Anlass zur Selbsteinbringung sein.

Beispiele

Ich spüre, wie ich innerlich den Klienten bewerte, etwas an ihm nicht mag, ihn verachte; – oder: Ich verliere den Kontakt, zu dem Gesagten und auch zur Person selbst, fühle mich abgeschnitten, verstehe sie nicht richtig:

Die Mutter einer zweijährigen Tochter erzählt in der Beratung, dass sie sich nie ein Kind gewünscht habe und ihr es aktuell nur lästig sei. Die Beraterin spürt einen inneren Widerstand und Abneigung gegenüber der Frau. Sie bringt dieses Gefühl ausdrücklich in die Beratung ein: »Mich irritiert und erschreckt Ihre Aussage. Das klingt in meinen Ohren sehr kalt, so dass ich mich frage, ob sie auch liebevolle Gefühle für ihre Tochter empfinden.«

Wichtig ist, dass dieses Gefühl *anhaltend* ist. Brodley (2001, S. 76) warnt allerdings davor, sich spontan zu dieser Form der negativen Selbsteinbringung hinreißen zu lassen. Zunächst sollte man sich von seiner Supervision unterstützen lassen. Voreilige, nicht gut vorbereitete Interventionen könnten den Klienten irritieren und die Beziehung beschädigen. Dazu (vgl. Lietaer, 2001, S. 50) sollte man bedenken,

- ob der Zeitpunkt gut ist: Ist die Person gerade offen für mein Feedback?
- Ist die Beziehung hinreichend gewachsen?
- Ist der Klient noch in einem Zustand großer Verletzbarkeit?
- Benötigt er noch einen begleitenden, wie ein Alter Ego mitschwingenden Gesprächspartner und könnte eine ›reale‹ Person noch zu viel sein?

Auch mit diesen Vorsichtsmaßnahmen ist die negative Selbstöffnung immer eine riskante Form der Intervention.

Gesprächsführungstechnisch

Selbstöffnungen werden als ein mir zugehöriges Erleben, als Ich-Botschaften (Gordon, 1972) formuliert. Die Worte »ich, mir, mein«, sowie »fühle, empfinde, spüre« kommen oft vor. Ziel der Ich-Botschaft ist die Bereitschaft, dem Anderen einen Einblick in das eigene Erleben zu ermöglichen.

Ebenso wichtig: Wechseln Sie immer wieder den Bezugsrahmen, d. h. nach einer Selbstöffnung schwingen Sie schnell wieder in den Bezugsrahmen der Person, in deren Gefühl mit und formulieren empathische Reaktionen. Dies ist im Zweifelsfall immer das Wichtigere. Dieser Wechsel der Bezugsrahmen ist ein Pendeln im Dialog.

Beispiel

Kl.: *(Spricht über seine Absicht, die Arbeitsstelle zu kündigen)*

Ber.: Das beklemmt mich irgendwie, ja sehr. – Ich mache mir da Sorgen. [Selbstöffnung]

Kl.: Ich soll mit dem Personalrat reden und mit Frau X, sagt meine Schwester, aber – hmm… brrrr … neee …

Ber.: Es wehrt sich was, wie ein Zurückweichen … [empathische Reaktion]

Kl.: Die werden mich total ausfragen, alles …, all den Kack soll ich offenlegen?

Ber.: Richtig peinlich, als schamvoll könnten sie das empfinden … [empathische Reaktion]

Kl.: Ja, genau, widerlich sogar – und … energielos bin ich da.

Ber.: Wie ein anstrengender Sumpf, der zwischen Ihnen und der Klärung läge. [empathische Reaktion] – Ich spüre Ihre Lähmung auch in mir – es gibt mir wie einen Kloß in meinem Bauch … [positive Selbstöffnung]

Kl.: Ich bräuchte einen Boden, ein Brett für den Sumpf …
(Das Bild des Sumpfes und Boden/Brett führen nun dazu, dass die Klientin exploriert, wer/was sie für die Gespräche unterstützen könnte.)

Beispiel

Kl.: Und wenn der (Sohn) dann nicht hört und sich mitten im Laden auf den Boden wirft, dann raste ich aus.

Ber.: Sie kommen an Ihre Grenzen, dann sind Sie ganz hilflos (empathische Reaktion). Ich frage mich gerade, was Sie dann tun? Was heißt dann ausrasten? (Selbstöffnung)

Kl.: Ja, ich schüttel ihn dann – richtig heftig – das hilft – dann kommt er endlich zur Besinnung.

Ber.: Ich kann mir gut vorstellen, dass die Situation in aller Öffentlichkeit für Sie extrem schwierig ist. Alle schauen dann natürlich nach dem Kind (empathische Reaktion). Ich merke jedoch bei mir auch einen Schrecken darüber, wie Sie auf Ihr Kind einwirken. (Selbstöffnung)

Kl.: Aber anders hört der nicht auf.

Ber.: Das ist der einzige Weg, den Sie in dem Moment sehen. (empathische Reaktion)

Kl.: Genau, es hilft nichts anderes.

Ber.: Mich beunruhigt die Situation und ich mache mir auch Sorgen um Ihren Sohn. Schütteln kann massive Folgen für das Gehirn des Kindes haben. Ich würde gerne mit Ihnen gemeinsam nach anderen Wegen suchen und überlegen, was in dem Moment vielleicht auch helfen könnte, wenn ihr Sohn sich im Laden auf den Boden wirft. Mir ist das sehr wichtig, dass wir daran arbeiten. (Selbstöffnung)

Sozialpolitisches: Das *Kongruenz-* und *Transparenz*-Prinzip wirkte über Therapiezimmer hinaus und hat die Welt der Beratung und Psychotherapie insgesamt verändert

Klienten können in alle therapeutischen Prinzipien Einblick erhalten, die Fachkraft verfolgt keine geheimen Pläne. Sie manipuliert nicht. Entsprechend dieser Forderung veröffentlichen Rogers und seine Mitarbeiter von Beginn an Gespräche in Form von Transkripten, Ton- oder Filmaufnahmen. Diese Transparenz hat eine sehr weitgehende Folge: Sie macht das Verhalten der Fachkraft für den Klienten überprüfbar.

> »Die klientenzentrierte Therapie hat die Politik der Psychotherapie durch die Aufzeichnung und Veröffentlichung verschriftlichter therapeutischer Gespräche bleibend verändert. Die mysteriösen, unerklärlichen Operationen des Therapeuten liegen jetzt für jedermann offen zutage.« (Rogers 1977/1978, S. 25)

Die humanistische Psychologie konnte so das Wesen von Therapie und Beratung entmystifizieren. Sie übergab die Essenz des Prozesses in die Selbststeuerung des Klienten. Wir sind nicht die Dirigenten, sondern wir begleiten, unterstützen, *erleichtern* den Prozess (englisch: *to facilitate*). Voraussetzung hierfür ist unsere Transparenz, sie hilft, den beraterischen Prozess zu verstehen und zu überprüfen.

Klienten können ein Vertrauen in die Beziehung entwickeln, das auf Überprüfung und Erfahrung gegründet ist, man muss nicht blind vertrauen, wie es direktives oder undurchschaubares Expertentum erfordern würde. Indem Rogers Therapiesitzungen veröffentlichte, entmystifizierte er Psychotherapie und macht sie auch für die nichtfachliche Öffentlichkeit durchschaubar.

Zum Reflektieren und Diskutieren

- Gab es Situationen, in denen Sie glaubten, nicht signal- und kanalkongruent kommuniziert zu haben? Was kann zu so etwas führen?
- Welche positiven oder negativen Erfahrungen haben Sie mit Selbsteinbringung bisher gemacht?
- Unter welchen Bedingungen fällt es Ihnen leicht echt zu sein?
- Wie streiten Sie? – Wie oft kommen Selbstöffnungen vor?

Lese-Tipps:

Joyce, R. (2012). Die unwahrscheinliche Pilgerreise des Harold Frey. Frankfurt: Fischer.

Harold Frey macht sich zu Fuß auf den 1 000 km langen Weg zu seiner früheren Arbeitskollegin, die im Sterben liegt. Bei seiner mehrwöchigen Pilgerreise setzt er sich mit seinem Leben, der Beziehung zu seinem Sohn und seiner Ehefrau auseinander. Der Roman schildert emotional sehr berührend die Selbstfindung eines Mannes, der sich immer mehr von seinen eigenen Gefühlen entfremdet hat und sich durch die Pilgerreise innerlich verändert.

Lyrik: Eugen Roth (2016). Ein Mensch: Heitere Verse. München: Hanser.

Dem Lyriker Eugen Roth gelingt es immer wieder mit Augenzwinkern die kleinen menschlichen Eigenschaften, Schwächen und Beziehungsmuster auf unterhaltsame Weise vor Augen zu führen.

Musik-Tipps:

Wise Guys: Es ist nicht immer leicht.

Ein Lied über die Schwierigkeit, sich so anzunehmen, wie man ist, und die Vorstellung, dass das Leben anderer leichter sein könnte oder vielleicht doch nicht. Liedtext: http://wiseguys.de/songtexte/details/es_ist_nicht_immer_leicht/

Rainhard May (1972): Annabelle, ach Annabelle.

Humorvoll und mit Augenzwinkern wird im Lied die Sehnsucht deutlich, ein anderes Leben führen zu wollen – obwohl oder gerade weil es mit dem eigenen Lebensmodell nicht übereinstimmt. Ein Beispiel für Inkongruenzen.

Web-Tipp:

Übungsmaterialien für Einzel- und Kursarbeit: www.igb-stuttgart.de/Übungen/

3.4 Einfühlend reagieren für Fortgeschrittene

Die drei Kernbedingungen empathisch, wertschätzend und echt sein gehören zusammen, sie wirken gemeinsam und bedingen sich einander wie in einem magischen Dreieck. Sie bilden *insgesamt* das personzentrierte Beziehungsangebot. Abbildung 3.4 zeigt, wie sie verknüpft sind, sich gegenseitig verstärken und wie Probleme bei einer Bedingung durch die anderen gelöst werden können. Das Beziehungsangebot wirkt im Miteinander der drei Kernbedingungen. Darum heißt professionell sein hier immer auch, die Kernbedingungen und ihre Abhängigkeit untereinander zu verinnerlichen.

Auf dieser Basis versuchen wir nun, unseren Klienten *vertiefende* empathische Reaktionen anzubieten (siehe das folgende Kap. 3.4.1) – und wir justieren unser

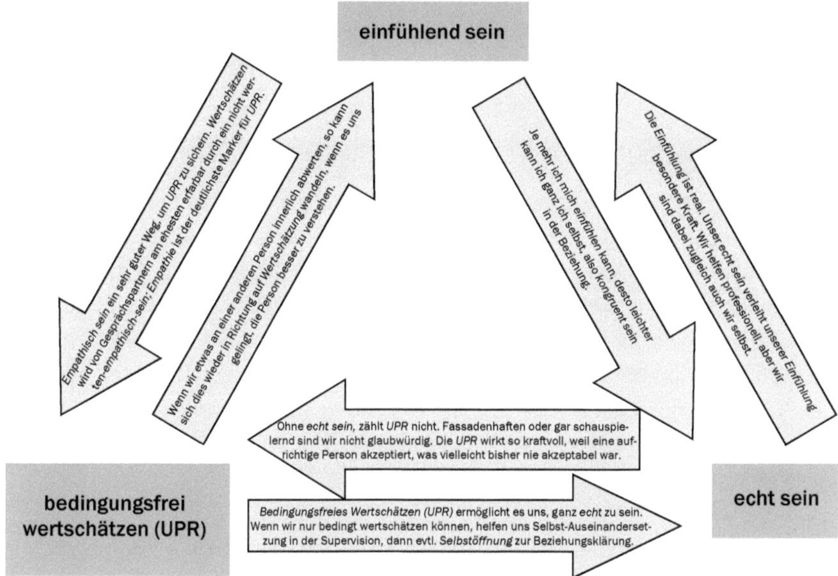

Abb. 3.4: Das magische Dreieck der personzentrierten Kernbedingungen

Beziehungsangebot in Richtung eines *dialogischen* Arbeitens –, d.h. wir bringen manchmal unseren eigenen inneren Bezugsrahmen bzw. unsere Expertise in das Gespräch ein (Kap. 3.5).

3.4.1 Empathie-Praxis für Fortgeschrittene

Wenn Sie bereits Übung und mehr Erfahrung haben, wird es Ihnen gelingen, mehr zu tun, als gewissenhaft Techniken anzuwenden. *Empathie ist immer auch ein ganzheitliches Mit-dem-Anderen-Sein.* Jemanden einfühlend zu begleiten ist auch eine Einstellung, ein Seins-Zustand (way-of-being) oder mentaler Zustand, ein gemeinsames Beschreiten eines steinigen Weges, ein Mitschwimmen in einem reißenden Fluss, ein sich verbinden mit dem Erleben der Person. Mearns & Thorne (2007, S. 70) bieten dafür auch das schöne Bild eines Kinofilms an. Die *empathischen Reaktionen* sind Einzelbilder aus dem Film. Der Empathie-Prozess ist nur der ganze bewegende Film in seinem Fluss, aber ohne die Einzelbilder gibt es keinen Film. Darum sollten Sie damit beginnen, die Gesprächsführungs-Techniken mit der dazugehörenden Grundhaltung zu lernen, und auch später immer wieder dahin zurückpendeln, um diese Techniken gut und sicher zu beherrschen. Nur dann können Sie sich souverän und losgelöst mit dem Erlebensfluss ihres Gegenübers verbinden. Unsere Klienten sollen ein empathisches Mitschwingen spüren – spüren, dass Sie mit ihnen sind. Sie sollen quasi »den Film erleben«, und nicht die Einzelbilder –, gerade dazu müssen *wir* die methodische Seite der »Einzelbilder« gut und selbstverständlich verinnerlicht haben.

Box 3.4.1a: Aus der Forschung – Schätzskalen für Empathie

Truax & Carkhuff (1967) entwickelten die ersten Rating-Skalen, mit denen trainierte Beobachter die Qualität der empathischen Reaktionen einschätzen konnten. Solche Schätz-Skalen sind sehr nützlich, um therapeutische Prozesse zu beforschen. Auch für das Lernen bieten sie eine gute Orientierung und provozieren Diskussionen, wie gut eine empathische Reaktion denn nun war. Pfeiffer (1977) überführte sie ins Deutsche und passte sie an. Als besonders plausibel und gut handhabbar empfinden wir die Empathie-Skala von Mearns und Thorne (2007, S. 70ff.). Im Beispiel spricht ein lediger Ingenieur über seine Mutterbeziehung, zuckt dabei manchmal im Gesicht und wippt den Fuß:

> »Sie geht mit mir immer noch wie mit einem kleinen Jungen um – sie ruft andauernd an und will immer umsorgen ... schon liebevoll, aber das ist mir viel zu viel! Sie kapiert nicht, ich hab ein Ingenieur-Studium abgeschlossen ... bin im Beruf, bald wohl Gruppenleiter. Jetzt hab ich sogar schon Dates mit Frauen.«

Stufe	Beschreibung	Beispiel Tpt-Reaktion	Kommentar
0	Keine Empathie, ohne Verstehen der Gefühle. Ein Kommentar, Bewertung, Ratschlag o. ä.	Solche Art von Müttern sollte man am besten auf Distanz halten.	Ein bewertender Ratschlag, sehr früh im Prozess, kein Verstehen des eigentlichen Ambivalenz-Problems. Zuhörer will nicht in tiefe Gefühle einsteigen.
1	*Substraktive Empathie:* Teilweises Verstehen der oberflächlichen Gefühle. Tiefere Gefühle gehen verloren.	Oh Mann, das muss Sie ja in den Wahnsinn treiben.	Die Intensität wird verstanden, aber nicht, worum es eigentlich geht.
2	*Akkurate Empathie:* Die Gefühle werden verstanden, so wie sie sind.	Sie erleben, wie Sie erfolgreich Ihren Mann stehen im Beruf. Mit dem Verhalten Ihrer Mutter fühlen Sie sich nicht gesehen, wie Sie sich gerade verändern. Mit Ihnen dreht sie die Zeit zurück, wie früher, was da vielleicht ok war, aber jetzt nicht ... und in Ihnen ist viel aufgewühlt.	Intensität und Inhalte werden verstanden, auch die Unruhe, die sich im Zucken zeigt. Die neuen eigenen Worte unterstreichen das Verständnis. Die Intervention ist allerdings recht lang.
3	*Additive Empathie* oder *Tiefenreflexion:* Zusätzlich werden Gedanken, Wünsche und Gefühle unterhalb der Wahrnehmungsschwelle angesprochen.	»... und Sie möchten endlich von ihr als erwachsener Mann wahrgenommen werden?«	Diese Intervention lädt den Klienten dazu ein, über weitere Formen des Nicht-ernst-genommen-Werdens nachzudenken.

Wir stellen nun Gesprächstechniken mit ihren möglichen Wirkungen sowie Kriterien für die Anwendung dar. Alle haben sie das Ziel, Erfahrungen unserer Klienten anzusprechen, die am Rande der Gewahrwerdung liegen. Sie stehen kurz davor, sich zu einer Gestalt zu komponieren, aber die Person hat dafür selbst noch nicht die richtigen Worte oder Symbole.

Historisches: Erkennen und Verbalisieren von Gefühlsbedeutungen als State-of-the-art

Rogers änderte seine Auffassung vom Wesen der Empathie immer wieder. In den 1950er Jahren definierte er Empathie als »genaue Wahrnehmung des inneren Bezugsrahmens einer anderen Person unter Einschluss der dazugehörigen gefühlsmäßigen Komponenten und Bedeutungen« (Rogers 1959, S. 211). Später nahm er Anregungen seines Mitarbeiters Gendlin auf, der sehr genau zwischen reinen Gefühlen (»sheer emotions«) und den Bedeutungen dieser Gefühle (»felt meanings«) unterschied (Gendlin, 1961, 1978; Rogers, 1980). 1975 formulierte Rogers:

> »Empathie meint, dass man in die private Wahrnehmungswelt des Anderen eintritt und damit vertraut wird. Dazu gehört, in jedem Moment feinfühlig zu sein für die sich fließend ändernden Gefühlsbedeutungen (englisch: felt meanings) in dieser anderen Person, für die Angst, Wut, Empfindsamkeit oder Verwirrung oder was immer sie erlebt. Es meint, zeitweilig im Leben des Anderen zu leben, sich darin vorsichtig zu bewegen, ohne zu urteilen; es meint, Bedeutungen zu spüren, derer sich er oder sie kaum bewusst ist, aber nicht zu versuchen, vollkommen unbewusste Gefühle aufzudecken, denn dies wäre zu bedrohlich.« (dt. Rogers, 1980, S. 142)

Rogers erläuterte diese Unterscheidung an einem Beispiel. Ein Mann in einer Encountergruppe hatte vage negative Äußerungen über seinen Vater gemacht. Der Gruppenleiter fragte nach, ob er ärgerlich oder wütend sei, was der Teilnehmer verneinte. Auch der Formulierung »unzufrieden« stimmte er nur halbherzig zu. Als der Gruppenleiter ihn fragte, ob er enttäuscht sei, antwortete der Teilnehmer: »Das ist es. Ich bin enttäuscht, weil er nicht stark ist. Ich glaube, ich bin schon seit meiner Kindheit enttäuscht von ihm.«

Der Teilnehmer hatte diffuse Andeutungen über ein Unwohlsein mit der Person seines Vaters gemacht. Die Adjektive »ärgerlich« oder »unzufrieden« hatten zwar Gefühle erfasst, die Bedeutung dieser Gefühle aber nicht getroffen. Erst die Bezeichnung »enttäuscht« brachte ihn auf die Spur von Erinnerungen, die sein Unwohlsein deutlicher werden ließen.

Wie gehen Sie vor? Wenn eine Person ein bestimmtes Gefühl (z. B. Wut, innere Leere, Trauer«) äußert, wiederholen Sie dieses Gefühl nicht. Selbstverständlichkeiten verärgern eher, als dass sie weiterführen. Versuchen Sie, nachzuvollziehen, was dieses Gefühl für die andere Person *bedeutet.* Wenn ein Klient ein unklares, diffuses Unbehagen äußert, sprechen Sie das Unklare und Diffuse an. Versuchen Sie nicht, ein bestimmtes Gefühl zu benennen, ehe Sie nicht sicher sind. Vertrauen Sie darauf, dass der Klient selbst nach der Bedeutung des Unwohlseins sucht.

3.4.2 Tiefere Bedeutungsebenen und Bezüge zum Selbstbild berühren

Man kann nicht mit jeder *empathischen Reaktion* tiefere Bedeutungen ansprechen. Gerade *Tiefenreflexionen* stoßen aber oft *Symbolisierungen* an (s. Box 3.4.1). Sie gehen vorsichtig über das Gesagte hinaus, tippen an Erahnbares und bewegen so neue Erfahrungsbildungen am Rande der Gewahrwerdung. Diese Möglichkeiten gibt es:

(a) Bedeutungen für das Selbst aufgreifen: Selbstbild und Selbstwert schwingen im Gesagten oft still mit und können sehr wichtig sein. Es gibt keine Standardmethode, dies in eine empathische Reaktion zu fassen. Versuchen Sie in Ihre Intervention den Aspekt des Selbstbildes und -wertes einfließen zu lassen.

Beispiele

- Diese überschäumende Wut, sie zeigt auch, man kann mich triggern, ja manipulieren?
- [Nach einer überraschenden Trennung:] Wie wenn Sie nicht mehr so recht wüssten, was bin ich für ein Mensch, wer bin ich eigentlich?
- Dieser Hass jetzt in Ihnen, das stellt Ihre Maßstäbe infrage, was fair ist, ja, auch ihren Glauben.
- Wenn die jetzt scheitern würden, das würde Sie eigentlich auch richtig stolz auf sich machen.
- Da sind Sie sich zu schade, sich auf so etwas einzulassen.
- Bei all dieser Mühsal wären Sie trotzdem mit sich selbst uneins, wenn Sie nun aufgeben würden.
- Dieses Prüfungserlebnis war mehr als eine Enttäuschung, sie fühlten sich wie ein Versager und, ja, sogar unnütz – wozu bin ich eigentlich gut?
- Das ist das schlimmste an diesem Zurückweisen, ... es lässt Sie fragen: Was bin ich denn wert?

In der personzentrierten Arbeit möchten wir das Selbstbild in Bewegung bringen. Wenn sich im Gespräch Türen öffnen, das Selbst anzusprechen, dann nutzen Sie diese. Es sollte im Gesagten einen Anklang an das Thema Selbst gegeben haben, dann reagieren Klienten meist sehr positiv und führen diese Fragen weiter.

Indikation: wenn so etwas im Gesagten mitschwingt wie Fragen nach dem, was ich mir wert bin, wer ich bin, was das für meine ganze Person bedeutet, das hat grundlegend mit mir zu tun.

(b) **Bewertungen über eigene Gefühle aufgreifen:** Wir haben Gefühle angesichts unserer Gefühle, wir bewerten unsere Gefühle, Motive und Gedanken. Diese Bewertungen sind oft wichtiger als die Gefühle selbst. Biermann-Ratjen, Eckert & Schwartz (1997) halten die Arbeit mit diesen Bewertungen sogar für das Wichtigste, was wir tun können.

Beispiele

- Für diesen Neid schämen Sie sich geradezu.
- Sie fühlen sich da geradezu hilflos und das macht Sie fast wütend über sich.
- Ein bisschen eifersüchtig sein wäre ja ok, aber es lässt Sie verzweifeln, dass Ihr ganzes Denken darum kreist.
- Wo Ihnen jetzt Ihre Unsicherheit klar wird – in diesem Büro beobachte ich immer mit Argusaugen, wie andere mich sehen – das lässt Sie gerade traurig werden.

Wenn wir unsere Gefühle bewerten, kann dies auch mit unserem Selbstwert zu tun haben. Oft steht aber das Gefühl ohne diesen Bezug im Raum, und so können Klienten ihrem Erlebensfluss besser folgen, wenn wir diesen Aspekt nicht aufdrängen. Wenn Sie diese bewertenden Gefühle ansprechen, kommt oft ein dankbares Empfinden tiefen Verstandenseins auf.

Indikation: wenn das Gefühl der Person eigentlich klar ist, aber sie trotzdem spürt, dass etwas in ihr sich irgendwie weiterbewegt.

(c) **Erlebens- oder Verhaltensmuster oder den lebensgeschichtlichen Kontext aufgreifen:** Häufig stoßen Personen im Gespräch darauf, dass etwas immer ähnlich abläuft und sie wie vorprogrammiert bestimmte Gefühle erlebt und sich dann immer ähnlich verhält. Die Erfahrung, ›aha, so läuft das bei mir immer ab‹, oder auch die Erfahrung, ›das konnte ich jetzt mal anders handhaben‹, gehören zu den bedeutendsten Momenten in den Gesprächen. Wir können dies unterstützen, wenn wir davon ausgehen, dass solche Zusammenhänge eher die Regel als die Ausnahme sind und dass es sinnvoll ist, gemeinsam mit den Betroffenen nach ihnen zu suchen.

Beispiele

- Der Ablauf ist nicht fremd für Sie. Zuhause lief das so ab, jetzt konnten Sie aber aus diesem Spiel aussteigen und nein sagen!?
- Immer, wenn jemand Sie von oben herab anblickt, kommt da ein innerer Widerstand.
- Sie fängt an zu weinen, und Sie haben sofort ein schlechtes Gewissen, ... wie wenn immer das gleiche innere Muster abläuft ...
- Wenn jemand sie laut angeht, haben Sie immer fast Panik gekriegt. Jetzt konnten Sie Ihre Selbstkontrolle behalten – Wie haben Sie das geschafft? [vertiefende Frage, siehe weiter unten]

Die Person versteht besser, wie sie innerlich funktioniert. Dies erleichtert diese ungemein und kann ihre Selbstexploration gut weiterführen.

Indikation: wenn anklingt, dass ein Ablauf oder Gefühl regelhaft auftritt. Besonders wichtig ist, wenn dies nur am Rande aufscheint, z. B. »Ich kenn' solche Gefühle ja, das ist dann ...«, oder »Gestern hat er dann wieder ..., und ich wollte dann natürlich ...«. Der Aspekt ginge verloren, würden Sie ihn dann nicht aufgreifen.

(d) Zusammenfassen und Bedeutungen pointieren: Klienten mit großen Sorgen, Druck, Unruhe, Ärger reden manchmal sehr viel und schnell, so dass wir selbst kaum etwas sagen können. Dies müssen Sie aber nach einer gewissen Zeit tun, sonst werden Sie für inkompetent gehalten (... hat ja die ganze Zeit nichts gesagt!?). Setzen Sie einen freundlichen, aber deutlichen Stopp und fassen Sie das Wesentliche zusammen. Unbedingt am Ende ansprechen, welche Bedeutungen der Bericht für den Klienten haben mag.

Beispiel

Eine Mutter in der Erziehungsberatung redet wie ein Wasserfall und schildert rasend schnell immer neue Episoden über das Problemverhalten ihres Sohnes.

Ber.: Oh, ja, bitte einmal kurz Pause, Stopp, da ist ja ganz viel, was Ihnen richtig Sorgen macht. Ich versuche einmal zu sortieren, was ich verstanden habe, ob ich richtig liege. [versucht dann die Dinge auf den Punkt zu bringen] – und Sie verzweifeln fast, es scheint Ihr Familienleben zu verschwimmen.

Das Gespräch wird verlangsamt und man kann besser nachspüren. Nur so kann es zu Selbstexploration und zur Organisation der Erfahrung kommen. Oft ist es sinnvoll, vorher zu erklären, was Sie beabsichtigen, z. B. mit den Worten: »Ich möchte jetzt versuchen, das zusammenzufassen, was ich bisher verstanden habe.« Nach der Zusammenfassung schließt sich die Frage an: »Habe ich das richtig verstanden?«

Indikation: wenn temporeich oder lange komplexe Sachverhalte berichtet werden, wenn kein Raum zu bleiben scheint, um Erfahrungen nachzuspüren, und wenn die Gefahr besteht, die Übersicht zu verlieren.

(e) Organismisches Erleben aufgreifen: Die Person zeigt über ihre Körpersprache oder ihren Tonfall, dass mehr Gefühle lebendig sind, als das Gesagte verrät. Sprechen Sie Ihre Wahrnehmung vorsichtig an.

Beispiel

Das Beispiel aus Box 3.4.1, oben.

Es klingt heiter, wie Sie das berichten – ich sehe auch [feuchte Augen]: Sie werden zugleich traurig.

Es liegt schwer in Ihnen, wie Sie sagen, und Sie legen Ihre Hand auf Ihren Magen, da spielt sich gerade einiges in Ihrem Köper ab.

Kl. [Schließt einen Satz mit einem tiefen Ausatmen ab.] Dieses Ausatmen, fast ein Seufzer? Da schwingt noch mehr mit, als Worte sagen?

Der Fokus wird auf die organismischen Erfahrungen gerichtet. Sie können weiter nachspüren, was das organismische Geschehen bedeutet, oder auch diese organismischen Erfahrungen in sich weiter verfeinern. Die Methode des Focusing (Kap. 5.1) will dies erreichen.

Indikation: wenn das organismische Geschehen anderes sagt als das Gesprochene, wenn ein vorsichtiges Ansprechen möglich scheint, ohne dass die Person sich ertappt oder peinlich berührt fühlt.

3.4.3 Ihre Sprache ins Fließen bringen

(f) Quasi-Ich-Aussagen: Die Erfahrung wird in Ich-Form in Worte gefasst. Formulieren Sie mit neuen Worten, aber so, als wenn *Sie* die Erfahrung gerade erleben.

> **Beispiel**
>
> Kl.: Ich komme nicht zu einer Nähe mit ihr, es ist ... ich weiß nicht ... wie ein plötzlicher Block ... wie wenn ich mich dann zurückziehe, und das will ich ja gerade nicht.
>
> Th.: So verwirrend – ich will ihr nah sein, doch etwas in mir hält mich weg, ich komm nicht in ein fließendes Miteinander?

Diese Verbalisierungen wollen näher am Erleben der Klienten sein, indem sie den Übergang ›Sie fühlen – ich fühle‹ ausschalten. Die Exploration der Erfahrung soll noch fließender möglich werden. Rogers selbst hat diese Technik oft verwandt. Sie vertieft die Selbstexploration sehr organisch.

Indikation: wenn es inhaltlich/sprachlich passt und fast immer bei gut laufenden Selbstexplorationsprozessen auf mittlerer und höherer Stufe.

(g) Ambivalenzen aufgreifen: In manchen Klienten-Äußerungen verbergen sich Ambivalenzen zwischen zwei oder mehreren Motivationen. Sie sind nicht immer so deutlich wie im vorstehenden Beispiel und können dann explizit gemacht werden.

> **Beispiel**
>
> Kl.: Ich muss jetzt einfach die Entscheidung treffen zu kündigen, das kann nicht mehr warten, all diese Wenn's und Aber's, was soll's, und das ist ja auch schon lange klar, eigentlich.
>
> Th.: Wie wenn es da eine klare Seite gibt, die auch kraftvoll in Ihnen wirkt, und, ja, vielleicht auch eine andere, die bremst, verschiebt und die vielleicht auch viele Gefühle und Macht in Ihnen hat ...?

Blockiert sein in eigenen Ambivalenzen: Da werden die Gefühle und Motive einer Seite nicht voll wahrgenommen, sie wirken unterschwellig und dadurch umso machtvoller. Für eine Entscheidung, die auch umgesetzt wird, muss die Person die Dynamiken *beider* Seiten gut wahrnehmen können.

Indikation: wenn sich die Person irgendwie blockiert fühlt und ihr Verhalten unverständlich findet. Ambivalenzen agieren dann unterschwellig. Sprechen Sie die Ambivalenz an (da scheinen zwei Seelen in Ihrer Brust zu sein ...; da gibt es vielleicht mehrere Seiten ...), es sei denn die Person würde es als zu erlebensferne Interpretation empfinden.

(h) Sprachliche Bilder und Metaphern anbieten: Diese unterstützen fast immer die Symbolisierung. Wir codieren unsere Erfahrungen z. B. gerne mit visuellen, akustischen, taktilen oder olfaktorischen (Geruch/Geschmack) Bildern oder verstehen sie intensiver mit reichen Metaphern.

Beispiel

- Wie, wenn Sie nur noch blasse Farben sehen.
- Sie hören da quasi nur ein leeres Rauschen.
- Sie greifen da förmlich in Watte und bekommen nichts zu fassen.
- Das riecht schal.
- Das schmeckt abgestanden.
- [Metaphern] Als wenn Sie in einer leeren Wüste etwas suchen.
- Das ist wie die Übersicht aber auch Isolation eines einsamen Rufers auf dem Berg.

Das Gespräch wird lebendiger, reicher an Möglichkeiten, die Bilder fortzuführen, ja, damit zu spielen. Es kann weniger bedrohlich sein, sich über solche Bilder der Symbolisierung zu nähern. Man kann probieren, kreativ weiterspinnen, nachspüren, das ist mit den Formulierungen im Beispiel leichter als z. B. mit einem Satz wie: »Ich bin einsam«.

Indikation: immer, außer die Person ist an einem so ernsthaften und existentiellem Thema, dass dies verwässernd wirken könnte. Weinberger (2006, S. 98) schlägt vor, das bevorzugte passende Medium des Klienten zu erspüren und diesem dann zu folgen.

3.4.4 Explorative Fragen

(i) Genauer schildern lassen: Schlagen sie vor, den Gefühlen und Bedeutungen des Gesagten nachzuspüren. Das können Episoden, Gedanken, Phantasie- oder Fachbegriffe, Vergleiche, vage Zustandsbeschreibungen usw. sein, bei denen der zugehörigen Erfahrung zunächst nicht weiter nachgegangen wird. Fragen Sie direkt nach den damit verbundenen Gefühlen bzw. danach, was die Sache für den Klienten bedeutet.

Beispiele

Ber.: Wenn Ihr Mann so überlegt, die Stelle in der anderen Stadt anzunehmen, was löst das in Ihnen aus?
Ber.: Ein ›Schummelschloss‹, sagten Sie, was meint dieses Wort?
[Kl.: Es funktioniert ja nicht so, man zieht zusammen und alles passt.]
Ber.: Was fühlen sie bei dem Satz?
Ber.: ›Da ist dann wieder die ganze Schizophrenie‹, was meint das?
[Kl.: ich bin käsig.]
Ber.: Das ist bestimmt schwer, dies genauer auszudrücken. Wie fühlt sich das an?

Die Fragen sind anregend, aber auch herausfordernd; sie konfrontieren die Person damit, dass es Offenes und Vages im Erleben gibt. Klienten nehmen die Nachfragen positiv auf und entziehen sich dem nicht. Sie betreten eine höhere Selbstexplorationsstufe und empathische Reflexionen sind dann wieder besser möglich. Gut ist ein positiver, neugieriger Tonfall: Klienten sollten nicht glauben, etwas Falsches gesagt zu haben. Wenn Sie diese Gefahr fürchten, verwenden Sie lieber ein empathisches Vermuten, siehe unten, Punkt (m).

Indikation: bei Unklarem, Erlebensfernem, Fach- oder kreativen Begriffen.

(j) Episoden kondensieren: Manchmal berichten Klienten lange Episoden mit kleinsten Einzelheiten, weil sie ihr Gefühl dazu nicht fassen können. Fragen Sie nach der Bedeutung der ganzen Geschichte.

Beispiel

Was bedeutet diese ganze Geschichte für Sie? (evtl. vorschalten: Dieser genaue Hergang, dass scheint Ihnen wichtig, dass ich das alles verstehe. Ich frage mich, was bedeutet …)

Die Person wird unterbrochen und ist vielleicht irritiert, aber kann sich eher dem Wesentlichen zuwenden und wird dann mit weiteren empathischen Reflexionen schneller verstanden.

Indikation: wenn die Person ihre Gefühle nicht greifen kann und in langatmigen Episoden berichtet – quasi als Mantel der Gefühle.

(k) Symbole für organismische Erfahrungen anregen: Für eine Erfahrung, die sie nicht in Worte fassen kann, hat die Person bereits vage organismische Erfahrungen gefunden. Bitten Sie sie um nähere Beschreibungen und um Metaphern für diese Körpererfahrung.

Beispiele

Kl.: Das sitzt mir so im Nacken, wie ein Spider.

Ber.: [verschiedene Möglichkeiten, nicht alles auf einmal fragen]: Wie groß ist das? Krallt das? Drückt Sie das runter oder ist es leicht? Was will der? Ist der böse oder hat der auch Gutes?

Kl.: Ein kalter Luftzug, der hinterlässt dann so Kälte auf der Haut.

Ber.: Hat der auch eine Farbe?, oder: Was würde der sagen, wenn er sprechen könnte?

Solche Symbole zu entfalten bereichert die Erfahrung; je reicher desto fließender kann die Person später zu Symbolisierungen kommen, auch wenn Sie zunächst auf der Bilderebene bleiben.

Indikation: wenn die Klientin offen ist für Körpererfahrungen und für Spielfreude mit Assoziationen. Das Vorgehen wird im Kapitel Focusing (5.1) näher beschrieben.

(l) Den Hebelpunkt bei der Erfahrungsbildung aufgreifen: Die Person berichtet unerwünschte Abläufe in ihrem Erleben und Verhalten, die sie nicht beeinflussen könne. Obwohl sie auch über ihre Gefühle spricht, bleibt offen, was im Moment und kurz vor dem Problemverhalten in ihr passiert. Erfragen Sie dies. Halten Sie die Person beim Nachspüren an diesem Punkt.

Beispiel aus Rice (2002, S. 125f.)

Kl.: »Ich lerne nicht, obwohl ich weiß, ich falle dann durch. Ich habe Papier, ums aufzuschreiben, aber immer, wenn ich mich hinsetze dazu, finde ich eine Ausrede aufzustehen und was anderes zu machen. Ich kann nicht lernen, ich drehe schon durch.«

Rice diskutiert dies ausführlich: Th möge die Erfahrung nicht empathisch »verpacken« (›Sie verzweifeln schon an sich‹ – oder: ›Obwohl die Folgen desaströs sind, können Sie sich nicht zum Lernen zwingen‹), sondern sie »entfalten«: Wie wird der Versuch zu lernen erlebt? Was passiert innerlich, bevor sie aufsteht, um sich abzulenken? Rice gibt aber kein Beispiel, unser Vorschlag: »Was passiert in Ihnen, wenn Sie vor dem Papier sitzen?« – oder: »Kurz bevor Sie aufstehen, welche Gefühle und Gedanken kommen da?«

Das ist anstrengend. Klienten sind dazu aber immer bereit, weil sie spüren, das ist der Punkt. Geben Sie nicht so schnell auf, diesen Fokus zu halten und immer wieder empathisch zu reflektieren, was die Person dann sagt.

Indikation: wenn die Person einen inneren Prozess nicht versteht; ihr bereits klar ist, was sie darüber fühlt und wie sie es bewertet – sich aber trotzdem blockiert, zu ungebremst, zu kränkbar, zu automatisch, ja wie vorprogrammiert reagierend erlebt.

(m) Empathisches Vermuten oder interpretieren: empathische Reaktionen anbieten, die sich gerade *nicht* unmittelbar aus dem zuvor Gesagten ableiten, die aber aus anderen Gründen weiterführend sein könnten.

Beispiel

Kl.: Es ist schwer, den richtigen Moment zu finden, mit ihr dieses Gespräch zu führen, sie hat selten Zeit oder ist zu erschöpft.

Th.: Sie haben Furcht vor der Entscheidung, die sie dann trifft?

Alternativen zu den Beispielen bei (i)

Th.: Wenn Ihr Mann überlegt, die Stelle in der anderen Stadt anzunehmen, dann kann ich mir vorstellen, dass das sehr widersprüchliche Empfindungen in Ihnen auslöst!?

Th.: Ein ›Schummelschloss‹ sagten Sie, da höre ich ein gewisses Unbehagen heraus?

[Kl.: Es funktioniert ja nicht so, man zieht zusammen und alles passt.]

Th.: Das klingt in meinen Ohren so, als sei Ihnen bei diesem Gedanken nicht so ganz wohl?

Th.: ›Da ist dann wieder die ganze Schizophrenie‹, das bedeutet, Sie sind in Widersprüche verwickelt?

[Kl.: Ich bin käsig.]

Th.: Das ist bestimmt schwer, dies genauer auszudrücken, es hört sich so an, als ob Sie sich dabei richtig körperlich unwohl fühlen?

Indikation: wenn direktes Nachfragen die Person irritieren könnte. In der *Emotionsfokussierten Therapie (EFT)* sollen diese Reaktionen den Prozess verkürzen und direkter auf den Punkt bringen.

Oft ist dieser Weg nicht nötig. Sollte das Gefühl tatsächlich an der Schwelle zur Gewahrwerdung liegen, kommt man nach wenigen vorsichtigeren Interventionen auch dorthin. Achtung bei Gruppen: Manchmal kommt es zu solchen vermutenden Reaktionen der Gruppenmitglieder, vor allem wenn in der Gruppe eine engagierte Arbeitsatmosphäre herrscht. Stoppen Sie das dann immer wieder und geben Sie dem selbstexplorierenden Mitglied Zeit nachzuspüren, was an den Vermutungen stimmt.

Alle vorstehenden Möglichkeiten vertiefen die Selbstexploration. Sie sollen als vorsichtige Angebote an Klienten formuliert werden, die von diesen nicht unbedingt aufgegriffen werden müssen. Wir klopfen mit diesen empathischen Reaktionen freundlich an die Tür, aber wir treten nicht uneingeladen ein. Mit dieser Vorsicht können Sie sie anwenden, ohne die Beziehung zu Ihrem Gegenüber zu beschädigen. Box 3.4.1b erläutert, wie einige Ansätze dieser vertiefenden empathischen Reaktionen im anglo-amerikanischen Bereich schon jahrzehntelang diskutiert werden.

Box 3.4.1b: Theoretischer Hintergrund – einfache und vertiefende empathische Reaktionen

Rogers hatte es nie für nötig gehalten, verschiedene Typen empathischer Reaktionen zu unterscheiden. Er mochte das Konzept seines Schülers Gordon (1970/1972) nicht, es war ihm zu technisch. Gordon empfahl einfache empathische Reaktionen, um Konflikte zu lösen, und nannte dies »aktives Zuhören«: vor dem kundtun der eigenen Meinung verifizieren, dass man den Anderen richtig verstanden hat. Vor allem die Vertreter der Emotionsfokussierten Therapie (EFT) (Greenberg, Rice & Elliott, 1993/2003) sowie Rice (2002) und Cain (2010) schlagen mit dem Konzept der *evokativen und explorativen Empathie* bedeutende neue Möglichkeiten vor, die zum Teil oben aufgegriffen sind. Sie sind nicht mehr puristisch non-direktiv und sollen mehr Dynamik in die Gespräche bringen. Auch Finke (2004) entfaltete im deutschen Sprachraum, wie wir das Selbstkonzept und die Lebensgeschichte in den empathischen Reaktionen ansprechen können. – Diese Konzepte bieten reichhaltige Ideen, wie Sie Erlebensprozesse fließender und direkter aktivieren können.

3.4.5 Der Zweck des *empathischen Reagierens* – Theorien über die Wirkung

Die Persönlichkeitstheorie schlägt vor: Zusammen mit *bedingungsfreier Wertschätzung* wirkt *Empathie* den *Wertbedingungen* entgegen, siehe Kapitel 2 und den folgenden Teil (a). Die Minderung von *Inkongruenz* durch Entkräften der *Wertbedingungen* ist in unseren Gesprächen aber nur *eine* mögliche Erklärung. Je nach Störung, Problem oder Kontext benötigen wir auch andere Wirkungsmodelle. Insgesamt fünf lassen sich unterscheiden:

(a) Kongruenz schaffen – die klassische Funktion von Empathie auf der Basis der Persönlichkeitstheorie: Wir begleiten die *Selbstexploration* der Person mit *empathischen Reaktionen.* Dies ist das klassische theoretische Modell, wie schon in Kapitel 2. gezeigt, und die klassische Funktion von Empathie.

Das Wirkungsmodell: Kongruenz ermöglichen

Die Person findet für diffuse Anmutungen, d. h. unterschwelligen Erfahrungen am Rande der Gewahrwerdung Worte oder Symbole. Dies geschieht meist dann, wenn unsere empathische Reaktion etwas angesprochen hat, das infolge der Wertbedingungen nur subtil mitschwingt und die Person noch nicht in Worte fassen konnte. Unser empathisches Mitschwingen und die empathischen Reaktionen bewirken, dass Gedanken, Gefühle und deren Bedeutung für die Person klarer werden und dass die Person dadurch kongruenter wird.

(b) Traumatische Erfahrungen greifbarer, beherrschbarer machen und in das Selbst integrieren: Personen, die einen Verlust, eine akute Belastung bzw. eine überraschende Veränderung in ihrem Leben oder eine traumatische Erfahrung hinnehmen mussten, verleugnen nicht unbedingt *unterschwellige Erfahrungen.* Sie leiden nicht unbedingt an *Inkongruenzen,* die im jahrzehntelangen Sozialisationsprozess durch *Wertbedingungen* entstanden wären. Diese Personen können nicht fassen, was geschehen ist, z. B. bei Trennung, Entlassung, Vertreibung, Vernichtungsbedrohungen, schwerer Erkrankung. Speierer (1994, 2013) nennt dies »lebensereignisbedingte Inkongruenz«.

Das Wirkungsmodell: etwas nicht fassen können, traumatische Erfahrungen

Das personzentrierte Beziehungsangebot und die einfühlsamen Gespräche über die Erfahrungen helfen diesen Personen mehr als alles andere. Traumatische Erfahrungen machten das Selbstkonzept fragil. Sie sollen in das Selbst integriert, verarbeitet, Stück für Stück greifbarer und beherrschbarer werden. Außer zum Klären geben einfühlsame Reaktionen auch Verlässlichkeit, Sicherheit und Ermutigung. Sie können so eine Desorganisation des Selbst abwenden. Klienten mit komplexer Traumatisierung erleben Beziehungen oft wechselhaft, unklar und zuweilen bedrohlich. Einfühlsame Reaktionen helfen, dass die Person wieder Bindungsfähigkeit, Bindungsvertrauen und Bindungssicherheit aufbauen kann. Daneben kommt es natürlich auch sehr auf die Gestaltung und die wiederholte Klärung der therapeutischen Beziehung an (Finke & Tausch, 2007a; Finke, 2008).

(c) Nähe schaffen: Sie müssen nicht immer alles verstehen. Zweck empathischer Reaktionen ist, dass *Klienten* sich *selbst* verstehen. Dazu ist es nicht immer erforderlich, die ganze Geschichte des Klienten zu verstehen, sondern vielmehr mit dem aktuellen Erfahrungsprozess verbunden zu sein (Means & Thorne, 2007, S. 83). Lassen Sie Ihren Gegenüber Ihre Nähe zu seinen Gefühlen spüren – und dass Sie erleben, wie es ist, diese Person zu sein.

Beispiel von Means & Thorne (2007, S. 83) (eigene Übersetzung)

Richard: Ich weiß nicht, was tun. Ich bin zerrissen [senkt den Kopf und weint]. Ich muss Robert verlassen – aber ich kann nicht. Ich muss ihn verlassen, um zu überleben [ballt und schüttelt die Faust]. Die Last unserer Beziehung, ich kann sie nicht ertragen. Aber ich kann nicht gehen, denn es könnte ihn umbringen, und damit könnte ich nicht leben [schüttelt den Kopf und weint]. Was soll ich machen? Was soll ich bloß machen? [schaut zum Berater] Was würden Sie machen?

Ber. A: Eine echt schwierige Entscheidung – gehen oder nicht –, keiner der Wege bringt es. Und Sie fragen sich, was ich machen würde – richtig?

Ber. B: Es reißt Sie entzwei. Ich kann das mit Ihnen fühlen. Sie sehnen sich, frei zu sein – aber mit welchen Konsequenzen? Sie schütteln den Kopf und weinen – Sie fühlen es ganz heftig. Und Sie bitten mich, die Last mit Ihnen zusammen zu tragen.

Ber. B schafft mehr Nähe, indem er den Erlebensprozess verbalisiert und nicht nur rückmeldet, dass er die Worte verstanden hat.

Das Wirkungsmodell: Nähe stiften

Die empathischen Reaktionen und die Nähe, die sie stiften, festigen die Beziehung und geben Sicherheit, dass sich Klienten im Selbstexplorationsprozess angstfreier bewegen können.

(d) Motivation klären: Die Person ist hin- und hergerissen. Was sie selbst will, ist ihr eher unklar. Das ändert sich auch oft, je nach dem was bedeutende Andere ihr raten.

Das Wirkungsmodell: Motivation klären

Je bedingungsfreier die Empathie, desto freier kann die Person ihre Gedanken und Gefühle aussprechen und ihre Erfahrung organisieren. Sie fühlt Vertrauen in Sie, weil sie sich durch Ihre empathischen Reaktionen tief verstanden fühlt oder zumindest das Bemühen wahrnimmt. So können auch unfertige Gedanken und brüchige Motivationen in Worte gefasst werden. Mit der empathischen Reaktion können Sie dem Erleben einen Kontext anbieten, Ambivalenzen bei den Motivationen klarer benennen oder die wesentliche Motivation heraushören und dies in der empathischen Reaktion vorschlagen. Durch Ihre empathischen Reaktionen kann die Person mehr Klarheit gewinnen, wohin sie will und – zumindest im Ansatz – welches Vorgehen dazu vielleicht günstig ist. Wenn Sie Motivationen klären konnten, ist es oft kein Problem mehr, Lösungen zu finden. Sie liegen dann oft auf der Hand. Das Erarbeiten von Lösungsmöglichkeiten kann aber mit den Konzepten des lösungsorientierten Arbeitens noch weitergeführt werden (vgl. Kap. 5.6).

(e) Zwischenmenschliche Konflikte lösen: Streitende laufen Gefahr, sich festzubeißen, weil jeder die eigene Perspektive zur Grundlage der Situationsdeutung machen will. Auch in der Paarberatung, Mediation oder Familientherapie mögen zwar streitende Personen neue Erfahrungen mit sich selbst machen und so persönlich kongruenter werden. Doch diese Möglichkeiten beschreiben hier den Zweck empathischer Reaktionen nur begrenzt.

Das Wirkungsmodell: Konflikte lösen

Konfliktbeteiligte sollen nicht nur sich selbst, sondern auch den Anderen verstehen können (Gordon, 1970). Ihre Empathie als Fachkraft für die Einzelnen möge für die Konfliktbeteiligten ein Modell sein. Diese mögen ein Bewusstsein dafür entwickeln, dass Menschen in je unterschiedlichen Realitäten leben. Sie mögen dies anerkennen und lernen, wie die andere Person aus ihrem Realitätsverständnis heraus verstanden werden kann (O'Leary, 1999; 2012; Ziebertz, 2008; Behr,

2012). Sie mögen erfahren, auch durch Ihr Beispiel, wie man darüber kommuniziert und zu Kompromissen findet.

Ein klassisches Beispiel: Elterngespräche
Elterngespräche, die pädagogische Fachkräfte z. B. bei Konflikten führen müssen (Aich & Behr, 2015). Empathische Reaktionen der Fachkraft geben dem Elternteil den Eindruck, mit der eigenen Perspektive verstanden worden zu sein. Sie führen zu Gefühlen der Beruhigung und Entspannung, da die Person nicht mehr um die Anerkennung dieser eigenen Perspektive mit der Fachkraft konkurrieren muss. Dadurch erlebt der Elternteil das Gespräch als weniger bedrohlich. Es ist dadurch besser in der Lage, zuzuhören und andere Perspektiven gedanklich zu erfassen. Während die Fachkraft redet, ist es im Gesprächsprozess weniger davon abgelenkt, nach weiteren Argumenten für die eigene Perspektive zu suchen. So sind mehr mentale Kapazitäten frei, anderen zuzuhören. Emotional werden weniger bedrohliche Reize erlebt, weil die Erfahrung des Verstanden-worden-Seins stets mit der Erfahrung von Wertschätzung einhergeht. Der Elternteil wird, nachdem er selbst anerkannt wurde, auch die Fremd-Perspektive der Fachkraft eher anerkennen (Behr, 2012 S. 76).

3.4.6 Was geschieht in uns beim Empathisch-Sein?

Was geschieht in uns als Helfenden, wenn wir uns einfühlen? Welche Prozesse laufen in uns ab? Innerhalb der psychologischen Forschung wird Empathie sehr unterschiedlich gesehen. Es gibt drei Hauptvarianten des Empathie-Begriffs, die auch die Prozesse in uns hilfreich beschreiben, wenn wir versuchen, uns einzufühlen (s. Box 3.4.3).

Box 3.4.3: Theoretischer Hintergrund – drei Arten von Empathie

1. Empathie als Kognitive soziale Perspektivübernahme (cognitive perspective taking) meint, sich hineinzuversetzen, sich vorzustellen, man wäre die andere Person, die Welt aus deren Perspektive zu betrachten. Hier findet ein kognitiver Prozess statt, der einen Sinnzusammenhang zwischen Wahrnehmungen, Emotionen, Motiven und dem Verhalten der anderen Person konstruiert:

- Übernahme der Perspektive des anderen. (»Slipping into the shoes of the other person.«)
- Versuch, einen Gesamteindruck der Lage des Anderen zu schaffen.
- Verständnis für den emotionalen Zustand des anderen durch logisches Nachvollziehen.

Dies hat Rogers im Wesentlichen gemeint: Das genaue Zuhören, tiefe kognitive Verstehen und die Anmutung spüren, wie ginge es mir, wäre ich ›in den Schuhen‹ der anderen Person.

2. Empathie als Decodieren von Ausdruckssignalen (decoding abilities) gibt Hinweise auf die Emotionen der Person: z. B. Gesichtsausdruck, Körperhaltung, Atmung oder Tonfall beim Sprechen.

- Durch genaues Hinsehen und -hören auf die aktuellen Gefühle der Person schließen.
- Es ist ein kognitiver Prozess ohne direktes Nachempfinden.
- Die Gefühle der anderen Person erkennen, ohne diese selber zu spüren.

Nicht nur, aber oft erschließen wir über die Ausdruckssignale jene Erfahrungen, die am Rande der Gewahrwerdung stehen. Nicht eins zu eins, aber wir können gemeinsam mit dem Klienten hier weiter hinschauen. Offenkundig ist da was.

3. Empathie als Berührbarkeit/Gefühlsansteckung (affective response/contagion) bezeichnet das unwillkürliche Wandern eines Erregungszustandes von Person zu Person. Beispiele: Die Tendenz mitzulachen in einer Gruppe Lachender, obwohl man nicht weiß, worum es geht. Ein Säugling weint, weil ein anderer Säugling weint: Gähnen erzeugt mitgähnen; der depressive Sog, in den man fällt bei einem Beratungsgespräch mit einer depressiven Person.

- Es ist ein affektiver Prozess in mir. Ich schwinge mit. In mir entstehen Gefühle.
- Ich bin berührt, weiß aber nicht unbedingt, warum, beispielsweise wenn jemand weint.
- Der Grund spielt keine Rolle. Ich kenne ihn vielleicht nicht einmal, sondern bin lediglich angesteckt.

Gefühle, die uns eine andere Person ›gibt‹, offenbaren grundlegende seelische Zustände und geben sogar diagnostische Hinweise. Muster bzw. Schemata, wie die Person mit anderen interagiert, können von hier aus angesehen werden. Konzepte wie das von Keil und Keil (1997; 2014) gründen ihre hermeneutische Empathie und prozessuale Inkongruenzdiagnostik auf das Phänomen der Berührbarkeit.

Diese drei Komponenten wirken zusammen, wenn wir uns einfühlen (Feshbach, 1997). Wir schlagen vor, den Prozess kreisförmig zu verstehen: Wir nehmen die *Ausdruckssignale* der Person wahr, wir nehmen uns selbst war und die Gefühle, die die Person in uns auslöst, und wir hören, was die Person berichtet. Auch dies gibt uns *eigene Gefühle.* Dann versuchen wir uns die *Perspektive der Person* vorzustellen, wie die Welt aus ihrer Lage aussieht. Unsere Wahrnehmung wechselt beständig durch diese drei Foci. Daraus erkennen wir immer neue Sinnzusammenhänge, die wir in empathische Reaktionen, meist dass wir etwas sagen, überführen.

Box 3.4.1.c: Auf den Punkt gebracht – der Empathie-Prozess

Jemanden empathisch zu begleiten ist ein ganzheitlicher und fließender Prozess. Er kann von Nähe getragen sein, soweit die Person das möchte. Gehen Sie mit Ihrem Klienten Seite an Seite durch die Selbstexploration. Regen Sie aber auch genaueres Nachspüren an, ohne zu bedrängen. Klopfen sie immer nur ganz vorsichtig an die Tür. Klienten sollten nicht nachdenken, sondern explorieren, empfinden, erleben und ihren Erfahrungen folgen. Sie sollen gewiss sein, dass wir sie begleiten, unterstützen, tragen und Sicherheit geben. Wir wenden ›Techniken‹ souverän an, damit es zu den Prozessen kommen kann.

Zum Reflektieren und Diskutieren

- Welche der vorgeschlagenen vertiefenden, empathischen Reaktionen würden Sie als besonders – oder eher als wenig hilfreich erleben, wenn Sie Klient wären?
- Welche empathischen Reaktionen liegen Ihnen näher? Welche empfinden Sie als kompliziert oder schwierig?
- Wie läuft der Versuch sich einzufühlen bei Ihnen innerlich ab? Inwieweit erkennen Sie den kreisförmigen Wechsel der Empathie-Komponenten (Box 3.4.3) in sich?
- Überlegen Sie sich Klienten-Äußerungen und suchen Sie verschiedene Möglichkeiten, darauf vertiefend empathisch zu reagieren. …

Lese-Tipps:

Haug, S. & Merry, T. (Eds.) (2001), *Empathy.* Llangarron Ross-on-Wye: PCCS Books.

Leider nur englisch: 17 erhellende Sichtweisen von prominenten Denkern machen die tiefen Bedeutungen von Empathie verständlich.

Robert Seethaler (2016). *Ein ganzes Leben.* München: Goldmann.

Der Schriftsteller beschreibt in diesem Roman präzise und sehr empathisch den Charakter des Protagonisten und zeigt auf, wie ein Mensch trotz seines äußerlich gebrochenen Lebens ein authentisches Leben führt. Ein leises und sehr kraftvolles Buch.

Musik-Tipp:

Wolfgang Niedecken (1982): Du kanns zaubere.

Eine Selbstexploration setzt ein, als Empathie und bedingungslose Wertschätzung erlebt wird. Das destruktive Selbstbild kann sich verändern. Ein Liedbeispiel für die Aktualisierungstendenz.

Web-Tipp:

Übungsmaterialien für Einzel- und Kursarbeit: www.igb-stuttgart.de/Übungen/

3.5 Zwei Beziehungsangebote: die begleitende und die dialogische Beziehung

Bis jetzt haben Sie die *begleitende* oder auch *facilitative* Beziehung kennengelernt. Die Worte facilitieren und Facilitator (für die helfende Person) verwandte Rogers gerne im Sinne von: leicht machen (facile {frz. und ital.} = leicht), unterstützend begleiten, vorsichtig helfen, ermöglichen – in Abgrenzung von besitzergreifender Fürsorge und lenkendem Rat. Mit den drei Kernbedingungen unterstützen Sie die *Selbstexploration* beim Anderen; besonders mit Ihrer Empathie *begleiten* Sie Erfahrungsprozesse wie ein zweites Ich der Person. Sie schwingen mit, fassen auf einer Parallel-Ebene immer wieder wie ein Alter-Ego in Worte, was im Anderen vorgeht. Die Art der Beziehung wird darum auch manchmal *Alter-Ego*-Beziehung genannt (Finke, 2004; 2008). Das ist gut und prägnant, aber die Fachkraft ist auch in diesem Modus mehr als ein zweites Ich: Sie bringt mit der großen Auswahl empathischer Reaktionen und mit Selbstöffnungen auch ihre eigene Erfahrung mit ein. Darum sagen wir *begleitend* oder *facilitativ* (Behr, 2012).

Auf den Punkt gebracht

parallelisieren wir in der *begleitenden, facilitativen Beziehung* den Selbstexplorationsprozess mit empathischen Reaktionen und – viel seltener – mit Selbstöffnungen. Auf dem Boden der Abwesenheit jeglicher Bewertungen sind wir dennoch präsent, hingebungsvoll und warm. So kann die Person sich vor Bewertungen befreit und dennoch verbunden mit einem anderen Menschen fühlen. Das Gespräch bewegt sich ausschließlich in ihrem Bezugsrahmen. In der praktischen Arbeit bieten wir in aller Regel zunächst diese begleitende Beziehung an.

3.5.1 Indikation für eine dialogische Beziehungsgestaltung

Zu einer dialogischen Beziehung kommt es eher im weiteren Verlauf eines Prozesses. Sie spielt vor allem in vielen Beratungskontexten, in der Arbeit mit Kindern und Jugendlichen und bei schwerer gestörten Personen, also bei Persönlichkeits-, Selbststruktur- bzw. Borderline-Störungen eine Rolle. Hier agieren Klienten, d. h. sie setzen ihre Gefühle unmittelbar in Verhalten und in Beziehungserwartungen um. Außerdem kommt es in Selbsterfahrungs- oder Therapiegruppen vermehrt zu dialogischen Prozessen. Die Mitglieder werden oft mit fremden Bezugsrahmen konfrontiert, was wertvolle Erfahrungen bietet, wenn die Mitglieder sich zugleich geschützt fühlen und selbst eine gewisse psychische Stabilität haben. In Beratungsprozessen erwarten Klienten unsere Expertise und eine aktive Unterstützung in der Klärung des Beratungsanliegens, so dass auch hier die dialogische Beziehungsgestaltung eine Rolle spielt.

Dialogisches Arbeiten fordert die Beziehung heraus. Das macht es gleichzeitig wertvoll, aber auch riskant, denn wir könnten die Beziehung beschädigen. Es umfasst ein Bündel von anregenden Ideen. Gemeinsam ist ihnen, dass sie den Bezugsrahmen der Fachkraft bzw. von Gruppenmitgliedern ins Spiel bringen. Drei Grundideen gibt es:

- *Die Arbeitsbeziehung optimieren:* Unseren Bezugsrahmen bringen wir bereits bei *Selbstöffnungen* im begleitenden Modus ein, jedoch nur punktuell und um *Störungen zu klären* und gut in den begleitenden Arbeitsmodus zurückzufinden.
- *Selbstauseinandersetzung intensivieren:* Im dialogischen Modus wollen wir die *Selbstexploration* des Klienten durch unsere Präsenz und Selbstöffnung aktivieren und damit durch Konfrontationen mit dem Bezugsrahmen des Anderen – natürlich in milder und von Einfühlung begleiteter Weise.
- *Beziehungsschemata erfahrbar machen:* Wir wollen der Person ermöglichen, ihre Beziehungserwartungen und die *interaktionellen Schemata* zu erkennen, also die Muster, nach denen sie ihre Kontakte zu anderen gestalten.

Folgende Prinzipien kommen zur Intervention infrage, sie können alle der Oberkategorie *Echtsein* zugeordnet werden (vgl. Kap. 3.3). *Aber schon hier und ganz eindringlich:* Wechseln Sie immer wieder mit empathischen Reaktionen ab. Gehen Sie wirklich ständig ›zurück‹ zum Bezugsrahmen ihres Klienten, es sollte ein Hin und Her sein, ein Pendeln im Dialog, mit einem Übergewicht auf den empathischen Reaktionen. Es ist – immer – das Ziel, dass die Person sich selbst, in ihrem Bezugsrahmen, versteht. Alles andere in diesem Buch ist immer nur punktuell und dem untergeordnet.

3.5.2 Selbstauseinandersetzung aktivieren: Selbstöffnung (self-disclosure) und Konfrontieren

Wenn wir so unseren eigenen Bezugsrahmen einbringen, möchten wir die Selbstexploration des Klienten direkter aktivieren, als wie wir es ausschließlich bei empathischen Reaktionen erwarten würden. In manchen Arbeitsfeldern, z. B. Bewährungshilfe oder Schule, erwarten Träger oder der organisationale Rahmen, dass wir Klienten mit einer anderen Sichtweise konfrontieren und dadurch zu einer Auseinandersetzung mit ihrem eigenen Bezugsrahmen anregen.

Beim Ausdruck von *Selbstöffnung* (Finke, 2008; McCarthy & Betz, 1978) fassen Sie in Worte, welches Erleben gerade in Ihnen vorgeht, z. B. welche Gefühle die Person gerade in Ihnen ausgelöst hat.

Beispiele

- Jetzt merke ich gerade, wie sich in mir so ein Hab-Acht-, ja so ein lähmendes Gefühl einschleicht.
- Ich bin irgendwie begeistert, wie Sie das hingekriegt haben.
- Was jetzt eigentlich meine Neugier weckt, ja, was mich nicht loslässt, ist Ihr Gefühl …
- Mich beeindruckt, wie konsequent Sie da dranbleiben.
- Ich frage mich gerade, wie Sie das alles alleine organisiert bekommen haben.

Im *begleitenden Modus* unterstützt *Selbstöffnung* eine Klärung bei Störungen (Fachkraft: »Ich bin besorgt, dass …« – »Ich fühle mich wie in einem Labyrinth«). Im *dialogischen Modus* verflüssigt *Selbstöffnung* (neben den empathischen Reaktionen) das Gespräch am natürlichsten. Ihre Gefühle sind da und sie dürfen das. Sie machen die Gespräche menschlich und verständlich.

In beiden Modi erreichen wir durch *Selbstöffnung* aber auch *Präsenz* (s. Kap. 3.3). Wir sind in der Beziehung als ganze Person mit unserem Erleben erfahrbar und schaffen so Nähe. Klienten explorieren ihr Selbst besonders bedrohungsfrei und fließend auf dem Boden einer tiefen Beziehung (Mearns & Cooper, 2005; Geller, 2013).

Über die Gefühle hinaus teilen Sie auch Ihre Meinungen, Wünsche oder Fachliches mit. Denkbar ist, dass Sie sogar Biografisches über sich sagen, also was Sie oder Ihnen nahe Personen einmal erlebten, wie Sie mit wichtigen Lebensproblemen umgegangen sind und ähnliches. Das sollte natürlich auf eine Weise geschehen, die nicht vom Klienten ablenkt. Das biografische Einbringen hilft insbesondere Jugendlichen, die immer auch auf der Suche danach sind, wie eine erwachsene Person innerlich funktioniert (Behr, 2012). Interventionen dieser Art kommen bei längeren, gut gewachsenen Beziehungen infrage; sie vertiefen Nähe und können Erfahrungsspektren bedeutsam erweitern (Mearns & Cooper, 2005). In Gruppen helfen sich die Mitglieder oft gegenseitig sehr mit diesem Austausch.

Für *Selbstöffnung* entwickelte Carkhuff bereits 1969 eine Rating-Skala. Neben dem Forschungszweck bietet sie, wie alle solche Skalen, präzise Definitionen der Intervention und ihrer Ausprägung.

Die Selbstöffnungs-Skala nach Carkhuff (vgl. Carkhuff, 1969; Behr, 2012, S. 218)

Stufe	Umschreibung Die Fachkraft ...	Beispiel Kl.: »Sie sind heute wohl etwas müde.« – Therapeutische Selbstöffnung:
1	bleibt ungreifbar und undurchsichtig, lenkt ab.	Eigentlich nicht, ich warte eher, ob Sie das Problem mit ihrer Frau ansprechen.
2	sieht Interesse an ihrer Person nur als Problem des Klienten. Zu ihrer Person gibt sie allenfalls auf direkte Fragen eine knappe Sachinformation.	Eigentlich nicht grundsätzlich, ich frage mich eher, warum sie mir das heute so ausführlich berichten, es fällt mir darum etwas schwer, die Einzelheiten mitzukriegen.
3	als Grundstufe therapeutischer Wirksamkeit. Sie gibt dem Klienten Informationen über seine Person und über sein eigenes Erleben. Aber nur auf Anregung des Klienten und bezogen auf die Gesprächssituation. Sie charakterisieren sie nicht in ihrer spezifischen Persönlichkeit.	In den Abend hinein ist tatsächlich manchmal kritisch, aber wenn wir in einem Thema drin sind, ist das immer weg. Ihre Anliegen sind mir dann so wichtig, dass das weg ist.
4	gibt auch ohne direkten Anstoß Einblick in ihre persönlichen Vorstellungen, Wertungen und Erlebnisse. Sie wird somit in einzelnen Bereichen ihrer spezifischen Persönlichkeit erkennbar.	Es war ein anstrengender Tag bis jetzt für mich, ich war nicht voll da die letzten Minuten, ich scheine etwas an der Sache nicht wirklich zu verstehen. Die Erfahrung, zurückgewiesen zu werden, kenne ich selbst auch, es hat mich meist sehr verletzt; vielleicht ist es das, dass ich noch nicht richtig wahrgenommen habe, wie Sie damit für sich umgehen.
5	tritt als einmalige Person voll in Erscheinung. Sie gibt von sich aus freien Einblick in ihre Gefühle und Wertungen, gerade auch jetzt im Gespräch. Sie ist für den Klienten durchsichtig. Negative Gefühle gegenüber den Klienten werden konstruktiv zur Klärung der therapeutischen Beziehung eingesetzt.	Es macht mich gerade müde und nimmt mir Hoffnung. Ich leide wirklich mit Ihnen mit, wenn Sie jetzt hier so elend sitzen. Wieder rumschreien und Porzellan schmeißen und alles. Ich suche noch immer nach einem Hebel, wie das bei Ihnen innerlich anders laufen kann. Es unterbricht so was wie meinen Energiefluss zu Ihnen, und das möchte ich nicht.

Zum *Konfrontieren:* In Äußerungen, Verhalten oder Erscheinung der Person können Widersprüche deutlich werden.

Beispiele

- Verbale vs. nonverbale Aussage; Beispiel: Eine Klientin lächelt bei der Schilderung ihrer Verbitterung.
- Selbstbild der Person vs. dem Bild, das wir haben; Beispiel: »Ich versage eigentlich immer.« – Hat aber jede Prüfung oder Herausforderung gut gemeistert.
- Sich widersprechende oder unrealistische Ziele der Person.
- Einsicht vs. Verhalten; Beispiel: »Mir ist schon lange klar, dass meine Mutter jetzt Hilfe und oft Besuch braucht.« – Tut aber nichts.
- Eigene Werte oder Verhalten vs. sozialen Normen; Beispiel: »Ich denke, ich schreib mal ein paar schweinische Sachen in die nächste Rundmail.«

Wir können solche Aussagen aufgreifen, wenn wir denken, dies führt schneller in eine tiefere *Selbstexploration*. Benennen Sie dazu mehr oder weniger direkt die beiden Seiten und was Sie daran als widersprüchlich erleben. Auch hierfür entwickelte Carkhuff (1969) eine Rating-Skala, die Abstufungsmöglichkeiten dieser Intervention vorschlägt:

Die Konfrontations-Skala nach Carkhuff (vgl. Carkhuff, 1969; Behr, 2012, S. 218)

Stufe	**Umschreibung** **Die Fachkraft …**	**Beispiel** Eine Jugendliche fordert leise und stockend, dass sie unbedingt auf ein anderes Gymnasium wechseln möchte, und klagt über Eltern, Mitschüler und Lehrer.
1	greift Widersprüche nicht auf bzw. verdeckt sie sogar durch ihre Intervention.	Du leidest da sehr drunter.
2	lässt erkennen, dass sie Widersprüche zwar wahrnimmt, greift sie aber nicht auf.	Nicht so einfach, das zu fordern, und du scheinst unter allem sehr zu leiden.
3	spricht Widersprüche indirekt zum Beispiel durch eine Frage an, ohne aber direkt auf sie hinzuweisen.	Können andere hören und verstehen, wie dringend du das möchtest?
4	spricht Widersprüche in behutsamer Weise an.	Es fällt dir schwer, das so klar und laut zu fordern, wie es deinem Gefühl entspricht?
5	reagiert auf jeden erkennbaren Widerspruch durch direkten weiterführenden Hinweis.	Du möchtest das dringend und leidest wirklich so, wie es jetzt ist – und zugleich höre ich hier jetzt, wie leise und, ja, eigentlich zögerlich du es forderst.

Wenn Sie sich selbst öffnen oder konfrontieren, seien Sie bitte wachsam für Fragen wie: Ist unsere Beziehung so gewachsen, dass die Person sich weiterhin respektiert und verstanden fühlt? Ist sie stark genug für ein reales Gegenüber mit eigenen Meinungen? Könnte sie sich missverstanden oder entwertet fühlen? Könnte sie mich mit anderen Personen verwechseln, die besitzergreifend oder zynisch mit ihr kommunizieren? Vor allem beim *Konfrontieren* besteht die Gefahr, dass die Person sich in ihrer Widersprüchlichkeit nicht verstanden fühlt. Sie könnte einen Vorwurf erleben. Günstig ist es deshalb, Widersprüche aufzugreifen, welche die betroffene Person selbst erlebt.

Machen Sie darum besonders deutlich, dass alles, was Sie sagen, zugleich von Wertschätzung getragen ist und nicht manipulieren will. Dabei helfen folgende Gesprächsfiguren (vgl. auch Finke, 1999, S. 77):

So mildern Sie Irritation beim Konfrontieren	Beispiele
Den Widerspruch nicht sofort aufgreifen, warten, ob die Person vielleicht selbst darauf eingeht.	Zunächst das Gespräch weiter mit empathischen Reaktionen begleiten.
Vertrauen zeigen in den Willen zu Wahrhaftigkeit und dabei die Schwierigkeit dieses Ziels ansprechen.	Für ihre Mutter etwas zu tun, ist ihnen sehr wichtig; so was kann aber schwer sein und kostet Zeit; Sie bringen viele Verpflichtungen mit und haben dann immer anderes vor?
Verständnis für die Motive ausdrücken.	Auch in dieser Verbitterung möchten Sie es allen recht machen.
Verständnis für unrealistische Wünsche ausdrücken; das ist nichts Anstößiges.	Gerade weil Sie eher zurückhaltend sind und eher zustimmen, wollen Sie auch einmal etwas ganz Deutliches von sich zeigen? Da geht ihnen schon manche Idee durch den Kopf?
Aufzeigen, wie sich der Klient selbst blockiert.	Sie würden gern, und ihre Zweifel blockieren Sie dann doch.
Deutlich machen, dass man Widersprüchlichkeit verstehen will.	Das hat dann Vorrang, Sie riskieren richtig Ärger, aber das ist Ihnen wichtig. Die sollen merken, mit ihnen kann man das nicht machen; Sie schlagen zurück, das ist dann fast wichtiger?

Am wichtigsten ist allerdings, dass Sie stets mit *empathischen Reaktionen* abwechseln. Der Bezugsrahmen des Klienten muss immer wieder schnell eingenommen werden. Dabei hilf es auch sehr zu fragen, wie sich die Person nach einer selbstöffnenden oder konfrontierenden Intervention fühlt, und dieses Erleben dann weiter empathisch zu verfolgen. Das Schulwechsel-Beispiel: »Jetzt hab ich dich herausgefordert, wie geht es dir denn jetzt damit?«.

3.5.3 Beziehungsschemata erfahrbar machen: Beziehung klären und Beziehungsmuster suchen

Wenn es in Gesprächen um die Beziehung geht, tauschen Sie sich mit ihrem Gegenüber darüber aus, wie Sie das Beziehungsangebot dieser Person erleben, welche Beziehungserwartungen sie selbst haben und wie Ihr Beziehungsangebot aussieht. Ihr Gegenüber antwortet darauf bzw. Sie regen dies an. Bei Gruppen findet dieser Austausch vor allem zwischen den Mitgliedern statt, und Sie moderieren dies. Es gibt zwei Hauptziele: zum einen, die Arbeitsweise zu entstören (darum wird es noch mehr in Kap. 4 und Bd. 2 gehen), zum anderen die Schemata zu suchen, nach denen die Person ihre Alltags-Beziehungen gestaltet – die sind oft dysfunktional.

Außer Ihrer *Selbstöffnung* gibt es weitere zwei Interventionsmöglichkeiten, die ins Beziehungsthema führen: *Unmittelbarkeit (immediacy)* und die *schemaneutrale Reaktion (a-social/non-positional response).*

Unmittelbarkeit

Damit greifen Sie Beziehungsanspielungen (Finke, 2008) Ihres Gegenübers so auf, dass Sie sie klar als Beziehungsbotschaft markieren. Beziehungsanspielungen können Sie auf die Beziehung zum Gegenüber hin verstehen oder auch nicht.

Beispiele

Gegenüber einer Therapeutin: »Na ja, Frauen können solche Dinge wohl nie verstehen.« Oder in der Kinderspieltherapie bei einer jungen Therapeutin: »Wissen sie, also ohne dass man mal selbst vier Kinder großgezogen hat, kann das keiner nachvollziehen.« Anspielungen können z. B. auch ausgefallene Kleidung, Blicke oder besonderes Lächeln sein.

Darauf reagieren Sie am besten mit *Unmittelbarkeit:* Ihre empathische Reaktion versucht das aufzugreifen, was die Äußerung des Gegenübers für die Beziehung zu Ihnen bedeuten könnte. Sie liest sozusagen zwischen den Zeilen. Carkhuff (1969) hat auch hierzu eine Rating-Skala entwickelt, die die möglichen Intensitätsstufen deutlich macht:

Die Unmittelbarkeitsskala nach Carkhuff (1969) (vgl. Behr, 2012, S. 220 f.)		
Stufe	**Verhalten der Fachkraft**	**Beispiel** Es ist für mich immer wunderbar, wenn ich mit lebenserfahrenen Leuten über alles so sprechen kann und sie mir Rat geben.
1	Beziehungsanspielungen erfahren keine Beachtung. Die Fachkraft verharrt hier in Schweigen oder lenkt auf ein anderes Thema ab.	Ja, was andere so sagen, nun, man findet Antworten auch oft in sich selbst.
2	Angemessenes wiederspiegeln, aber in allgemeiner, unpersönlicher Form und ohne Bezug zur beraterischen Beziehung.	Sie brauchen manchmal eine Meinung von außen.
3	Grundstufe therapeutischer Wirksamkeit. Bereitschaft zur Bearbeitung der Beziehung zum Klienten, aber Äußerungen werden nicht unmittelbar auf die augenblickliche Situation bezogen. Oft allgemeine Antworten, die es dem Gegenüber überlassen, ob die Beziehung oder die momentane Situation angesprochen ist.	Begegnungen, bei denen Sie mit anderen über ihre Sorgen und über sich selbst sprechen können, sind für Sie ein großer Gewinn.
4	Die Fachkraft bezieht die Äußerungen in vorsichtiger, tastender Weise auf das therapeutische Verhältnis und auf die augenblickliche Situation.	Wenn wir miteinander reden, gibt Ihnen das eine Orientierung.
5	Die Fachkraft bezieht die Äußerungen unmittelbar auf das therapeutische Verhältnis in der augenblicklichen Situation.	Wenn Sie das sagen, spüre ich, wie sehr Sie mir vertrauen, und auch welche Erwartungen Sie mir gegenüber haben.

Mit den Abstufungen der Skala können Sie regulieren, wie herausfordernd es ist, wenn Sie die Beziehung ansprechen. Das ist z. B. bei Jugendlichen besonders wichtig. Ohne die Beziehung beschädigt zu haben, können Sie ggf. weiterführen zu Fragen wie: Was bin ich für Sie? Was erwarten Sie von mir? Welches Gefühl gibt mir das? – Und umgekehrt. Achtung, dabei auf keinen Fall Dinge sagen, die auch nur den Anschein von Selbstlob erwecken.

Die schemaneutrale Reaktion

Manchmal ist es sinnvoll, sich bewusst anders zu verhalten, als es den Beziehungserwartungen ihres Gegenübers entspricht. Das Prinzip der schemaneutralen Reaktion geht davon aus, dass manche Klienten, ihrer sozialen Umwelt problematische Beziehungserwartungen vermitteln. Das verläuft oft unterschwellig. Familie, Freunde und Bekannte funktionieren, ohne dass ihnen das voll bewusst ist, angepasst an die Beziehungserwartung der Person.

Das wollen wir für uns als professionell Helfende natürlich nicht. Wir versuchen, problematische Beziehungserwartungen zu erkennen und zu erspüren, welche Gefühle sie bei uns auslöst. Wir folgen der Beziehungserwartung nicht und versuchen unsere Wahrnehmungen in Worte zu fassen. Dies führt dann zu bewegten Auseinandersetzungen, die wir mit dem schon oben vorgeschlagenen Wechsel von *empathischen Reaktionen* und *Selbstöffnungen* begleiten. In der Gruppenarbeit übernehmen die Mitglieder viel davon, aber wir sind stark herausgefordert gut zu moderieren.

Beispiel 1

Herr T. klagt, er werde stets zurückgewiesen, wenn er mit Anderen Freundschaft suche. Auch hier in der Gruppe erlebe er immer weniger Nähe. Rückmeldungen aus der Gruppe zeigten, man war anfangs fasziniert von seiner Offenheit; man habe große Nähe erlebt, dann aber, dass er sich zurückgezogen habe. Unter anderem habe er andere mit Ironie bedacht, wenn sie sich selbst öffneten. Herr T. wird sehr betroffen. Nach längerem Gespräch kann er sehen, dass er dieses Schema auch im Alltag schafft. Er sehnt sich nach Empathie, Brüderlichkeit, Intimität und lockt Menschen damit, und dann bekommt er selbst Angst vor der Nähe und den damit verbundenen Verpflichtungen. Er zieht sich zurück – die anderen tun es ihm gleich. Bislang erlebte er, dass *er* es sei, der verlassen wurde, und ging in eine Position der Selbstgerechtigkeit und Verbitterung.

Ziel ist letztlich, dass die problematischen Beziehungsschemata für die Klienten erfahrbar werden. Unser dialogisches Beziehungsangebot geht davon aus, dass der Mensch ein Beziehungswesen ist: Das Selbst der Person, so wie wir uns selbst erleben, ist eigentlich ein Bündel aus Beziehungserfahrungen. Viele psychische Störungen sind demzufolge Beziehungsstörungen: Im Kern versteht diese Sicht das dysfunktionale Verhalten in Beziehungen als Ausdruck der Störung. Wenn Klienten erfahrbar wird, was ihre Beziehungserwartungen und Ihr Verhalten bei anderen auslöst, und wenn sie dann Änderungsansätze sehen, ist dies ein großer therapeutischer Erfolg und auch eine Weichenstellung in Beratungsprozessen. Diese Chance haben wir in Gruppen oder im Einzelsetting, wenn Klienten und wir den Mut haben, die Beziehung zu verhandeln.

Mit Fragen zur Vergangenheit können Sie der Person zusätzlich vorschlagen, ihr Beziehungsschema auch lebensgeschichtlich zu verstehen. Wir hoffen, dass so die Perspektive der Person auf ihre Beziehungsgestaltung noch intensiver und klarer wird.

Beispiel

»Kennen sie so etwas auch sonst, vielleicht von früher?« – »Wenn sie an ihre Familie denken, gibt es da Zusammenhänge?«

Theoretischer und historischer Hintergrund

Rogers sah schon immer die Person als Beziehungswesen. Erst das Gegenüber konstituiert uns als Person (Buber, 1974/1923; Schmid, 1997; 2008), Philosophie darüber, insbesondere Bubers Denken, faszinierte Rogers und half ihm seinen Ansatz zu begründen. Dialogische Interventionen wandte er in späteren Phasen seiner Arbeit auch an, allerdings sparsam (Lietaer, 2016); und er verdichtete diesen Aspekt nicht so, dass er sein Konzept erweiterte. Dies geschah eher durch die Arbeiten von Carkhuff und Truax (1967; 1969).

Im deutschsprachigen Bereich führte der Vortrag von Wolfgang Pfeiffer auf dem Kölner Kongress 1989 zu einem erdbebenartigen Anstoß. Pfeiffer sprach flämisch und war bestens vernetzt mit niederländischen und belgischen Kollegen, die bis heute die interaktionelle Arbeit prägen. Pfeiffer (1991) schliff geradezu den Ansatz: Die *Aktualisierungstendenz* ist dialogisch zu sehen, Selbstfindung ist nur in Bezug auf andere möglich, Therapeuten bringen ihre Bezugsrahmen *sowieso immer* mit ein, die Person ist keineswegs eine Monade, wie Rogers' Theorie nahelege, *organismische Erfahrungen* sollen durch vernünftiges Urteil, insbesondere im Austausch mit anderen, relativiert werden, und die *»fully functioning person«* ist nur ein kulturspezifisches Leitbild. Seitdem wurde in Europa interaktioneller gedacht.

Neben Finke (1999; 2004; 2008) schlagen bis heute vor allem flämische Autoren praktische Umsetzungen für interaktionelle Arbeit vor (van Kessel & van d. Linden, 1993a; 1993b; van Kessel & Keil, 2002; Vanaershot, Lietaer & Gundrum, 2008). Sie stellen selbst heraus, dass ihre Ideen denen zur Übertragungsdeutung in der Psychoanalyse ähneln. Auch das Konzept der hermeneutischen Empathie von Keil (1997) hat dazu Schnittmengen. – Im englischsprachigen Raum werden diese Entwicklungen trotz Carkhuffs und Truax' frühen Arbeiten wenig aufgegriffen. Mearns & Coopers ›working at relational depth‹ (2005), Barrett-Lennards (2013) ›relationship paradigm‹ und das Konzept der *Präsenz* (s. Kap, 3.3; Geller, 2013) wollen die Beziehung vertiefen. Bezugsrahmen von Therapeuten finden nur selten Eingang in Form von *Selbstöffnung.* Das ist bedauerlich, denn eine Begegnung von großer gegenseitiger Offenheit gegenüber dem eigenen Erleben schafft Nähe und so eine besonders freie *Selbstexploration.*

Auf den Punkt gebracht

Mit einer dialogischen Beziehung verfolgen wir mehrere Ziele:

- unsere besondere Präsenz und damit Beziehungstiefe, indem wir auch unser Erleben in die Gesprächssituation einbringen,
- eine weiterführende *Selbstexploration,* indem wir die Person mit unserem Bezugsrahmen oder dem von Gruppenmitgliedern konfrontieren,

- Beziehungsschemata der Person werden erfahrbar und womöglich sogar lebensgeschichtlich verstanden: Wir erfüllen nicht Beziehungserwartungen, sondern thematisieren sie.

Die Interventionsprinzipien heißen *Selbstöffnung, Konfrontieren* und *Unmittelbarkeit.* Wechseln Sie aber bei diesen Gesprächen stets mit *empathischen Reaktionen* ab. Bleiben Sie so in gutem Kontakt zum Bezugsrahmen der Person, mindestens die Hälfte der Zeit und der Interventionen. Fragen Sie auch, wie es der Person geht, wenn Sie Ihren Bezugsrahmen oder die Beziehung angesprochen haben. Selektieren Sie, um die Beziehung nicht zu beschädigen: Sagen Sie nicht alles, was in Ihnen vorgeht, aber das, was Sie sagen, soll wahr sein.

Eine dialogische Beziehung sollten Sie anbieten, wenn Sie eine gute begleitende, facilitative Beziehung aufgebaut haben. Das kann durch *empathische Reaktionen* und innerliches Mitschwingen schnell gehen. Dazu gehört auch, dass Sie Ihre eigenen Gefühle kongruent wahrnehmen: Erspüren Sie den Grad Ihrer *bedingungsfreien Wertschätzung* und gewinnen Sie Erfahrungen mit den eigenen Grenzen. Die begleitende Beziehung ist der Hauptmodus der Arbeit, und sie ist Ihre Basis, zu der Sie beim dialogischen Arbeiten immer wieder zurückkehren können und oft müssen.

Aus der Kunst

Mit dem Libretto für die Strauss-Oper »Ariadne auf Naxos« beleuchtete Hugo von Hofmannsthal 1912, wie die Person in zwischenmenschlichen Beziehungen verwurzelt ist; wir *sind* durch Beziehung und wandeln uns, auch wenn wichtige Beziehungen sich wandeln: Die verlassene Ariadne erwartet auf der Insel Naxos den Tod. In ihrer erwachenden Liebe zu Bacchus erlebt sie eine Verwandlung ihres Selbst durch die Beziehung: »Wie wunder-, wunderbar verwandelst du! … Was hängt von mir in deinem Arm? … Was bleibt, was bleibt von Ariadne?«

Und des gleichen erlebt sich Bacchus in der neuen Beziehung als verwandelt: »Ich bin ein anderer, als ich war!«

Und auch die ganz anders, leicht und spielerisch, den Herausforderungen des Beziehungslebens gegenüberstehende Figur der Tänzerin Zerbinetta erlebt diese Wandlung des Selbst durch eine neue Liebe: »Aber sind wir denn gefeit gegen die grausamen, entzückenden, die unbegreiflichen Verwandlungen? … Küsste er mir Stirn und Wangen, War ich von dem Gott gefangen – Und gewandelt um und um!«

Zum Reflektieren und Diskutieren

- Mit der eigenen Sicht zu einem Thema gegen eine fremde Sicht anzugehen, erleben wir oft als anstrengend. Gab es Situationen, in denen die andere Sicht konstruktiv, erhellend, bereichernd für Sie war und Ihren Bezugsrahmen differenzieren konnte? Wie hat die andere Person das geschafft?
- Wie versuchen Sie, andere für Ihre Sicht zu gewinnen, d. h. dass diese Teile Ihres Bezugsrahmens annehmen?
- Gibt es wiederkehrende Schemata Ihres Fühlens, Denkens und Verhaltens in wichtigen Beziehungen bei wichtigen Angelegenheit, z. B. Liebes- oder Machtthemen?

Lese-Tipp:

Buber, M. (1974, Orig. 1923). *Ich und Du* (8. Aufl.). Heidelberg: Lambert Schneider.

Shlien, J. M. (1990). Eine Gegentheorie zur Übertragung. In M. Behr, U. Esser, F. Petermann & W. M. Pfeiffer (Hrsg.), *Jahrbuch für personenzentrierte Psychologie und Psychotherapie Bd. 2* (S. 43–74). Salzburg: Otto Müller.

Film-Tipp:

Gott des Gemetzels (2012).

In dieser Schwarzen Komödie von Polanski eskaliert ein Gespräch zwischen zwei Ehepaaren, die den Konflikt zwischen ihren Kindern auf »vernünftige« Weise klären wollen. Durch groteske Vorwürfe, gegenseitiges Nichtverstehen und Besserwisserei entwickelt sich jedoch das Gespräch zunehmend zu einem Streitgespräch, das mehr und mehr aus dem Ruder läuft. Die angepasste Fassade der Beteiligten fängt an zu bröckeln und es werden immer ungenierter die unterschwelligen Motive, Gedanken und Gefühle ausgesprochen. Ein anschauliches Beispiel zum Thema unterschwelliges Erleben, Angepasstheit und Echtsein, Authentizität.

Web-Tipp:

Übungsmaterialien für Einzel- und Kursarbeit: www.igb-stuttgart.de/Übungen/

Kapitel 4
Schlüsselstellen im Ablauf von Gesprächen

Häufig kommen Personen zu uns, wenn sie bei einer wichtigen Entscheidung Unterstützung brauchen oder wenn sie mit einem psychosozialen Problem besser zurechtkommen möchten.

- Zu diesen *Entscheidungen und Problemen* zählen: Wahl des geeigneten Berufs, des geeigneten Partners oder des Wohnorts, Umgang mit Stress, Zeit- und Leistungsdruck, Umgang mit Problemen und Konflikten in der Herkunftsfamilie, in der Partnerschaft, mit den eigenen Kindern, im Studium oder im Beruf, Umgang mit gesundheitlichen Problemen, Umgang mit Verlusten wichtiger Bezugspersonen durch Trennung oder Tod.
- Bei anderen Personen steht das *Leiden an Symptomen* im Vordergrund. Die Betroffenen klagen unter anderem über: Schlafstörungen, Konzentrationsstörungen, Vergesslichkeit, körperliche Beschwerden, gedrückte Stimmung, Schwunglosigkeit, Grübeln, Ängste, abrupte Stimmungsschwankungen, Hassgefühle anderen oder sich selbst gegenüber, Suizidgedanken.

Wichtige Entscheidungen, persönliche und zwischenmenschliche Probleme sowie belastende psychische und körperliche Symptome sind gleichermaßen zentrale Gesprächsthemen in Beratungen und in Psychotherapien.

Wenn die Betroffenen vor einer wichtigen Entscheidung stehen oder psychosoziale Probleme ansprechen, geben wir selten einen direkten Rat und unterbreiten keine Lösungsvorschläge. Passende Informationen und sachliche Expertiseberatung (vgl. Kap. 6.2) halten wir zwar nicht zurück, aber sie sind nicht das Kernstück unserer Beratung. Dies liegt vor allem daran, dass wir die Klärung von Gedanken, Gefühlen und Wünschen anregen wollen. Wir möchten Klienten in die Lage versetzen, *eigene* Lösungen zu finden, Entscheidungen zu verantworten und psychosoziale Probleme *selbst* zu bewältigen. Wenn Klienten Hilfe suchen, erwarten sie allerdings manchmal Empfehlungen, was sie tun sollen. Das entspricht nicht der personzentrierten Arbeitsweise und ist häufig ineffektiv. Bei solchen Erwartungen ist es erforderlich, das Vorgehen zu erläutern. Wir sind dabei nicht dogmatisch und kommen den Vorstellungen der Klienten so weit entgegen, wie es die grundsätzliche personzentrierte Idee der selbstgesteuerten Veränderung erlaubt.

Auf dem Weg dorthin begegnen uns in Beratungsprozessen Schlüsselstellen, und wir als Fachkräfte müssen dort Weichen stellen. Dabei hilft uns eine Modellvorstellung über den Ablauf von Gesprächsserien; wir verstehen die Prozesse dann besser und können angepasster Hilfen anbieten. Unser Verlaufs-Modell beruht auf der Vorstellung, dass Beratungsprozesse in zwei Schritten ablaufen: erst das Suchen, Abwägen, Klären und grundsätzliche Entscheiden für eine Handlung, dann die Problembewältigung, d. h. Planen, Durchführen und Bewerten der Handlung (Heckhausen, Gollwitzer & Weinert, 1987; Grawe, 1998; 2005; Orlinski, Grawe & Parks, 1994).

Das Verschiedene der Modi *Klären* und *Problembewältigen* wird am Handlungsphasen-Modell von Heckhausen (Heckhausen, Gollwitzer & Weinert, 1987) besonders deutlich, es ist als »Rubikon-Modell« bekannt.

Der Begriff ›Rubikon-Modell‹ entstammt einer historischen Metapher: Der Rubikon ist ein kleiner Fluss in Italien, er wurde berühmt, als Julius Caesar ihn mit seinen Legionen überschritt. Sein Bewusstsein, dass er mit dieser folgenreichen Entscheidung sich zum Bürgerkrieg entschlossen hatte, zeigt sein berühmter Ausspruch »Alea jacta est« (der Würfel ist gefallen). Nach einer Phase des Abwägens und Zögerns gab es nun kein Zurück mehr, von nun an setzte er zielstrebig alles daran, den Krieg zu führen und zu gewinnen. Dieses historische Ereignis wählte Heckhausen et al. als Metapher für ihr Handlungsmodell. Der genaue Ort des historischen Rubikons ist übrigens unbekannt. Mussolini bestimmte schließlich einen der vielen kleinen Flüsse in der Region als den Rubikon.

Der psychologische Rubikon wird überschritten, wenn sich aus dem Abwägen, Befürchten und Wünschen ein Wollen gebildet hat. Dieser Prozess läuft selten streng zeitlich geordnet ab. Wenn bei der Planung oder Durchführung einer Handlung Probleme entstehen oder die betreffende Person aus anderen Gründen ins Zweifeln kommt, geht sie wieder zurück in die Planung. Deshalb ist es nicht sinnvoll, das Rubikon-Modell schematisch abzuarbeiten. Wir lassen es vielmehr »im Hinterkopf« mitlaufen, um zu identifizieren, wo der Prozess stockt und wo wir helfen können, Blockierungen aufzulösen. Das Verlaufsschema beschreibt insofern eher *Prozesselemente* als Phasen.

Box 4a: Theoretischer Hintergrund – Prozess-Modelle in der Beratung

Es gibt viele Beispiele für Prozess-Modelle, die sich ähnlich sind: Sie enthalten die Phasen Wählen, Planen, Handeln, Bewerten. Sie erfassen einen Ist-Zustand, klären Ziele, erstellen Pläne und geben Kriterien für die Überprüfung der Ausführung. Beispiele sind z. B. die Prozess-Handlungs-Modelle von Goldfried & D'Zurilla (1971), Egan (2001) oder Kanfer, Reinecker & Schmelzer (1996). Sie sind meist als Flussdiagramm mit Rückverbindung von jeder Phase zu jeder anderen gedacht.

Das Rubikon-Modell hat zwei Vorteile:

- Es lässt uns einen besonders wichtigen psychologischen Gesichtspunkt verstehen: Innere Prozesse, die während der Phase des Wählens ablaufen, sind grundsätzlich anders als die der Phasen des Planens, der Handlung und der Bewertung. Sie erfordern *unterschiedliche* Interventionen.
- Das Modell bietet einen Rahmen, um unterschiedliche schulenspezifische Vorgehensweisen zu integrieren.

Box 4b: Theoretischer Hintergrund – die Modelle von Grawe und Heckhausen

Grawe (2005) hat aus seinen Analysen empirischer Therapieforschung fünf Wirkprinzipien der Psychotherapie postuliert. Sie sollen Veränderungen verständlich machen. Grawe schlägt vor, sich eher an diesen Wirkprinzipien als an den von den Schulen vorgegebenen Methoden zu orientieren. Wir halten diese Wirkprinzipien auch für sehr hilfreich, um Beratungsprozesse zu verstehen. Wenn man verschiedene Schulen kombinieren will, können wir die einzelnen Techniken in ein gemeinsames Verlaufsmodell zusammenführen. Grawes Wirkfaktoren sind:

- *Die Qualität der Beziehung:* Sie trägt zwischen den Beteiligten bedeutsam zum Ergebnis bei.
- *Die motivationale Klärungsarbeit:* Der Prozess führt vom Nichtwissen zum Sich-selbst-Verstehen. Motive klären heißt, Gefühle und Widersprüche vereinbar zu machen, statt sich durch sie blockieren zu lassen.
- *Ressourcenaktivierung:* Sie lässt eigene Kräfte und Kompetenzen erleben, so dass Autonomie als möglich erlebt wird.
- *Problemaktualisierung:* Probleme und ihre Veränderungen sollen im Hier und Jetzt erfahrbar sein, emotional erlebt und aktuell bearbeitet werden.
- *Problembewältigung:* Die Person erfährt, dass sie selbst Probleme in Angriff nehmen und lösen kann. Wir unterstützen sie konkret dabei.

Die Arbeit mit den Wirkfaktoren *Beziehung, Ressourcenaktivierung* und *Problemaktualisierung* beschreibt, wie grundsätzlich gearbeitet wird. Sie treten gleichzeitig auf und können sowohl die Klärung wie die Problembewältigung charakterisieren. Die Prinzipien *Klärungsarbeit* und *Problembewältigung* treten in der Regel *nicht gleichzeitig* auf. Sie beschreiben innere Prozesse, die wir mit unterschiedlichem Vorgehen begleiten müssen.

Die psychologischen Prozesse vor und hinter dem Rubikon laufen nach verschiedenen Gesetzen ab.

Beispiel

Karin überlegt: »Soll ich Psychologie studieren oder vielleicht Medizin … hm … Psychologie interessiert mich sehr, aber ich habe auch etwas Bedenken wegen der Statistik … Medizin ist irgendwie sicherer, auch vielleicht handfester, und anerkannter, hm … aber mich interessiert Psychologie, was ich da gelesen habe, das war fesselnd … ich kann mir gut vorstellen als Psychologin in einer Beratungsstelle zu arbeiten … Vielleicht aber auch Sozialarbeit … ist nicht so lang … auch viel Psychologie … aber nicht abgehoben … z. B. beim Jugendamt.«

Achten Sie bitte auf die Melodie dieses Selbstgespräches: Es ist *langsam und suchend.* Die Aufmerksamkeit ist breit aufgefächert. Alle Aspekte werden akzeptiert, auch beängstigende oder weniger schmeichelhafte, wie z. B. Sozialprestige. Konkurrierende Motive, Bedenken, Ängste werden aufmerksam wahrgenommen, ausgehalten, in der Waage gehalten. Der Prozess ist realitätsorientiert; alle relevanten Aspekte werden gesucht, besonders die gefühlsmäßigen Empfindungen und Bewertungen. Um diese zu identifizieren, ist Langsamkeit, Selbstreflektion, innere Achtsamkeit nötig. Dieser Prozess verlangt Ruhe, ein Mindestmaß an Entspannung und die Fähigkeit Konfliktspannungen auszuhalten. Wer gestresst ist und von Gefühlen überflutet wird, kann verschiedene Wünsche schwer gegeneinander abwägen. Wichtige Entscheidungen sollten in Ruhe und nicht unter Druck getroffen werden; der Volksmund sagt: sie überschlafen.

Fortsetzung Beispiel

Als Karin diese Überlegungen lange genug durchgespielt hatte, kam sie schließlich zu einem Entschluss: »Soziale Arbeit! Ich will Sozialarbeiterin werden.« – Jetzt begann sie zu überlegen, wie sie dieses Ziel am besten erreichen kann, und ab diesem Zeitpunkt läuft ihr Selbstgespräch nach einer anderen Melodie: »Wo kann ich Soziale Arbeit studieren? Worin unterscheiden sich die verschiedenen Hochschulen? Wie muss ich mich bewerben? Woher bekomme ich die Bewerbungsunterlagen? Kenne ich jemanden in diesen Städten, an diesen Hochschulen? Wie viel Geld brauche ich? …«

Die Melodie dieses Selbstgespräches hinter dem Rubikon ist gänzlich anders: *schneller, die Aufmerksamkeit ist zielführend eingeengt, eher kognitiv betont.* Konkurrierende Motive werden nicht mehr wie in der ersten Phase gesucht, sondern ausgeblendet. Bedenken, die »Aber«, die immer wieder aufkommenden Ängste werden möglichst ignoriert bzw. lösungsorientiert und nicht motivational angegangen. Als z. B. während der Planungsphase die Angst auftaucht: »Hoffentlich ist Statistik nicht zu schwer?«, wurde in der motivationalen Phase von Karin realitätssuchend gecheckt: »Wie schwer ist die Statistik? Wen kann ich fragen? Kann ich mir ein Statistik-Buch angucken, Studenten der Psychologie fragen?«. In der Planungsphase fragte sie sich zielführend: »Wo gibt es Vorbereitungskurse für Statistik?«. Das Selbstgespräch in den aktionalen Phasen verläuft eher linear, »erstens, zweitens, drittens« und nicht so kreisend-suchend wie vor dem Rubikon. Hinter dem Rubikon sucht die Person *nicht möglichst viel* Realität, sondern *nur zielführende* Realität. Dieser Prozess ist *realisierungsorientiert.* Er kann schneller sein; Handlungsintentionen werden aktiviert; ein gewisses Ausmaß an forcierender, positiver Anspannung hilft; Gedanken und Pläne werden auf das Ziel hin ausgerichtet.

Die motivationalen Prozesse auf der einen Seite und die handlungsbezogenen Prozesse auf der anderen Seite können in der Regel nicht gleichzeitig ablaufen; sie vollziehen sich in einem unterschiedlichen mentalen Zustand und bedürfen unterschiedlicher Unterstützung durch uns. Machen Sie sich darum klar, auf welcher Seite des Rubikons der Arbeitsprozess gerade steht. Es kommt zu Verwicklungen, wenn Fachkräfte und Klienten sich auf verschiedenen Seiten des Rubikon befinden, d.h. wenn schnell und lösungsorientiert eine motivationale Klärung her soll oder wenn zaudernd und ewig zweifelnd ein gefasster Plan verwirklicht werden soll.

Für den Verlauf von Gesprächen schlagen wir hier ein Modell vor, das Ihnen eine Orientierung, d.h. eine Art Landkarte anbieten soll und zeigt, wo Sie sich mit Ihren Klienten gerade befinden. Es berücksichtigt die Rubikon-Metapher und die Wirkfaktoren nach Grawe. Dadurch lassen sich viele denkbare Interventionsformen, auch von anderen Schulen, einbinden.

Verstehen Sie die einzelnen Prozesselemente nicht als starren Ablauf, anders als die Rubikon-Metapher suggeriert ist im Ablauf Vor- und Zurückspringen möglich. Sie können sogar einzelne Elemente (z.B. Selbstklärung, Problemlösung, Handeln) im Gespräch überspringen oder nur kurz behandeln. Allerdings ist es sinnvoll, dass Sie wissen, wo bzw. mit welchen Aufgaben Sie gerade befasst sind, um Ihre Interventionen dem anzupassen. Wenn es z.B. um motivationale Selbstklärung geht, sind andere Interventionen und ein anderer Gesprächsstil von Nutzen, als wenn es um Problemlösungen oder um Rahmenvereinbarungen geht.

Box 4c: Das Modell – folgende Prozess-Elemente treten in den meisten Gesprächen bzw. Gesprächsserien auf

1. Kontakt aufnehmen und Rahmenbedingungen klären: Unter welchen Voraussetzungen werden wir gemeinsam arbeiten?
2. Eine Beziehung aufbauen: Wie werden wir miteinander arbeiten?
3. Die Beziehung festigen, Beratungsziele erörtern: Welche Ziele verfolgen wir?

4. Gefühle und Motive klären: Wir begleiten die Organisation der Erfahrung und deren Verarbeitung, z. B. »Was fühle ich im Kern?«, »Was will ich eigentlich?« und »Was kann ich nicht fassen?«
5. Planen und Üben: Lösungswege erörtern, Handlungen planen, Selbstverpflichtung unterstützen, Übungen fördern
6. Handeln
7. Bewerten und Verbessern
8. Beenden

Dieses Raster denken wir eher als ein Schema, das im Hintergrund mitläuft. Es soll helfen, passende Interventionsformen zu finden und störende zu vermeiden.

4.1 Kontakt aufnehmen und Rahmenbedingungen klären

Die ersten Schritte des *Beziehungsaufbaus* im Erstgespräch sind zunächst die *Kontaktaufnahme*, die *Problemschilderung*, die Kommunikation über *Wünsche des Klienten* und auch *deren Vorstellungen von Beratung oder Behandlung*. Zusätzlich wird gemeinsam der *organisatorische Rahmen festgelegt*, falls weitere Gespräche folgen sollen.

Wenn die Klienten in erster Linie psychosoziale Probleme schildern, können klassisch personzentriert Gefühle und Motive exploriert und auch angedacht werden, wie Erlebtes und Erkanntes in tatsächliches Handeln umgesetzt werden kann. Steht zunächst das *Leiden an Symptomen* im Vordergrund, müssen neben dem Explorieren von Gefühlen und Motiven auch Symptome und deren *medizinischer und/oder psychosoziale Hintergrund* erhoben werden.

Box 4.1: Kontroverse Debatte – das Verhältnis von Diagnostik, dem Bezugsrahmen von Klienten und dem Beziehungsaufbau

Fragen *zu Symptomen sowie deren Einordnung* werden gemeinsam mit Fragen der Diagnostik, des *störungsbezogenen Inkongruenzerlebens* und der *störungsbezogenen Empathie* im zweiten Band dieses Buches thematisiert. *Vorweg:* Wenn wir die Person aus ihrer eigenen Wirklichkeit heraus verstehen, scheint wenig Raum zu sein für Diagnosen, die objektivieren, und Störungskategorien. Diagnosen stellen dem Bezugsrahmen des Klienten einen fremden Bezugsrahmen an die Seite. Und in der Tat hatte Rogers im Zuge der harten fachlichen Kontroversen seiner Zeit sogar provokant vorgeschlagen, auf Diagnostik ganz zu verzichten. Er wollte die Person nicht mit psychopathologischen Begriffen belegen, stattdessen sie aus sich selbst heraus und als einzigartig verstehen. Tenor: Wir beanspruchen nicht das Recht, Klienten-Sorgen in einem vorherrschenden psychopathologischen Diagnosesystem zu verorten. Jede Person konstruiert ihre soziale Realität, um in dieser zu leben. Diagnosen sind aber soziale Konstruktionen aus dem Bezugsrahmen der vorherrschenden Fachexpertise. Sie anzuwenden ist ein politischer Akt. Die Person würde in ein vorherrschendes Deutungssystem menschlichen Verhaltens und Erlebens eingeordnet. Rogers hat sich für diese allgemein politische Dimension der sozial-konstruktivistischen Theorie weniger interessiert als einige seiner Nachfolger (Schmid, 2013; Proctor, Sanders, Cooper & Malcolm, 2006). Ihm ging es als Vordenker der humanistischen Psychologie eher um die Einzigartigkeit der Person. Um diese zu fördern, erschienen ihm Diagnosen eher hinderlich.

Wie wir heute diagnostisches Vorgehen verstehen, hat nichts mehr mit dem zu tun, wovon sich Rogers so scheinbar radikal abgrenzte. In einem sehr empathischen, kooperativen Prozess wollen wir die Vielfalt der Erlebnis- und Verhaltensweisen in eine auch für Betroffene sinnvolle und verstehbare Ordnung bringen (vgl. auch Fähndrich & Stieglitz, 2016, S. 12, 49). Mehr in Bd. 2.

Vor dem eigentlichen Gespräch ist es sinnvoll, wenn Sie sich mit Namen, Beruf und Funktion in der Institution vorstellen und in allgemeiner Form auf die Verschwiegenheitspflichten hinweisen. In manchen Situationen, z. B. bei sehr großer Unsicherheit des Klienten, bei schambesetzten Themen und spürbarer Angst, kann es sinnvoll sein, nicht sofort auf das Anliegen des Klienten zu sprechen zu kommen, sondern zuerst nach alltäglichen Dingen zu fragen, z. B. mit den Worten:

»Bevor wir auf Ihr Anliegen zu sprechen kommen, möchte ich Sie bitten, etwas zu sich als Person zu sagen, wie Sie leben, und was Sie so im Alltag tun.« An diese Frage kann sich ein erstes Gespräch über die Wohnsituation, die berufliche und die persönliche Situation anschließen.

Die eigentliche Gesprächseröffnung kann auf sehr unterschiedliche Weise erfolgen:

Carl Rogers sagte zu Beginn seines Gesprächs mit Gloria (1965): »Nun, wir haben eine halbe Stunde, und ich weiß wirklich nicht, was wir daraus machen können, aber ich hoffe, wir werden etwa daraus machen. Ich bin an allem interessiert, worüber Sie sich Sorgen machen.« (Amerikanisches Original: »I'd be glad to know whatever concerns you.«)

Diese Gesprächseröffnung beinhaltet eine offene Einladung an Gloria, über alles zu reden, was sie beschäftigt. Er nimmt keinen Einfluss auf mögliche Gesprächsthemen und deutet noch nicht einmal an, ob es im Gespräch um persönliche oder zwischenmenschliche Probleme gehen sollte. Ein solches Vorgehen ist sinnvoll bei Personen, die wissen, über was sie reden möchten. Bei anderen Personen in anderen Situationen kann es jedoch irritierend sein. Je schwerwiegender das Problem ist, das zur Kontaktaufnahme geführt hat, desto eher kann eine derartige Gesprächseröffnung als verharmlosend erlebt werden.

Zur Frage der Vorinformationen

Ohne sie bietet sich die direkte Frage nach dem Anlass des Gesprächs an, z. B. mit der neutralen Formulierung: »Was führt Sie zu mir – in unsere Beratungsstelle – unsere Praxis – unsere Klinik?«. Sie können das auch direkt ansprechen, z. B.: »Leider habe ich überhaupt keine Vorstellung darüber, was Sie zu uns führt, aber ich denke, Sie können mir etwas dazu sagen.«

Bei *groben Vorinformationen* können Sie z. B. Folgendes formulieren: »Sie hatten schon am Telefon gesagt, dass Sie sich wegen … Sorgen machen?«

»Wenn Sie zu mir kommen, nehme ich an, dass Sie aktuell in Probleme hineingeraten sind, … dass es Ihnen in letzter Zeit nicht besonders gut gegangen ist …, dass Fragen aufgetreten sind, auf die Sie eine Antwort suchen.«

Falls *viele Vorinformationen* zur Verfügung stehen, kann das Gespräch mit einer Zusammenfassung dessen eröffnet werden: »Ich versuche, zusammenzufassen, was ich von Ihnen weiß … – Beispiele:

- »Sie haben Ihre Schule abgeschlossen, das war gar nicht so schwer, und mit den Noten sind Sie zufrieden. Aber jetzt fragen Sie sich, wie es jetzt weitergehen soll, und da können Sie sich einfach nicht entscheiden.«
- »Sie sind seit sechs Jahren verheiratet, Ihr Mann trinkt immer wieder ziemlich viel, und wenn er betrunken ist, schlägt er Sie und manchmal auch die Kinder. Bisher haben Sie immer geglaubt, es wird besser, aber jetzt haben Sie die Flucht ergriffen und sind erleichtert, dass Sie hier im Frauenhaus sind.«
- »Sie schlagen sich schon seit Jahren mit Ängsten herum, Sie fühlen sich unwohl, wenn zu viele Menschen um Sie herum sind. Volle Busse und U-Bahnen würden Sie am liebsten gar nicht betreten, und manchmal müssen Sie sich überwinden, überhaupt aus dem Haus zu gehen?

Ist das richtig?«

Jetzt ist Gelegenheit, diese Probleme oder das Anliegen ausführlich zu schildern. Um den Bezugsrahmen der Person tiefer zu verstehen, begleiten wir dies fortlaufend mit empathischen Reaktionen, aber auch ggf. mit sachlichen Nachfragen, auch zur Beschwerdedauer z. B.: »Seit wann bestehen diese Probleme?«, »... geht es Ihnen nicht mehr gut?«, »... gehen Ihnen diese Fragen nicht mehr aus dem Kopf?«. Es kann sein, dass die Probleme, Symptome oder Fragen erst seit kurzer Zeit bestehen und einen klar erkennbaren Auslöser haben; es kann aber auch sein, dass die Probleme schon sehr früh in der Kindheit oder in der Jugend aufgetreten sind. Das ist wichtig, denn vor kurzem aufgetretene Probleme fühlen sich anders an als lange bestehende. In dieser Phase des Gesprächs klärt sich meist schon, ob das Beratungs- bzw. Therapieangebot und das Anliegen des Klienten zusammenpassen. Auch das kann ein wichtiges Ergebnis sein.

- Je nach *institutionellem Rahmen,* z. B. Auftrag des Arbeitgebers, Konzept der Beratungsstelle oder Klinik usw. werden beim Erstgespräch Rahmenbedingungen vereinbart. So muss es z. B. in der Klinik Einigung geben über die Dauer und Häufigkeit der Sitzungen, Offenheit von Auskünften an Angehörige, Datenschutz, Schweigepflicht usw. Meist ist es sinnvoll, diese Themen erst am Ende einer Beratung zu besprechen, um zunächst einen guten Kontakt zum Klienten aufzubauen, zu klären, ob man zusammenarbeiten will, und um nicht gleich bei formalen Fragen hängenzubleiben.
- Der *Gesprächsstil* zu diesen Themen ist ein respektvoller, fairer und transparenter Verhandlungsstil. Formulieren Sie Bedingungen als Teil Ihres Angebotes und nicht als zu befolgende Vorschrift. Es ist wichtig, dass sie klar und eindeutig sind: Die Person muss Sie verstehen, bevor Sie der Zusammenarbeit zustimmt. Wir sind meist nicht selbstlose, ›gute‹ Helfer, sondern verdienen unser Geld damit. Klienten haben selbstverständlich die Möglichkeit, zu unserem Angebot Ja oder Nein zu sagen oder etwas anderes vorzuschlagen. Erstgespräche dienen dazu, dass beide überprüfen, ob sie zueinander passen, ob die Person Ihr Angebot zur Klärung oder Lösung ihrer Probleme nutzen kann. Zu Rahmenbedingungen gehört ebenfalls, dass wir für eine störungsfreie, angenehme Atmosphäre sorgen, in welcher sich alle wohlfühlen und konzentrieren können.
- *Die problematische Wirkung von Bedingungen und Verträgen.* Die Schwierigkeit für personzentrierte Gespräche ist, dass Sie etwas anbieten, das der Klient nicht kennt und das man aber auch nicht ohne Weiteres erklären kann. Wir können deswegen bereits im ersten Gespräch sozusagen ein Muster unserer Arbeitsweise geben: Beginnen Sie mit einem klassischen personzentrierten Gespräch. Wenn Sie den Eindruck gewonnen haben, dass die Person eine Vorstellung von Ihrem Gesprächsangebot entwickelt hat, fragen Sie, ob die Art und Weise, wie dieses Gespräch abgelaufen ist, für sie in Ordnung war

und ob sie sich vorstellen kann, weitere Gespräche in dieser Form zu führen (Eckert, 2006, S. 194).

4.2 Die Beziehung aufbauen – Wie werden wir arbeiten?

Zu Beginn eines Beratungs- oder Therapieprozesses ist es wichtig, dass wir miteinander klären, in welcher Form und mit welchem Ziel wir zusammenarbeiten wollen. Die Entwicklung der Beziehung ist oft ein besonders schwieriger Teil und sein Gelingen entscheidet über die Wirkung der Gespräche. Widmen Sie diesem Prozess darum besondere Aufmerksamkeit. Dazu gehört das »Wie« und das »Wozu«: »Wie wollen wir miteinander arbeiten?« und »Zu welchem Ziel soll unsere Arbeit führen?« (Kap. 4.3).

Die meisten Hilfesuchenden wissen nicht, wie personzentrierte Gespräche ablaufen, sie orientieren sich an dem, was sie gehört oder gelesen haben, oder an dem, was sie aus Film und Fernsehen kennen (z. B. *»Bei Psychologen bekommt man keine Ratschläge«*, oder auch *»Der kennt sich aus mit Problemen und weiß, was gut für mich ist.«*). Insofern muss sich die Art, miteinander zu arbeiten, erst entwickeln.

In der Alltagspraxis kann es durchaus zu sehr unterschiedlichen Vorstellungen der Zusammenarbeit kommen und dadurch zu Verwicklungen.

Beispiel

Kl.: »Ich weiß wirklich nicht, was ich tun soll, ich komme mit meinem Chef nicht klar, immer wieder lass ich mir zu viel Arbeit aufpacken. Ich weiß, ich sollte nein sagen, aber irgendwie lasse ich mich immer überrumpeln.« Die Klientin guckt den Berater erwartungsvoll an.

Ber.: »Obwohl Sie wissen: Ich sollte Halt sagen, aber irgendetwas hindert Sie daran.« Auch der Berater guckt die Klientin interessiert an.

Die Klientin könnte ihre Gedanken und ihr Anliegen, wenn sie sie aussprechen würde, so beschreiben: *»Ich schildere jetzt mein Problem und Sie sagen mir die Lösung. Sie sind der Fachmann.«* Das Beratungsangebot könnte sein: *»Ja, ich akzeptiere Ihr Problem, so wie es ist, ohne es zu bewerten. Lassen Sie uns gemeinsam schauen, welche weiteren, vielleicht noch nicht ganz klaren Gedanken, Gefühle, Empfindungen Sie mit dem von Ihnen eben Gesagten verbinden?«*

Wir beleuchten hier das verblüffende Phänomen, dass eine personzentrierte Haltung eigentlich ein *relativ unflexibles Beziehungsangebot* sein kann. Da es eine notwendige therapeutische oder beraterische Bedingung darstellt, bleibt uns wenig Spielraum. Das bedeutet, wir werden auf der Beziehungsebene unsere Vorstellung immer wieder versuchen durchzusetzen. So sehr wir inhaltlich dem Klienten folgen können, so wenig flexibel verändern wir unser Bearbeitungsangebot. Dies kann dazu führen, dass ein Klient immer noch mehr auf seine Vorstellung der Beziehung drängt, im obigen Beispiel sah das so aus:

Beispiel Fortsetzung

Kl.: (guckt hilfesuchend): »Es ist wirklich sehr schlimm. Ich bin völlig fertig, ich weiß wirklich nicht, wie es weitergehen soll!«

Der Beziehungswunsch der Klientin besteht darin, immer mehr den Appell *»Jetzt gib mir Ratschläge!«* zu betonen. Und natürlich sollten wir nicht rigide auf unserem bisher gezeigten Beratungsangebot bestehen, sondern in irgendeiner Form auf diesen wiederholten Appell inhaltlich und auf die Beziehungsebene eingehen. Wie kann das gehen? Ein interessantes Beispiel zu diesem Abstimmungsprozess gibt uns Rogers in einer seiner berühmtesten Demonstrationen, dem Gespräch mit Gloria.

Beispiel Gloria

Gloria war zwar eine therapieerfahrene Klientin, aber es kam offensichtlich zu einer Art Clinch, zu einem zunächst impliziten Kampf um die Bearbeitungsweise. Die Auflösung brauchte eine Weile: Gloria war eine junge Frau nach einer Scheidung, die über Schuldgefühle sprach, weil sie ihrer Tochter ihr sexuelles Leben verschwieg.

Kl.: Ja, ich glaube, da muss ich auf der Hut sein. Ich erinnere mich, wie ich ein kleines Mädchen war, wie ich zum ersten Mal herausfand, dass meine Mutter und mein Vater miteinander schliefen, das war schmutzig und schrecklich, und ich konnte sie für einige Zeit nicht mehr ausstehen. Und ich weiß nicht – trotzdem nicht …

Rogers: Ich wünschte aufrichtig, ich könnte Ihnen die Antwort geben, was Sie ihr sagen sollten.

Kl.: Ich habe befürchtet, dass Sie das sagen würden.

Rogers: Denn was Sie wirklich brauchen, ist eine Antwort.

Kl.: Ich will vor allem wissen, ob es sie treffen würde, wenn ich völlig aufrichtig und offen zu ihr wäre …

Und etwas später im Verlauf des Gesprächs

Kl.: Richtig. Ich habe das Gefühl, dass Sie bloß dasitzen und mich schmoren lassen: Ich möchte, dass Sie mir helfen, meine Schuldgefühle loszuwerden. Wenn ich meine Schuldgefühle loswerde dar-

	über, dass ich lüge oder mit einem Mann ins Bett gehe und dergleichen mehr, nur dann kann ich mich besser fühlen.
Rogers:	Ich würde gerne sagen: »Nein, ich will Sie nicht schmoren lassen!«, doch habe ich andererseits das Gefühl, dass es sich hier um eine so persönliche Angelegenheit handelt, dass ich unmöglich an Ihrer Stelle antworten kann. Aber ich möchte jedenfalls versuchen, Ihnen zu helfen, dass Sie sich zu Ihrer eigenen Antwort hinarbeiten. Ich weiß nicht, ob Sie darin einen Sinn erkennen, aber ich meine es ernst.
Kl.:	Nun, ich bin Ihnen dankbar, dass Sie das sagen. Es klingt, als meinten Sie es wirklich ernst. Jetzt weiß ich nicht einmal, wohin ich gehen soll. Ich habe geglaubt, mich durch einen Großteil meiner Schuldgefühle ganz schön hindurchgearbeitet zu haben … (Rogers, 1999, S. 168ff.)

Nach dieser Beziehungsklärung geht die Klientin auf ihre inneren Konflikte ein und wird deutlich selbstexplorativer. Rogers hat also auf die Appelle der Klientin, ihr Ratschläge zu geben (was seinem Beziehungsangebot widerspricht), geantwortet mit:

- *Bedingungsfreie Wertschätzung und Empathie auch gegenüber ihren Appellen:* »Denn was Sie *wirklich* brauchen, ist eine Antwort«, damit aber angedeutet, dass sie sich diese Antwort selbst geben muss. Später in diesem Gespräch kommen Rogers und Gloria noch zweimal auf diese Frage zurück.
- Danach hat er nicht weiter empathisch reagiert – seinem bisherigen vorherrschenden Beziehungsangebot, stattdessen ist er fortgefahren mit *Selbstöffnung und engagierte Beziehungsklärung,* z. B. »Ich wünschte aufrichtig, ich könnte Ihnen die Antwort geben, was Sie ihr sagen sollten«. Dabei sagt er nicht nur, dass er keine Ratschläge gibt, sondern zeigt sehr offen, wie sehr er sich darum bemüht, die Klientin zu unterstützen, wie engagiert er ist, trotz aller Unsicherheit, die sich durch sein Beharren zwischen ihnen ergibt.

Auf der inhaltlichen Ebene, die hier eine Meta-Diskussion wird, *erklärt er sein Beratungsangebot:* »Ich würde gerne sagen: ›Nein, ich will Sie nicht schmoren lassen!‹, doch habe ich andererseits das Gefühl, …« (s. oben).

Box 4.2: Auf den Punkt gebracht – Beziehung und Arbeitsweise

Zeigen Sie bei einem Clinch um die Arbeitsweise Empathie und Wertschätzung gegenüber dem Beziehungswunsch der Person sowie den dahinterstehenden Bedürfnissen und begründen Sie im Gespräch Ihr Angebot in Form von Selbstöffnung, z. B.: »Ich bin sehr daran interessiert …« – »Ich meine es ernst …«. Die Entwicklung einer Beziehung ist oft der schwierigste Teil einer Beratung. Sie kann längere Zeit in Anspruch nehmen und wenn eine Beratung misslingt, dann sehr häufig, weil keine tragfähige Beziehung entstanden ist. Es ist wichtig, dass Sie sich bei alledem sehr engagiert und interessiert an Ihrem Gegenüber zeigen, damit dieses die Zurückweisung ihres Beziehungsangebotes nicht als Zurückweisung einer Beziehung ansieht. Wenn es zu Irritationen kommt, nutzen Sie die Selbstöffnung und Erläuterung der Arbeitsbeziehung im Rahmen einer Beziehungsklärung.

Im Idealfall prüfen Sie und Ihr Klient am Ende der Anfangsphase gemeinsam, ob sie miteinander arbeiten können, ob sich also eine Arbeitsbeziehung entwickelt hat. Dazu können Sie nach etwa 30 Minuten des Erstgespräches, z. B. wenn der Klient *Symbolisierungen* bzw. einen *Felt Shift* (Kap. 5.1) erlebt hat, das Gespräch unterbrechen und gemeinsam überlegen, ob diese Art Gespräch ihn weiterbringt.

Beispiel

Beraterin und Klientin haben etwa 30 Minuten miteinander gearbeitet, die Beraterin hat den Eindruck, dass der Klient jetzt einen Felt Shift erlebt.

Ber.: Können wir das Gespräch hier unterbrechen?

Kl.: Ja.

Ber.: *(nach einer kurzen Pause):* Wenn Sie noch einmal auf unser bisheriges Gespräch zurückschauen … was erleben Sie jetzt im Moment als das Wichtigste?

Kl.: *(nach einer Pause des Nachspürens):* Dass Sie mich verstanden haben. … Ja auch, dass ich das mit meinem Sohn jetzt nicht so verkrampft sehe, aber nee, das Wichtigste ist, dass ich mich hier nicht so als Versagermutter fühle.

Ber.: Hm, ja, so wie wir jetzt miteinander geredet haben, so sieht die Arbeit hier aus. Denken Sie, dass Sie das weiterbringt oder dass es Sie eher nicht weiterbringt?

Kl.: *(überlegt, ruhig, nachdenklich, klar):* Ja, ich habe das Gefühl, das bringt mich weiter, ja sicher … Was ich aber jetzt noch nicht weiß: Soll ich meinen Sohn an einer anderen Schule anmelden? … ja aber es drängt mich nicht mehr so, ich würde es gerne so das nächste Mal besprechen.

Der Verlauf dieser Meta-Diskussion ist wahrscheinlich ein Zeichen für eine relativ gute Entwicklung einer Arbeitsbeziehung, *im Gegensatz* zu folgender Antwort.

Ber.: Ja, so wie wir jetzt miteinander geredet haben, so sieht die Arbeit hier aus. Denken Sie, dass Sie das weiterbringt oder dass es Sie eher nicht weiterbringt?

Kl.: *(sofort, sehr hilfesuchend):* Ja, ich brauch unbedingt Hilfe, ich weiß jetzt immer noch nicht, was ich tun soll. Es ist alles so schrecklich.

Die Klientin in dem letzteren Beispiel hat anscheinend nicht überprüft, ob ihr das Beratungsangebot selbst geholfen hat. Weder sie noch der Berater wissen dies also. Hier sollte im weiteren Verlauf besonders sorgfältig darauf geachtet werden, ob die Klientin Fortschritte *erlebt.* Letztlich werden durch die hier vorgeschlagenen Interventionen die ›Passungen‹ überprüft, d.h. wie Klient und Berater in ihren persönlichen Eigenschaften sowie wie die angewandte Methode und das Problem zueinander passen.

Die Entwicklung der Beziehung sehen wir als Kern der personzentrierten Arbeit an. Sie ist nicht nur Voraussetzung, Sie ist *das* Kernstück von Therapie und Beratung. Besonders fruchtbar ist dieser Prozess, wenn er als nicht so einfach erscheint und wachsen muss, wenn es also der Reflexion und Klärung der Beziehung bedarf. Durch diesen immer einmaligen Prozess des Aufeinander-Einstimmens, der nie Routine sein kann, lernen wir, bisherige Erlebens- und Verhaltensmuster zu erweitern.

4.3 Die Beziehung festigen: Welche Ziele wollen wir gemeinsam erreichen?

Zur Entwicklung einer Beziehung gehört auch eine explizite oder implizite Einigung über die zu erreichenden Ziele. Dies klingt leichter, als es sich mitunter in der Praxis erweist. Man kann z.B. vor Beginn der Beratung Ziele über einen Fragebogen erheben, z.B. mit der Goal-Attainment-Scale (GAS) (Kiresuk & Sherman, 1968). Ziele, welche Klienten benennen, sind manchmal sehr vage, oder sie sind unrealistisch. Auch besteht oft ein Problem darin, dass die Person nicht so genau weiß, was sie erreichen will. Ein Grund sind ihre ambivalenten Gefühle. Die Person benennt zu Beginn das Ziel, das *einem Teil* des inneren Konfliktes entspricht, meist den ›vernünftigen‹, sozial erwünschten Teil, während der andere Teil in der Ambivalenz ausgeblendet wird. Im weiteren Verlauf der Gespräche stellt sich dann oft heraus, dass die Person, obwohl sie weiß, wie sie die Ziele erreichen könnte und auch die Fähigkeiten dazu besitzt, dieses Wissen nicht umsetzt. Sie kann sich z.B. nicht ›überwinden‹ und versteht nicht, warum sie so inkongruent ist. Die Denkfigur in einem solchen Gespräch läuft dann ab nach dem Schema: »Obwohl Sie wissen, dass … irgendetwas in Ihnen empfindet ganz anders«.

Das vordringlichere Ziel der Gespräche ist dann zunächst eine motivationale Klärung. Dies ist sehr häufig Ziel des personzentrierten Vorgehens. Dabei können Sie sich auch durch eine Frage oder Bemerkung vergewissern, dass dasselbe Ziel angestrebt wird, z. B.: »Wollen Sie herausfinden, warum Sie sich nicht trennen können, obwohl es Ihnen so vernünftig erscheint?«, oder: »Geht es Ihnen darum, zu klären, ob Sie sich trennen wollen oder ob Sie bei ihrem Mann bleiben wollen?«. Natürlich ändern sich Ziele im Laufe der Gespräche; gerade darum und weil sie immer wieder nicht genau feststehen, ist es so wichtig, die Ziele immer wieder zu thematisieren.

Blenden Sie allerdings während der klärungsorientierten Phase des Gespräches die Ziele aus. Wir haben keinen Fahrplan, um diese Ziele zu erreichen, sondern wir vertrauen darauf, dass die Person diese Ziele durch Selbstexploration ohne unsere Steuerung erreicht. Aber in Zwischenbilanzen oder Reflektionen über die Gespräche ist es sinnvoll, sich zu vergewissern, ob die Person ihr Beratungsanliegen gewahrt sieht. Wenn als Ziel die Bewältigung eines Problems vereinbart wird, und wir diese Art von Ziel nicht von vornherein ablehnen, dann sollten wir beachten, dass diese bewältigungsorientierten Ziele *konkret, erreichbar, sinnvoll bzw. funktional und überprüfbar* sind.

Konkrete Ziele

Wenn Ziele sehr vage sind – z. B. »Ich will in meinem Leben besser zurechtkommen« –, können Sie um Konkretisierung bitten: »Woran könnten wir beide erkennen, dass Sie besser als jetzt in Ihrem Leben zurechtkommen?« (GAS), oder Sie können um eine Einschätzung der Belastung durch die Probleme auf einer Skala bitten.

Erreichbare Ziele

Unerreichbare Ziele helfen manchmal, sich davon zu entlasten, den mühsamen Veränderungsprozess zu beginnen. Die Grandiosität des Plans steht in kränkendem Gegensatz zur Schwierigkeit, überhaupt anzufangen.

> Ich möchte werden wie Mick Jagger, Julia Roberts …
> Ich möchte ein stets glücklicher Mensch werden.

Regen Sie realistische Teilziele oder Erstziele an. Thematisieren Sie ggf. die Funktion unrealistischer Ziele als Ausdruck der eigenen Ambivalenzen.

Sinnvolle/funktionale Ziele

Manchmal ist das angestrebte Ziel ein Teil des Problems, z. B. die direkte Veränderung einer anderen Person: »Wie kann ich meinem Mann klarmachen, dass er mehr Gefühle zeigen muss?«. Es wäre etwas gewagt, das Verhalten einer dritten Person verändern zu wollen. Was können Sie darauf antworten? Eine von vielen Möglichkeiten ist:

Beispiel
»Was halten Sie davon, wenn Sie versuchen herauszubekommen, was *Sie* tun können, wenn Ihr Mann zu wenig Gefühle zeigt und Sie darunter leiden.«

Ebenso ist es oft wenig erfolgversprechend, direkt Gefühle zu verändern.

Beispiel
Wenn ein Klient angibt: »Ich will lernen, ohne Angst jemanden anzusprechen«, können Sie vorschlagen: »Was halten Sie davon, wenn wir zunächst schauen, ob Sie *mit* Angst jemanden ansprechen können. Ich glaube, das kann man zunächst einfacher erreichen.«

Eine Alternative ist es, gemeinsam mit dem Klienten von einer schnellen Lösung zu träumen: »… und es wäre so schön, wenn sich all Ihre Ängste einfach in Luft auflösen könnten?«.

Der Klient hat fast keine andere Möglichkeit, als zu antworten: »Aber das wird so nicht gehen.«

Darauf könnte sich als nächste Intervention anschließen: »Irgendwie wissen Sie, dass das ein ganz mühevoller Weg wird«.

Überprüfbare Ziele

Mögliche Frage: Woran würden Sie oder ich merken, inwieweit Sie das Ziel erreicht haben? Weitere Möglichkeiten werden in Kapitel 5.6 über das lösungsorientierte Arbeiten diskutiert.

Ziele ändern sich

Gerade wenn es um Selbstklärung geht, ändern sich die Ziele im Laufe der Gespräche immer wieder. Dies ist meist ein Zeichen für einen fruchtbaren Prozess. Regen Sie in bestimmten Abständen Zwischenbilanzen an. Sie helfen, diese Veränderungen zu verfolgen.

Beispiel
Auch wenn es am Anfang in der Beratung anscheinend um Problembewältigung geht, kann sich dies im weiteren Verlauf als Irrtum herausstellen. Die

Bewältigung scheitert an widersprüchlicher Motivation und das vordringlichere Ziel ist eine Klärung.

Beraterin (S. V.): Zu Beginn meiner Tätigkeit in der Studienberatung haben wir uns voller Eifer nach gebührender Verhaltensanalyse mit den Studierenden, die mit Arbeitsstörungen und Prüfungsängsten kamen, auf Arbeitstechniken konzentriert, also bewältigungsorientierte Ansätze verfolgt. Unsere Vorschläge für bessere Arbeitstechniken, Pläne, Pausen, Verstärkung usw. wurden zunächst auch von den meisten Studierenden begeistert aufgenommen, doch häufig hörten wir in den folgenden Stunden Sätze wie »Obwohl ich weiß, ich muss mich morgens hinsetzen, irgendwie geht es nicht«. Es ging also offensichtlich um motivationale Klärung, wir waren mit dem zweiten Schritt gestartet und mussten wieder zurück auf die Seite vor dem Rubikon.

Weniger gut fassbare Ziele

Manchmal geht es um Ziele wie die Integration eines traumatischen Erlebnisses. Äußerungen wie »Ich bin fassungslos« oder »Nichts ist mehr wie es früher war« weisen darauf hin. Oder es geht um Begleitung und Unterstützung in einer schweren Situation wie nach dem Tod eines Partners oder während einer tödlichen Erkrankung. Gerade in solchen Fällen sind unsere personzentrierten Gespräche besonders geeignet. Uns sollte allerdings klar sein, dass es in solchen Fällen nicht in erster Linie um motivationale Klärungen und die Auflösung von Inkongruenzen geht.

4.4 Gefühle und Motive klären: die klassische personzentrierte Arbeit

Motivationale Klärung oder Klärungen zum Selbstkonzept und zu Gefühlen sind meist der Schwerpunkt des personzentrierten Ansatzes: Die Person fragt sich z. B.: Wer bin ich? Was will ich eigentlich? Warum kann ich mich nicht entscheiden, was blockiert mich? Was hindert mich, einen gefassten Entschluss durchzuführen? Wir unterstützen Klienten mit den klassischen Interventionsformen des 3. Kapitels, aber auch mit jeder anderen Möglichkeit, welche die Selbstexploration eines Klienten fördert, siehe Kapitel 5. Zu dieser Komponente gehören auch Anliegen, die weniger von einem inneren Konflikt bestimmt sind als von einem Zustand, in dem Personen etwas nicht verarbeiten können.

Beispiele

- »Ich weiß, er hat mich verlassen, aber ich kann es nicht begreifen, ich denke immer, was hätte ich anders machen sollen, warum habe ich nichts gemerkt.«
- »Ich kann mich nicht damit abfinden, obwohl ich es nicht ändern kann!«

Hier hilft besonders das aufmerksame, ernsthafte Zuhören, das Halten und Aushalten ohne Aktionismus. Manchmal unterschätzen wir, wie wichtig wir unseren Klienten als ruhige aufmerksame Zuhörer sind. Besonders dann, wenn diese von ihren zutiefst verstörenden Erlebnissen berichten. Das Beziehungs- und Bearbeitungsangebot ist: »Ich begleite Dich. Ich bleibe bei Dir. Ich versuche mit Dir zu fassen, was Dir passiert ist.« Siehe auch Bd. 2.

Wenn die Person solche Anliegen verfolgt, spielen die Prozesselemente Planen/Üben und Handeln keine Rolle. Einige Vertreter des personzentrierten Ansatzes denken, dass die Selbstklärung als klassisches Vorgehen des PZA ausreicht (z. B. Biermann-Ratjen, Eckert & Schwartz, 1997; auch Bohart 2004; 2013; Landreth, 2002), andere, z. B. Tausch, Lietaer, Vanaershot, Gendlin, Greenberg, Elliott, Watson, ergänzen diese klassischen Personzentrierten Therapie- und Beratungsphasen durch weitere Techniken. Wie auch immer, nimmt dieses Prozesselement den größten Raum in unserer Arbeit ein.

4.5 Planen und Üben: Lösungswege erörtern, Handlungen planen, Übungen fördern

Die Phase der konkreten Problembewältigung kann, muss aber nicht in der personzentrierten Arbeit auftauchen. Das Angestrebte wird ggf. je nach Wunsch des Klienten geplant. Es können z. B. zunächst die Lösungsmöglichkeiten zusammengetragen werden, die die Person selbst kennt, dann auch weitere Möglichkeiten gesucht werden. Ihre Vorschläge sind eher anregend, suchend, an den Motiven der Person orientiert, die Bewertung der Vorschläge wird der Person überlassen.

Beispiele: Lösungswege erörtern

- Und wenn Sie Ihren Mann bitten würden, einmal in der Woche die Kinder ins Bett zu bringen, damit Sie zum Volleyball-Spiel könnten, käme das für Sie in Frage? – Statt: Einmal in der Woche sollte aber Ihr Mann die Kinderbetreuung übernehmen!
- Manche Paare vereinbaren für die Verhandlung schwieriger Konflikte grundsätzlich eine bestimmte Zeit, um sich ungestört austauschen zu können.

- Ein Paar, das ich kenne, hat vereinbart, einen Streit so kurz wie möglich zu halten. Sie haben sich außerdem verpflichtet, dass dann jeder am nächsten Tag dem anderen einen Lösungsvorschlag unterbreitet.
- Manche Studenten können nur am eigenen Arbeitstisch arbeiten, und das Handy bleibt abgeschaltet. Es gibt aber auch Studenten, die arbeiten lieber in der Bibliothek. Dort sind sie unter anderen Leuten und fühlen sich nicht einsam. Wie sieht es bei Ihnen aus?

Auch wenn Sie zusammen Lösungsmöglichkeiten finden, ist oft nicht klar, welche die passende ist. Neben der Frage, ob diese zum Ziel führt, ist eine genauso wichtige Frage für den Klienten zu klären: Passt diese Lösung für mich, fühle ich mich damit stark, energievoll, zur Handlung fähig. Selbstexploration und eine Haltung der inneren Achtsamkeit der Person und unsere klassischen personzentrierten Interventionen helfen dabei (vgl. näher in Kap. 5.6).

Beispiel: Handlungen planen

Ber.: Sie sind sich sicher, Sie wollen nicht mehr ausrasten, wenn ihr Kollege wieder an Ihr Telefon geht. Sie wollen was anderes machen, was könnte das sein?

Kl.: *(nachdenklich):* Schlucken, wie früher, will ich ja auch nicht, hm vielleicht – ihn zur Rede stellen: ›Wieso gehst Du an mein Telefon, das geht Dich doch nichts an‹.

Ber.: *(schreibt auf ein Papier):* Hm, ich schreib mal Möglichkeiten mit: ›Zur Rede stellen, Wieso gehst Du an mein Telefon?‹

Kl.: *(verärgert):* Pfoten weg!

Ber.: Hm *(lacht)* Pfoten weg, am besten noch draufhauen.

Kl.: *(lacht auch):* Hm, mit einem Lineal oder spitzen Bleistift.

Ber: Also, es sollte schon sehr deutlich sein, unmissverständlich?

Kl.: Ja, ja kraftvoll!

Ber.: *(klar, sehr deutlich, ernst):* ›Bitte Harald, ich will meine Anrufe selbst entgegennehmen!‹

Kl.: Ja und dann aber noch: ›Hände weg von meinem Telefon!‹

Ber.: *(schreibt auf):* ›Hände weg von meinem Telefon!‹

(Berater liest noch mal alle Beispiel vor)

Kl.: *(probiert aus, etwas vorwurfsvoll):* ›Bitte Harald, das ist für mich. Ich will meine Gespräche selbst annehmen!‹

Ber.: Wie kriegt man das Kraftvolle da wieder rein? Vielleicht mit einer anderen Körperhaltung? *(Probiert selbst verschiedene Körperhaltungen aus)*

Kl.: *(Probiert ebenfalls verschiedene Haltungen aus)*

Ber.: *(klar und energisch):* ›Bitte Harald, das ist für mich. Ich will meine Gespräche selbst annehmen!‹

Kl.: *(Probiert es ebenfalls klar und energisch):* Bitte Harald, das ist für mich, Ich will meine Gespräche selbst annehmen!‹

Ber.: Wie fühlen Sie sich dabei?

Kl.: Viel besser.

Ber.: *(fragend):* Gut genug?

Kl.: *(ändert noch etwas ihre Körperhaltung):* Ja! *(Holt das Telefon deutlich auf die andere Seite ihres Schreibtisches. Ebenfalls klar und etwas langsamer und ruhiger):* ›Bitte Harald, das ist für mich, Ich will meine Gespräche selbst annehmen!‹ – Ja jetzt stimmt es!«

Formulieren Sie Vorschläge grundsätzlich als Möglichkeiten, regen Sie die Person an, selbst andere Möglichkeiten zu finden; sie überprüft selbst, welcher Vorschlag für sie passt (vgl. näher in Kap. 5.7).

Üben: Die Ausführung der gefundenen Lösung, z. B. eine andere Haltung gegenüber dem Partner in bestimmten Konfliktsituationen einzunehmen, findet meist nicht in der Therapiesituation statt, doch häufig gibt es Vorübungen hierzu. Bestimmte Situationen führen zu immer wieder denselben Problemen, weil Klienten immer wieder dieselbe ineffektive Verhaltensantwort geben. Ergänzend zur personzentrierten Klärungsarbeit hilft hier Üben.

Beispiel

Ein Junge erlebt häufig Konkurrenzsituationen gegenüber dem kleinen Bruder. Seine Aggression und das Bedürfnis nach Zuwendung durch die Mutter symbolisiert er nicht – stattdessen fließen diese Gefühle in einer verzerrten Form als wichtigtuerisches Helfen dem ›Kleinen‹ gegenüber ein. So kann sich entwickeln, dass die Person später in anderen Konkurrenzsituationen sich immer wieder durch übergriffiges Helfen zu behaupten versucht – und scheitert, wenn dies nicht möglich ist, z. B. weil der Konkurrent Hilfe ablehnt. Der Person fehlen Erfahrung und Übung in einem von ihm durchaus gewollten fairen Konkurrenzverhalten. Übungen und das genaue ausjustieren, wie dieses für ihn passend aussehen könnte, sind im Schonraum unserer Arbeit dann sinnvoll.

Kapitel 5.7 erläutert die Praxis des Übens mit Rollenspielen im Rahmen personzentrierter Arbeit, Kapitel 5.6 das personzentriert-lösungsorientierte Arbeiten, bei konkreten Problemsituationen und hinreichend deutlicher Motivationslage.

4.6 Handeln

Unsere Gespräche dienen der konkreten Vorbereitung und der anschließenden Reflexion von Handlungen. Klienten führen diese in der Regel ohne uns aus. Das Umsetzen von Verhaltensweisen, beispielsweise im Rahmen einer begleiteten oder teilweise begleiteten Reizkonfrontation, widerspricht dem personzentrierten Konzept nicht.

Beispiel
Die Klientin beherrscht nach vielen personzentrierten Gesprächen und Übungen ihre Platzangst immer mehr. Nach einem gemeinsamen Innenstadtbesuch letzte Woche soll sie nun alleine von der Liederhalle quer durch die Innenstadt zur Staatsgalerie gehen, wo die Therapeutin sie, mit der U-Bahn vorausgefahren, im Café erwartet.

4.7 Bewerten

Bei den Einschätzungen der Person zum Verlauf und Erfolg der Gespräche unterstützen wir wieder emotionale und motivationale Klärungen mit den klassischen personzentrierten Methoden. Machen Sie durch Tonfall und Art der Fragen deutlich, dass Sie an einer genauen Einschätzung interessiert sind und nicht nur Positives hören wollen. Erst wenn die Bestandsaufnahme der Veränderungen stattgefunden hat, können Sie fragen, worauf die Person diese Unterschiede zurückführt. Würdigen Sie den Beitrag der Person zu erfolgreichen Veränderungen detailliert.

> »Dass sich der Patient für seine Veränderung selbst verantwortlich fühlt, ist nach einer Vielzahl empirischer Befunde eine wichtige Voraussetzung für ein gutes Therapieergebnis.« (Orlinsky, Grawe & Parks, 1994; Schulte, 1996; zit. nach Grawe, 1998, S. 96)

Zur Zwischenbilanz gehört die Frage, welche unserer beraterischen/therapeutischen Vorgehensweisen überflüssig, hinderlich und welche hilfreich waren: »Was, schlagen Sie mir vor, soll ich ändern, was beibehalten?«. Wichtig ist es, das Scheitern von Bemühungen der Klienten in gleicher Weise zugewandt zu begleiten wie ihre erfolgreich umgesetzten konstruktiven Änderungen.

4.8 Die Beratung oder Therapie beenden

Das Beratungsende verdient die gleiche Aufmerksamkeit wie der Anfang und die anderen Phasen (Wittorf, 1999). Ein geglückter Beratungsprozess und ein gelungenes Beratungsende stärken die Person in ihrem Leben und motivieren sie, in neuen Krisen wieder Hilfe aufzusuchen.

Box 4.8a: Wann geht es dem Beratungsende zu?

Müller-Ebert (2001) sieht diese Hinweise:

Diagnostische: Im optimalen Fall haben sich die Symptome reduziert, die Beratungsfrage ist geklärt und die zu Beginn formulierten Ziele sind erreicht.

Prozessuale: Besonders in Beratungsprozessen sind schnell auch formale Begrenzungen vorhanden, z. B. ist die Dauer eines Beratungsprozesses wegen geringer personeller Kapazität und großer Nachfrage häufig begrenzt. Manche Beratungsprozesse entwickeln eine Dynamik, die das Verweisen an andere Fachstellen nötig macht.

Emotionale: Kann der Klient seine Fragen, Inkongruenzen und Unsicherheiten im Beratungs- und Therapieprozess klären, gewinnt er zunehmend seine Stabilität zurück und vergrößert automatisch seine Autonomie. Bemerkbar ist dies durch einen verminderten Leidensdruck und größerer Zufriedenheit.

Interaktionelle: Klienten äußern von sich aus den Wunsch nach geringerer Beratungsfrequenz und vereinbaren niederfrequentere Termine.

Beratungs- und Therapieprozesse unterscheiden sich häufig durch die Dauer und damit auch in der Intensität der Begegnung. Dies bedeutet am Ende: Beratungsbeziehungen sind in der Regel durch die begrenzte zeitliche Dauer emotional leichter zu lösen, während in Therapien meist eine größere »Entbindung« im Sinne einer emotionalen Distanzierung nötig ist. Wir empfehlen, in der letzten Phase mit dem Klienten über folgende Aspekte zu reflektieren (Hüsson, 2012):

- Welche Entwicklungsschritte waren in Beratung und Therapie möglich und sind gelungen?
- Welche Ziele sind erreicht worden?
- Wo besteht noch weiterer Entwicklungsbedarf?
- Welche Ressourcen liegen vor?
- Welche Bewältigungsstrategien gibt es für zukünftige Herausforderungen?

Wir reflektieren den gesamten Beratungsprozess miteinander auf einer Metaebene; die Person kann im Sinne eines Resümees sehr eindrücklich ihre persönliche Entwicklung wahrnehmen. Sie kann sich auch mit zukünftigen Bewältigungsaufgaben auseinandersetzen.

Nicht immer gelingt ein gutes Beratungsende (Nemeskeri & Stumm, 2014, S. 325 ff.). Ein Beratungsabbruch kann durch mangelnde Motivation beim Ratsuchenden, fehlende Passung zwischen Ratsuchenden und Beratenden, Unzufriedenheit mit den Ergebnissen oder Verschlechterung der Symptome plötzlich erfolgen; ebenso durch einen notwendigen Klinikaufenthalt oder eine zwingend gewordene räumliche Veränderung (Umzug). Auch hier ist ein Abschlussgespräch sinnvoll. Es hilft beiden Seiten, die Gründe nachzuvollziehen und in anderen Beratungssituationen zu berücksichtigen.

Box 4.8b: Auf den Punkt gebracht – unser personzentriertes Ablaufmodell

- Das hier vorgestellte Modell integriert zusätzliche Methoden in die personzentrierte Arbeit und verbindet sie mit anderen Therapie-Schulen auf eine Weise wie es Klienten am besten hilft. Wir halten eine puristische Form der Beratung für widersinnig, das war auch von Carl Rogers nie gewollt. Trotzdem bleibt das personzentrierte Beziehungsangebot und das von Carl Rogers entwickelte Menschenbild die Basis allen Handelns.
- Personzentriertes Vorgehen ist ohne die immer wieder erfolgende Emotions- und Motivationsklärung mit der klassischen Interventionsform der empathischen Reaktion nicht denkbar. Diese Form von empathischen Reaktionen sind alles andere als leicht durchzuführen. Sie sind ein Alleinstellungsmerkmal der personzentrierten Arbeit.
- Das Verständnis der Beziehung in der personzentrierten Arbeit unterscheidet sich grundlegend von denen anderer Verfahren: Die Beziehung dient nicht nur dazu, bessere Voraussetzungen für die ›eigentliche‹ Arbeit zu schaffen. Sie ist der wesentliche Aspekt der Beratung oder Psychotherapie.
- Die Vorgehensweise ist in der Regel inhaltlich ›non-direktiv‹. Anders als etwa in der Verhaltenstherapie gibt es keinen detaillierten Behandlungsplan mit einer Abfolge von Teilzielen im Voraus. Die Arbeit erfolgt im Diskurs, in reziproker Kommunikation, deren Richtung inhaltlich nicht vorherbestimmbar ist, außer, dass sie zum verabredeten Ziel führen soll.
- Alle Interventionen und alle Techniken werden als Angebote verstanden und die Person überprüft im Hier und Jetzt, ob sie passen, sie weiterbringen, ihre Blockierungen lösen, ihre Kompetenzen erweitern. Diese Kontrolle bleibt immer bei der Person. Die Prozess-Elemente können in der dargestellten Weise ablaufen, aber müssen es nicht, vor- und zurückspringen ist möglich, es sollte nur der jeweilig vorherrschende psychische Prozess beachtet werden.

4.9 Probleme beim Beziehungsaufbau mit Hilfesuchenden

Probleme entstehen vor allem, wenn die Vorstellungen über die Art der Zusammenarbeit zu unterschiedlich sind, wie Anliegen oder Probleme angegangen werden sollen oder welche Ziele erreicht werden sollten. Die sehr naheliegende Frage dazu ist: War der Klient nicht über das personzentrierte Vorgehen informiert? Wurde zu wenig versucht, das zu klären? Diese Fragen beschreiben jedoch nur einen Teil des Problems.

Das personzentrierte Beziehungsangebot kann zwar in ihren Grundzügen erklärt werden, aber es muss auch erlebt werden können. Hilfesuchende müssen sich im Verlauf der Gespräche hineinfinden. Sie müssen vor allem auch unser Verhalten bei der Bearbeitung des Problems verstehen. Das hat zwar auch damit zu tun, wie gut wir uns auf den Klienten einstellen können, aber es gibt auch Personen, die das personzentrierte Beziehungsangebot nicht wahrnehmen bzw. nicht erleben können. Unsere implizite Botschaft lautet: ›Ich versuche, Dich so gut wie möglich zu verstehen. Ich versuche, dabei aufrichtig und frei von Bewertungen zu sein. Ich bin interessiert, zu verstehen, wie Du dieses Thema, über das wir reden, erlebst.‹ Manche Personen, die auf dieses Angebot nicht eingehen, scheinen die ›Sprache‹ der Beziehungsbotschaften nicht zu verstehen, obwohl sie es eigentlich möchten (vgl. Grawe, 1998, S. 315). Für diese ist es schwerer, sich in den personzentrierten Ansatz hineinzufinden.

Es können aber auch völlig andere Faktoren sein, die den Beziehungsaufbau erschweren. Wir sammelten Aussagen von Klienten über ihre Erfahrungen beim Beziehungsaufbau. Das Scheitern führten sie auf folgende Faktoren zurück:

Box 4.9a: *Klienten*-Aussagen über das Scheitern des Beziehungsaufbaus

1. »Ich war zu der Zeit so misstrauisch, dass ich niemandem vertraut hätte ...«
2. »Es war in einer Beratungsstelle. Ich war so irritiert, dass ich die Stimme der Sekretärin durch die Tür durchhören konnte; ich dachte, dann hört man ja auch mich. Ich habe mich nicht sicher gefühlt.«
3. »Ich war in der Gruppe die einzige Psychologin und dachte nur, wie peinlich. Ich bin die, die am schlechtesten mit ihren Problemen zurechtkommt, schrecklich ... ich wäre am liebsten im Boden versunken.«
4. »Ich habe mich nur wie ein Stück Scheiße empfunden, der Therapeut und die Gruppenmitglieder waren wirklich freundlich, aber ich dachte nur, wenn die erstmal wissen, wer ich wirklich bin, so jämmerlich, so eine Mogelpackung ...«
5. »Ich konnte nur noch heulen, ich habe gar nichts sonst mitbekommen ... meine Tränen waren wie ein Schleier zwischen mir und der Welt ...«
6. »Ich war so unter Druck, das war direkt vor der letzten Prüfung, ich wollte wissen, was ich tun muss, damit ich mich nicht mehr so aufrege und dann nicht

mehr klar denken kann. Ich habe überhaupt nicht verstanden, was der Therapeut wollte.«

7. »Wenn ich was gefragt habe, hat er nur geschwiegen oder sowas gesagt wie: ›Sie wollen das und das wissen. Es beunruhigt Sie.‹ Ja, deshalb habe ich ihn ja gefragt, so ein Quatsch.«

Diese unsystematisch zusammengestellten Beispiele zeigen, dass ein Misslingen des Beziehungsaufbaus nicht unbedingt auf eine situationsüberdauernde Persönlichkeitseigenschaft zurückgehen muss. Folgende Faktoren könnten aus Sicht der Klienten eine Rolle spielen: äußere Umstände (2), generelles Misstrauen gegenüber anderen Menschen (1), Scham, massives Ablehnen der eigenen Person (3, 4), schwere affektive Symptome – fassungsloses Weinen (5), Verärgerung durch Therapeutenverhalten (6, 8), schematisches Wiederholen der Klienten-Äußerungen, Nicht-Eingehen auf Klienten-Wünsche nach Handlungsanweisungen (7).

Werden Fachkräfte nach ihrer Erklärung für einen nicht gelungenen Beziehungsaufbau gefragt, nennen diese in erster Linie Verhaltensweisen der Klienten:

Box 4.9b: Berichte von *Fachkräften* über Klienten, mit denen sie keine Arbeitsbeziehung aufbauen konnten

1. Die Klientin war extrem misstrauisch. Sie vermutete wohl hinter meinen Beiträgen, ich wolle sie dazu bringen, mehr von sich zu sagen, ich wolle sie auf raffinierte Weise aushorchen.
2. Der Klient und ich steigerten uns in ein sehr geistreiches Gespräch. Ich hatte den Eindruck, es ging dem Klienten weniger darum, sich mit sich selbst auseinanderzusetzen, als mir zu zeigen, wie geistreich er war und welche interessanten Tiefen er an sich beobachtet hatte. Und ich kam unter Druck, mich diesem imponierenden Mann würdig zu zeigen. Es war schwer greifbar – aber irgendwie hatte ich das Gefühl, es lief falsch.
3. Die Klientin beginnt immer mit interessanten Geschichten, es ist nie langweilig, immer ist was los bei ihr, immer aufregend, sie zeigt viel Gefühle und doch – irgendwie kommen wir nicht weiter, die aufregenden Geschichten wiederholen sich immer wieder, irgendwie mit anderen Personen.
4. Sie lässt mich nicht zu Wort kommen, sie redet und redet, wenn ich mal einen Satz dazwischen klemme, ist es, als hätte sie es nicht gehört.
5. Er schweigt, er guckt mich nicht an, es ist, als ob ich ihn nicht erreichen kann.
6. Der Patient benutzt kognitiv das, was ich sage. Oft bin ich da auch nur Stichwortgeber, aber es geht so über die Gefühle hinweg. Es herrscht so eine nüchterne Kälte, so als ob ich als Person gar nicht für ihn existiere.
7. Sie ist völlig außer sich, sie weint und kann sich nicht beruhigen. Ich habe das Gefühl, sie nimmt mich kaum wahr, sie glaubt nicht, dass ich ihr helfen kann.

Aus Fachkräftesicht können folgende Faktoren den Beziehungsaufbau erschweren: generelles Misstrauen gegenüber anderen Menschen (1), schwere affektive Symptome – fassungsloses Weinen (7), Erzählen von Geschichten, keine Auseinandersetzung der Klienten mit sich selbst (2, 3), ständig reden (4), kaum reden (5), emotionale Kühle des Klienten (6). Die meisten dieser Beschreibungen der Berater kennzeichnen Probleme, die in der Supervision bearbeitet werden können: Umgang mit Klienten, die ständig oder kaum reden, die konstant von äußeren Vorgängen berichten, ohne innerlich beteiligt zu sein, Umgang mit tiefem Misstrauen und fassungslosem Weinen. Folgende Lösungsmöglichkeiten sind denkbar:

- Wenn Klienten ständig reden, kann das sehr verschiedene Gründe haben: Es kann unter anderem als Betonung des eigenen Leidens, als inständiges Bitten um Hilfe oder als Appell verstanden werden, das anzuerkennen, was die Person bereits geleistet hat. Hier empfiehlt sich zunächst eine Verlangsamung des Sprachflusses. Wir können selbst langsam sprechen und auf diese Weise das Tempo der Interaktion reduzieren. Eine weitere Möglichkeit wäre das Ansprechen von möglichen Gefühlen, in der Intensität des Leidens nicht ausreichend wahrgenommen zu werden oder aber unter Druck zu stehen (»Jetzt muss ganz schnell etwas geschehen«). Oft ist es hilfreich, die Art und Weise anzusprechen, wie die Person ihr Anlegen anspricht.

Beispiel
Auf die sehr klagsamen wiederholten Ausführungen einer Klientin wäre diese Reaktion möglich: »Das ist sehr belastend für Sie und Sie wiederholen es immer wieder. Was habe ich noch nicht verstanden?«, oder: »Das ist ja furchtbar, wie halten Sie das nur aus?«

  Das Signal sollte lauten: Klienten dürfen klagen. Unsere Aufgabe ist es, ihnen dazu die Möglichkeit zu geben, sie aber dann beim Versuch zu unterstützen, den Inhalt der Klagen ruhig darzulegen und dadurch innere Distanz zu den Klagen zu gewinnen.
- Eine Sonderform des ständigen Redens ist die Entrüstung. Wenn Klienten sich über irgendwelche Vorgänge oder Auffassungen empören und offenbar erwarten, dass wir ihnen zustimmen, können wir unter Druck geraten. In der Regel ist es weder sinnvoll beizupflichten noch jede Stellungnahme zu verweigern. Sie können zunächst fragen, was die Person zu dieser Heftigkeit veranlasst, und dann eigene Gedanken mitteilen.
- Wenn Klienten immer wieder verstummen, ist das Verstummen zunächst das Hauptproblem. Wir können dann das Schweigen zum Thema machen

und z. B. die Frage aufzuwerfen: »Bedeutet Ihr Schweigen, dass Gefühle fehlen oder vielleicht eher ein Rückzug aus Enttäuschung, Misstrauen, Angst, Ratlosigkeit oder anderen Gründen?«. Wie mag sich das Schweigen für die schweigende Person anfühlen?

- »Geschichten« zu erzählen kann Ausdruck des Versuchs sein, unangenehme Gefühle zu vermeiden und stattdessen über Ereignisse zu sprechen. Sie können sich zunächst fragen, was das Gemeinsame der »Geschichten« sein könnte. In der Supervision stellt sich in diesem Zusammenhang immer wieder heraus, dass Klienten, die »Geschichten« erzählen, die dahinterliegenden psychosozialen Probleme kurz andeuten, dann aber wieder zur Schilderung von Äußerlichkeiten übergehen. Sie sollten diese Andeutungen mit empathischen Reaktionen aufgreifen und damit auf den Weg von Äußerlichkeiten zu den angedeuteten Problemen einladen.
- Wenn Klienten fassungslos weinen, ist der völlige Verlust der Kontrolle über die eigenen Emotionen das für diesen Augenblick zentrale Problem. Wir sollten in dieser Situation alles tun, um diesen Kontrollverlust zu thematisieren und zu helfen, die Kontrolle wiederzuerlangen. Fragen Sie, nachdem sich die Person etwas beruhigt hat, ob derartige Situationen schon einmal aufgetreten sind und wie diese Ausnahmezustände bisher zu Ende gegangen sind. Wenn das in der Gesprächssituation nicht gelingt, kann es hilfreich sein, den geschlossenen Raum zu verlassen, einige Schritte spazieren zu gehen und dann das Thema noch einmal anzugehen.
- Generelles Misstrauen und emotionale Kühle können sehr verschiedene Gründe haben. Klären Sie, ob die Person im Augenblick keine Menschen um sich herum erträgt, ob sie in sich nichts spürt oder ob sich hinter dieser Fassade viele intensive Gefühle verbergen. In der Regel erfordern Symptome dieser Art, wenn sie sich nicht innerhalb kurzer Zeit auflösen, eine diagnostische Abklärung (s. den Abschnitt über psychische Störungen im 2. Band).
- *Unabhängig von inhaltlichen Fragen, kann das offene Ansprechen von Verhaltensweisen* eine Möglichkeit sein, die Situation zu klären.

Z. B.: »Sie beteuern immer wieder, wie schlecht es Ihnen geht. Ich bin mir jetzt unsicher: Wollen Sie sagen, dass es keinen Sinn ergibt, mit unserer Arbeit weiterzumachen?«

Kl. *(verblüfft, dann nachdenklich):* »Nein, das Gegenteil wollte ich bewirken; ich brauche die Stunden noch sehr dringend.«

Versuchen Sie insgesamt, die Beziehung weiterhin herzustellen, geben Sie nicht so schnell auf, die Beziehung zu definieren und Ziele zu erörtern. Dies kann auch in späteren Phasen der Gespräche immer einmal wieder nötig und hilfreich sein.

Rogers hat neben den drei Therapeutenkernbedingungen auch Klienten-Kernbedingungen identifiziert, die für einen Erfolg notwendig sind (Rogers, 1959):

- Der Klient hat zumindest ein vages Gefühl von Inkongruenz, das ihn beängstigt.
- Der Klient nimmt die Echtheit, das Wohlwollen und das Verständnis des Therapeuten bis zu einem gewissen Grad wahr. Seine Wahrnehmung dieser Qualitäten beruht nur zum Teil auf den verbalen Äußerungen des Therapeuten, häufig aber in einer tieferen Weise auf andersartigen Mitteilungen.

Demnach sind es vor allem zwei Klienten-Merkmale, die mit Misserfolg zusammenhängen:

- Geringe Selbstexploration und Selbstöffnung: Personen, die nicht einmal ein vages Gefühl von Inkongruenz haben.
- Ungenügende Wahrnehmung der therapeutischen Kongruenz, Wertschätzung und Empathie.

Doch natürlich gibt es Wechselwirkungen zwischen unserer Empathie, Wertschätzung und Kongruenz und der Wahrnehmung dieser Haltung durch die Person. Oft ist es nicht möglich, eine ›Schuld‹ oder einen klaren Grund für Misserfolg bei einem der Gesprächsteilnehmer festzumachen. Bleiben Sie nicht dabei stehen, mangelnde Selbstexploration der Person als Ursache für den Misserfolg anzusehen. Suchen Sie zunächst Unterstützung in der Supervision und überprüfen Sie dort das eigene Verhalten kritisch. Stellen Sie erst nach einer Supervision die Beziehung gegenüber der Person infrage. Mögliche Formulierungen gegenüber dem Klienten wären:

> »Ich habe den Eindruck, wir beide haben keine gute Chance, erfolgreich zusammenzuarbeiten. Ich an Ihrer Stelle würde bei einem anderen Berater ein Erstgespräch vereinbaren. Vielleicht können Sie und mein Kollege XY besser zusammenarbeiten. Ich fände es gut, wenn Sie das ausprobieren würden.«

Box 4.9c: Auf den Punkt gebracht – Probleme beim Beziehungsaufbau

Nicht jeder Aufbau einer Arbeitsbeziehung kann gelingen. Versuchen Sie die herausfordernden Klienten-Merkmale zu erkennen, am besten mit Supervision, z. B. ständig reden, kaum reden, hochintensive Emotionalität, emotionale Kühle. Ihre Möglichkeiten sind: zuversichtlich bleiben, die Art der Problemdarstellung aufgreifen, auf Bedürfnisse eingehen, Selbstöffnung und wiederholt Beziehung und Ziele klären. Nach Supervision können Sie den Klienten weitervermitteln, wenn dies als ratsam erscheint.

Zum Reflektieren und Diskutieren

- Wie würden Sie eine personzentrierte Arbeitsbeziehung mit eigenen Worten beschreiben?
- Diskutieren Sie das Für und Wider, mit Klienten Ziele der Gespräche zu erörtern.
- Wo sollte die Integration zusätzlicher Methoden in die personzentrierte Arbeit Grenzen haben?
- Was erleben Sie als problematisches Verhalten in der Beratung? Wie gehen Sie damit um?

Lese-Tipp:

Grawe, K. (1998). *Psychologische Therapie.* Göttingen: Hogrefe.

Kirschenbaum, H. (2012). What is »person-centered«? A posthumous conversation with Carl Rogers on the development of the person-centered approach. *Person-Centered & Experiential Psychotherapies, 11* (1), 14–30

Behr, M., Finke, J. & Gahleitner, S. (2016). Personzentriert sein – Sieben Herausforderungen der Zukunft. *Person 20* (1), 14–30.

Eckert, J., Biermann-Ratjen, E. & Höger, D. (2012). *Gesprächspsychotherapie.* Berlin: Springer.

Web-Tipp:

Übungsmaterialien für Einzel- und Kursarbeit: www.igb-stuttgart.de/Übungen/

Kapitel 5
Mehr als drei Kernbedingungen: erlebnisaktivierende Methoden

5.1 Intuition und Körpergefühl – die Focusing-Methode

Gedanken und vor allem Gefühle gehen in der Regel mit körperlichen Empfindungen einher. Das gilt für angenehme und beglückende wie Freude, Zufriedenheit oder Liebe, aber auch für unangenehme wie Angst, Niedergeschlagenheit oder Verzweiflung. Oft nehmen wir dabei zunächst eine *unbestimmte* Veränderung des Körperempfindens, z. B. ein flaues Gefühl in der Magengegend, wahr. Wir achten dann auf diese Körperempfindung und unser Körper gibt uns Signale, ob sie gut oder schlecht für uns ist. In einem weiteren Schritt können wir diese Signale zuordnen, d. h. ihre Bedeutung erkennen. Diese Zuordnung können wir oft mit erstaunlicher Sicherheit vornehmen. Rogers fasste diesen Vorgang unter dem Begriff der organismischen Erfahrungen zusammen.

Von diesen Überlegungen ging der aus Österreich stammende amerikanische Therapeut Eugene T. Gendlin aus, als er die Methode des Focusings entwickelte. Beim Focusing geht eine Person zunächst in einen leichten bis mitteltiefen Entspannungszustand. In dieser leichten Trance werden die eigenen Körperprozesse besonders deutlich erlebt und können oft leichter symbolisiert, d. h. in ihrer Bedeutung erkannt werden.

Box 5.1: Aus der Geschichte – die Focusing-Methode entsteht

Eugen Gendlin (1926–2017) flüchtete als zwölfjähriger mit der jüdischen Familie aus Wien nach Chicago, wo er Philosophie studierte. Ab 1951 wurde er Rogers' Schüler und Mitarbeiter und entwickelte später das *Focusing* als eigene Variante der personzentrierten Arbeit. Mit dem Taschenbuch ›Focusing‹ (1978) verhalf er der Methode zum Durchbruch, 1962 war sein philosophisches grundlegendes Hauptwerk erschienen, 1996 eine ausführliche Focusing-Methodologie.

Gendlins Forschung konnte zeigen, dass bereits in den ersten Gesprächen vorhersehbar ist, ob die personzentrierte Arbeit erfolgreich sein oder scheitern wird. Klienten, die zu Beginn der Therapie wenig selbstexplorativ waren, also wenig Bezug zu ihren *organismischen Erfahrungen* herstellen konnten, wurden auch im Verlauf der Therapie nicht selbstexplorativer und sie erzielten schlechtere Ergebnisse als selbstexplorative Klienten. Er fand, dass sich das Ausmaß der *Selbstexploration* im Laufe der Therapie nicht stark veränderte, insbesondere nicht bei Klienten, die dazu am Anfang nicht in der Lage waren (Gendlin, Beebe, Cassens,

Klein & Oberlander, 1968; Gendlin & Zimring, 1994). Gendlin konzentrierte sich deshalb auf diesen Prozess der *Selbstexploration* und entfaltete ihn. Er nannte ihn *Focusing-Prozess,* eine besondere Art der inneren Achtsamkeit, die für erfolgreiche Therapien charakteristisch ist. Es sei *ein blockierter Focusing-Prozess,* so Gendlin, der psychische Probleme verursacht, und nicht die Inkongruenz als solche. Wechselspiele zwischen inkongruentem und kongruentem Erleben hält er für normalen Alltag. Vor allem eine Störung des Focusing-Prozesses sei unterstützungsbedürftig. Gerade in diesem Punkt erweiterte er die Theorien von Rogers.

5.1.1 Der Veränderungsprozess – drei zentrale Begriffe beschreiben ihn: *Felt Sense, Felt Shift* und der *Focusing-Prozess*

Felt Sense (gefühlte Bedeutung) heißt, ich habe eine Anmutung in mir, ein inneres Stocken, eine Unruhe: Da ist etwas. Ein *Felt Shift (gefühlte Veränderung)* meint einen Moment der Wandlung in der Anmutung, etwas löst, entspannt, befreit sich. Der *Focusing-Prozess* ist die Phase (der Prozess) dazwischen, wenn ich dem *Felt Sense* nachspüre und ihn entfalte.

Beispiel 1

Kennen Sie eine Situation, ähnlich, wie ich sie heute Morgen erlebt habe? Ich sitze vor der Arbeit noch am Frühstückstisch und werde irgendwie unruhig: Es gehen mir Gedankenfetzen durch den Kopf, ich höre auf zu essen, fühle mich etwas angespannt und leicht beunruhigt. Ein Protokoll meiner Gedanken sieht so aus: »Irgendetwas stimmt nicht, da war doch etwas, das ich nicht vergessen wollte? Wollte ich den Brief mit den Fotos an meine Mutter einstecken? Nein, es war nichts Privates … *(langsamer suchend, mit Pausen)* Was war noch? Ich wollte auch noch mit Michael telefonieren … nein, nicht jetzt, das hat noch Zeit … es war irgendwie dringender… *(erleichtert)* ach ja, ich muss noch die fehlenden Fotokopien für das Seminar morgen einstecken!«

Woher wusste ich, dass es die Fotokopien sind und nicht der Brief oder das Telefonat? Das anfangs eher diffuse, etwas angespannte Gefühl, irgendwas stimmt nicht, änderte sich bei den Gedanken an die Kopien. Es ging einher mit einer Veränderung dieser anfänglich sehr diffusen, auch körperlich spürbaren Anspannung. Es ändert sich in eine leichte, oft kaum bewusste Erleichterung oder Frische oder dem Gefühl, wieder etwas besser durchatmen zu können, eine Art mehr oder weniger deutliches Aha-Erlebnis (vgl. auch Bühler, 1907).

Das oben beschriebene unklare, diffuse Empfinden, das mehr umfasst als ein klares Gefühl und einen klaren Gedanken, nennt man *Felt Sense, gefühlte Bedeutung.* Wir können das erleben; es ist uns aber in der Regel im Alltag nicht bewusst. Er ist ein vages körperliches Empfinden, meist in der Gegend zwischen Hals und Bauch, eine Art Bauchgefühl. Die Empfindung der Veränderung, der Erleichterung verbunden mit Gedanken wie: »Ja, das ist es«, nennt man *Felt Shift.* Den suchenden inneren Prozess vom ersten Stocken, der ersten körperlich spürbaren Anspannung, dem »Bauchgefühl«, irgendetwas stimmt nicht, bis zum *Felt Shift* nennt man *Focusing-Prozess:*

Beispiel 2

Meine Kollegin Sarah kommt von einer Besprechung mit ihrem Kollegen K. In dem darauf folgenden Gespräch habe ich eigentlich nur an verschiedenen Stellen »hm hm« gesagt, während sie langsam suchend von einem unguten vagen Empfinden aus neue Gedanken und Gefühle entwickelte: »Ja, wir sind ganz gut vorangekommen, aber irgendwie ... ich weiß nicht ... *(macht ein unzufriedenes, widerwilliges Gesicht)* ... na ja, ich will ja auch nicht so empfindlich sein, aber es war irgendwie doof ... immer hatte er was gegen meine Vorschläge einzuwenden ... seine waren dagegen immer super ... irgendwie hatte er immer was zu meckern ... und dann einen Blick drauf wie mein Vater ... ja, genau, wie mein Vater guckt der dann ... und dann fehlt nur noch: Da musst du noch einiges dazulernen ... sowas kann ich gar nicht mehr gebrauchen ... dann komm ich mir vor wie fünf Jahre alt ... richtig blödes Gefühl hab ich dann im Bauch ...«. Sie hat in diesem Moment anscheinend noch keine konkrete Lösung für das Problem, aber offensichtlich wird sie eine finden, so als ob der Weg dazu frei ist und sie neue Kraft dazu geschöpft hat.

5.1.2 Unterschiede zwischen Felt Sense und anderen Erlebnisformen

Gefühle unterscheiden sich vom *Felt Sense,* weil sie deutlich erkennbar sind, z. B. ist man deutlich traurig oder wütend. Wir wissen, was für ein Gefühl es ist. Bei einem *Felt Sense* kann man etwas empfinden und fühlen, aber man weiß zunächst nicht genau, was es ist, nur vage, z. B. etwas ist irgendwie unangenehm oder drückend (Gendlin, 1998, S. 102 f.). Bei *Meditation oder Hypnose* wird im Vergleich zum Focusing eine tiefere Entspannung angestrebt. Wenn ich im Focusing sage »und jetzt wird alles zunehmend ruhiger«, sagt mir mein *Felt Sense* vielleicht »nein, irgendetwas stimmt noch nicht, irgendwas meldet sich noch«, und das, was nicht stimmt, ist das Interessante, von dem aus der Prozess der *Selbstexplo-*

ration bzw. des *Focusing* weitergeht. In der Hypnose und in der Meditation wird üblicherweise das, was noch nicht stimmt, ausgeblendet, im *Focusing* wenden wir uns dem, was noch nicht stimmig ist, interessiert zu. Anspannungen sollen also bis zu einem gewissen Grad erlebt werden.

> »Ein Felt Sense kann sich als körperliches Gespür formen, und zwar als Resonanz auf ein bestimmtes Thema (z. B. ein Problem, eine Fragestellung), auf einen bestimmten Erlebensinhalt (z. B. auf ein Traumbild, eine körperliche Empfindung, eine Vorstellung), auf eine Situation (z. B. eine Person, eine Gruppe, einen Gegenstand). Ein Felt Sense ist also immer bezogen auf ein ›Etwas‹, er ist das *Ganze* der impliziten Erlebensaspekte ...« (Wiltschko, 2003 S. 116)

> »Focusing ist eine nach innen gerichtete körperliche Aufmerksamkeit, die den meisten Menschen bisher nicht bekannt ist« (Gendlin, 1996/1998, S. 11). »Focusing nenne ich eine Zeit, in der man mit etwas ist, das man körperlich spürt, ohne schon zu wissen, was es ist.« (Gendlin & Wiltschko, 2004, S. 13)

Box 5.1.2: Theoretischer Hintergrund – Gendlin beeinflusste Rogers' Theorie

In seinem berühmten »The necessary and sufficient conditions of therapeutic personality change« (1957) betont Rogers, dass er unter den drei therapeutischen Bedingungen sowohl Einstellungen als auch Interventionstechniken versteht. Dies lässt nun viel mehr Interventionsformen innerhalb des Ansatzes zu, solange sie als Konkretion der beschriebenen drei Einstellungen erfolgen (vgl. auch Höger, 2000). Etwa um 1958 ändert Rogers auch seine Gesundheitstheorie. Es geht nicht mehr darum, das falsche, rigide Selbst durch ein kongruentes, echtes Selbst zu ersetzen. Stattdessen sieht er die Fähigkeit, sich flexibel auf neue Situationen einzustellen, als gesund an (Rogers, 1961, S. 125–159; so auch hier in Kap. 2). »Mehr denn je wurde das *Was* der Veränderung zugunsten des *Wie* der Veränderung in den Hintergrund gestellt« (van Balen, 2002, S. 211). Klienten werden so zum Inhalts-, Therapeuten zum Prozessexperten (Lietaer, 1990).

Doch Gendlin geht noch weiter. Er befürwortet die drei Kernbedingungen (s. hier Kap. 3), relativiert sie aber: Viele Klienten nähmen sie gar nicht wahr, besonders zu Beginn der Therapie seien sie hierzu häufig nicht in der Lage (1970). Das müsse auch nicht sein – man möge darum einfach alles tun, was die *Selbstexploration* voranbringt. Die Veränderung, also Gendlins' *Felt Shift* bzw. Rogers' *Symbolisierungen,* vollziehen sich bei Rogers erst auf der höchsten Selbstexplorationsstufe quasi als Highlights im Gespräch. Klienten finden sie ›von selbst‹. Gendlin dagegen will diese Momente ständig durch seine Focusing-Instruktionen aktivieren, er sucht eine grundlegende innere Achtsamkeit von Beginn an.

5.1.3 Die Theorie von Störung und Veränderung im Focusing

Zwei Arten von Interventionen finden gleichzeitig statt: die therapeutischen Grundhaltungen, d. h. die drei Kernbedingungen von Rogers (s. Kap. 3) – und die Focusing Haltung. Die Person behält dabei die Kontrolle in zweierlei Hinsicht: Sie entscheidet über die Themen, mit denen sie sich befassen möchte, und darüber, ob sie die Focusing-Methode als Angebote annimmt – ob sie für sie passt. Beim Begleiten des Prozesses bleiben wir ebenfalls personzentriert und non-direktiv. Wenn nun die Person in sich hineinspürt, unterscheiden wir zwei Ebenen.

1. Zunächst möge sich ein *Felt Sense* bilden. In Beispiel 1 oben ist der *Felt Sense* bereits beim Frühstücken da: die leichte Anspannung und Unruhe, welche den Suchprozess auslöst. Das ist aber oft auch nicht so. Klienten sprechen sorgenvoll über ein Thema, z. B. ein bevorstehendes Gespräch oder ein Ereignis, und sie haben dazu keinen inneren Bezug: Ihr Köper »sagt« ihnen nichts dazu. Dann versuchen wir der Person zu helfen, innere Achtsamkeit und ein Körpergefühl zu entwickeln, d. h. einen *Felt Sense* zu bilden. Dies nennt man *implizite Symbolisierung.*
2. Dann folgt das *explizite Symbolisieren.* Die Person versucht, den *Felt Sense* mit klaren fassbaren Symbolen abzugleichen, um festzustellen, ob es zueinander passt. Dies sind oft sprachliche Begriffe, Bilder, Gesten, Körperhaltungen, Bewegungen, Imaginationen oder Gefühle, in der Fachsprache: *Konzepte.* In Beispiel 1 gab es ein diffuses, ganzheitliches Empfinden und es wurde geprüft: Passt es zu dem Konzept »Brief«, »Telefonieren« oder »Fotokopien«. Erst bei Fotokopien erlebte die Person eine gute Übereinstimmung zwischen *Felt Sense* und *Konzept.* Da passte das *Konzept.* Im Verlauf eines Focusing-Prozesses werden verschiedene Konzepte solange an den Felt Sense »angelegt« und wieder verändert, bis sie stimmig sind. Dieser Prozess des Hin und Her verändert vor allem den *Felt Sense.* Man spürt dabei unmittelbar, wie sich das Erleben verändert. Der *Felt Sense* ist *nicht* das »wahre« »eigentliche« oder »authentische« Selbst, welches nur noch richtig abgebildet werden müsse, sondern es findet eine *gegenseitige* Beeinflussung statt. So kann z. B. ein *Konzept* wie eine bestimmte Geste oder Körperhaltung den *Felt Sense* deutlich verändern, ihn klarer und stärker machen. Wenn z. B. in einem Rollenspiel eine Klientin, die mehrere Körperhaltungen in einer Auseinandersetzung mit ihrem Chef ausprobiert hatte, sagte: »Ja, so stimmt es, so fühle ich mich stark, so bin ich bei mir, und trotzdem kann ich ihm gegenübertreten«. In diesem Fall ist das Konzept eine Körperhaltung. In diesem Moment verändert sich der *Felt Sense,* etwas im Körper löst sich, wandert, formt sich neu. Dies ist ein *Felt Shift:* Die *explizite Symbolisierung* hat stattgefunden.

Wir empfinden Focusing auch als besonders hilfreich, weil Klienten hier mit dem *Felt Shift auch eine Motivationsänderung bewusst erleben können.* Während des Focusing-Prozesses und meist auch bei der personzentrierten Arbeit insgesamt erfolgt eben nicht nur eine Selbstklärung oder die Lösung eines inneren Konfliktes, sondern gleichzeitig der Aufbau einer deutlich erlebbaren *Handlungsmotivation:* eine erlebbare innere Kraft und Bereitschaft und ein besonnener Mut, etwas anzugehen, eine intrinsische Motivation. Im obigen Beispiel 2 gewinnt die Klientin sowohl Kraft wie auch eine gewisse Autonomie. Sie ist zu einer bestimmten kraftvollen Haltung bereit, auch wenn diese nicht auf Zustimmung von außen treffen sollte. Wir schlagen vor, dieses Phänomen »*gefühlte Kraft*« oder »*Felt Power*« zu nennen.

Ein blockierter Focusing-Prozess ist für Gendlin der Kern psychischer Störung – also nicht die Inkongruenz von Selbstbild und Erfahrung: Die träte ständig auf und sei »normal«, z. B. mache die Person in jedem Moment mit jeder neuen Wahrnehmung neue Erfahrungen. Auch ein soeben mit einem *Felt Shift* gefundenes *Konzept* wird mit der nächsten neuen Erfahrung vielleicht wieder unpassend, erneut wird abgeglichen und *Konzepte* verändern sich. Dieser ständige Prozess der gegenseitigen Angleichung von *Felt Sense* und *Konzept* charakterisiert den gesunden Fluss des Erlebens. Wenn Grundbedürfnisse nicht erfüllt werden, blockiert dagegen dieser Prozess. Dies zeigt ein psychisches Problem an und entspricht einer Blockierung der *Aktualisierungstendenz.* Gendlin nennt diese Blockierung, wenn sie nicht nur vorrübergehend auftritt, *strukturgebundenes Erleben.* Damit wird eine Rigidität bezeichnet, die bei vielen psychischen Störungen zu beobachten ist, etwa bei depressiven Symptomen, Angststörungen, Stressreaktionen. Bei Persönlichkeitsstörungen oder dysfunktionalen Erlebens- und Verhaltensmustern zeigt sie sich u. a. in den dysfunktionalen, nicht angemessenen Gedanken über sich selbst und andere (vgl. Beck et al., 1993).

Box 5.1.3: Ist die Focusing-Methode direktiv?
Nein, sondern: *prozessaktivierend*

Ganz gleich wie die Theorien das Lindern psychischer Störungen beschreiben: Als Inkongruenzen aufheben, als Abwehr oder Leugnung aufgeben, als die blockierte Aktualisierungstendenz befreien, als Selbstexploration fördern oder als ein Focusing-Prozess – alle diese theoretischen Vorstellungen wollen *Ressourcen aktivieren.* Sie wollen die Möglichkeiten der Person erweitern, ihre Probleme selbst zu lösen. Aber anders als z. B. in anderen Verfahren wissen wir nicht, welche Ressourcen, welche Gedanken oder Inhalte letztlich auftauchen werden. Die Focusing-Begleitung ist wie »eine Tür öffnen« oder ein Hindernis wegräumen, aber *weder die Person noch Focusing-Begleitende wissen, was hinter dem Hindernis zum Vorschein kommen wird.* Insofern kann diese Methode in Bezug auf die Inhalte nur *non-direktiv* sein. Sie bietet aber eine besondere Arbeitsweise an, bei der wir oft aktiv Vorschläge machen, der Fachbegriff heißt *Guiding*. Sie ist darum *non-direktiv* und *prozess-aktivierend.*

5.1.4 Die sechs Bewegungen des *Focusing-Prozesses* und wie wir sie aktivieren

Gendlin hat sechs Schritte oder *Bewegungen* beschrieben, die Klienten unterstützen, mit der Methode vertraut zu werden, und die wir beim Focusing-Begleiten im Hinterkopf haben können. Diese sechs Bewegungen müssen nicht unbedingt in der hier beschriebenen Reihenfolge ablaufen. Vor-, Zurück- und Überspringen ist möglich. Wir beschreiben sie kurz als eine Art Manual mit Anweisungen, die wir in der Praxis möglichst indirekt geben, damit der Focusing-Prozess bzw. die Selbstexploration ungestört fließen kann. Neben den Instruktionen und Fragen begleiten wir den Focusing-Prozess vor allem damit, dass wir das von der Person gesagte ›zurücksagen‹ (saying back).

Beispiel

Kl.: Es fühlt sich an wie ein großer schwerer Kasten.
Th.: Ein großer schwerer Kasten.
Kl.: Er ist länglich, wie ein Sarg – und ich liege drin.
Th.: Wie ein Sarg, und ich liege drin.

Diese wörtlichen Wiederholungen sind keine konventionellen empathischen Reaktionen, sondern eine Sonderform verbaler Interventionen, mit denen die Aufmerksamkeit auf das Erleben in der leichten Trance gerichtet werden soll. Das Saying-Back ermöglicht den Vergleich zwischen *Felt Sense* und *Konzept* – Indem die fokussierende Person ihr Konzept gespiegelt bekommt, kann sie es noch mal auf Stimmigkeit überprüfen – dies unterstützt die Suchbewegung.

Bewegung 1: Freiraum schaffen

Im Focusing leiten wir die Person an, sich körperlich zu entspannen, um so Kontakt zum eigenen Körper aufzunehmen. Wir stellen dann Fragen wie: Wie fühlen Sie sich jetzt? Was spüren Sie im Körper? Was plagt Sie heute? Und dann: Was hindert Sie, sich auf sich selbst zu konzentrieren? Können Sie Ihre Probleme auf einen gewissen Abstand bringen, so dass es einen Freiraum in Ihnen gibt?

Sie können vorschlagen, starke oder überwältigende Gefühle mit vorgestellten Bildern zu verbinden, und diese Bilder in der Vorstellung auf räumlichen Abstand zu bringen, der weit genug ist, um die Gefühle nicht überwältigend werden zu lassen, aber auch nicht zu weit, damit die Gefühle nicht verschwinden. Den

Atem gut wahrzunehmen kann dabei auch sehr helfen: Die Person kann sich vorstellen, den Raum, den der Atem sich nimmt, mit ihrem inneren unbelasteten Freiraum zu verbinden.

Box 5.1.4a: Beispielhafte Interventionen beim Begleiten von Bewegung 1

1. Einführung und Entspannungsanleitung.
2. Während Sie sich weiter entspannen, so gut es gerade hier geht, nehmen Sie ein kleines Ereignis oder Thema aus den letzten Tagen und beschreiben in wenigen Worten, wie Sie es jetzt im Moment erleben.
3. Wenn Sie diese Szene vor Ihnen sehen – wo (hier in dem Raum) sehen Sie sie? Ist das die richtige Entfernung – näher oder weiter weg?

Bei mehreren Problemen können Sie vorschlagen, das Vorgestellte zu ordnen. Sie können hierzu eine Vielzahl von Metaphern verwenden, wie z. B.:

- Eine Dachkammer voller Gerümpel, in welcher man sich zunächst etwas Platz schaffen muss, um atmen zu können und gelassener zu sein.
- Vor einem großen Bild einen oder ein paar Schritte zurückgehen, um es als Ganzes erfassen zu können.
- Alle Gedanken, Bilder, Probleme, Gefühle usw. in einzelne Schachteln tun, diese mit einem Stichwort beschriften und in ein Regal stellen.
- Bei einem großen Berg von Problemen einen Haufen von Bauklötzen zur Verfügung stellen – der Klient nimmt für jedes Problem einen Bauklotz und stellt ihn vor sich hin.
- Besucher, die alle auf einmal kommen und klingeln, einzeln begrüßen, ins Wohnzimmer führen und einen Platz zuweisen … noch einmal rausgehen und überlegen, mit wem man wirklich sprechen will.
- Alle Gedanken in Luftballons füllen und diese unter die Decke schweben lassen.
- Alle Gedanken in ein großes Glas tun und diese darin beobachten.
- Kritische innere Stimme bitten, zu warten, auf einem etwas entfernteren Stuhl Platz zu nehmen und zunächst nur zuzuhören. Sie können dieser Stimme sagen, dass sie sich nach Beendigung der Focusing-Sitzung äußern sollen.
- Es ist möglich, die Focusing-Sitzung mit einer Expedition zu vergleichen, die sich vorsichtig vom Basiszelt in unbekanntes Gebiet vortastet und sich bei Gefahr sofort wieder in das sichere Basiszelt zurückzieht.
- Bei furchterregenden Bildern kann es wichtig sein, die gefühlte Bedrohung bildlich zu reduzieren, z. B. indem das Bild wie mit einer Fernbedienung ausgeschaltet oder in einen Tresor gelegt wird.

- Laute innere Stimme: Welche Farbe passt zu dem Ton? Radio verstellen – leise, laut, leise drehen.

Achten Sie dabei auf Folgendes:

- Die Person geht in eine leichte bis allenfalls mittlere, nicht in eine tiefe Entspannung.
- Das normale körperliche Empfinden wird nicht ausgeblendet.
- Der Klient wird angewiesen, die eigenen Füße fest auf den Boden zu stellen, um »Bodenhaftung« zu behalten.
- Dabei soll er langsam ein- und ausatmen und Kontakt zum Therapeuten halten.

Für einen fließenden Prozess sollte die innere Beziehung zwischen Selbst und Erlebtem ähnlich sein wie die äußere Distanz zwischen den Personen: nicht zu nah und nicht zu fern. In der zwischenmenschlichen Beziehung hilft ebenso wenig eine distanzierte, kalte wie eine zu enge, verschmelzende Beziehung. In der Beziehung zwischen Selbst und Erleben führt eine zu große (auch räumlich symbolisierte) Distanz zu gefühlsarmem, intellektualisierendem Erleben, eine zu enge Distanz dagegen zur Überflutung mit undifferenzierten Gefühlen (Vahrenkamp & Behr, 2004).

Bewegung 2: Den *Felt Sense* bilden

»Seien Sie achtsam für das diffuse körperliche Empfinden, das zu dem Problem passt, für die körperliche Resonanz, die dieses Thema oder dieses Problem in Ihnen auslöst.« Halten sie die Person mindestens ein bis zwei Minuten beim Erspüren des *Felt Sense.* Regen Sie durch Fragen dazu an, den *Felt Sense* näher zu beschreiben:

Beispiele

- »Wenn Sie diese Szene jetzt im passenden Abstand sehen – richten Sie jetzt Ihre Aufmerksamkeit freundlich und fürsorglich nach innen auf die Körpermitte ... manchmal entsteht da irgendetwas, das spürbar ist und das in irgendeiner Weise passt zu dem, was Sie als Ganzes erleben oder erlebt haben ...«, oder:
- »Vielleicht brauchen Sie eher noch etwas Zeit ... ist eher alles ruhig oder ist eher irgendeine kleine Veränderung spürbar? Manchmal ist etwas ganz Undeutliches und Vages im Hals ... im Brustraum ... im Bauch ... oder sonst irgendwo in Ihrem Körper ... wie eine leise Resonanz auf das, was Sie erlebt haben. *(Auch ein Empfinden wie ein Nichts, Leere aufgrei-*

fen, dann möglichst schon mit erster vagen Qualifizierung z. B. unangenehme Leere, graue Leere – auf Mimik, Stimme, Haltung achten.)

- »Ist das Gefühl eher breit und unkonturiert oder abgegrenzt-klar? Ist es statisch oder unruhig, schwer oder leicht? Welche Farbe hat es?«

Je nachdem, was es ist, regen Sie genauere Beschreibungen an. Dies mündet in *Bewegung 3.*

Bewegung 3: einen Griff finden (wie bei einem Koffer zum Anfassen)

Beispiele

- »Lassen Sie uns ein bisschen dabeibleiben.«
- »Hat es Farbe, Form, Oberfläche, Geschmack, Geruch?«
- »Wie fühlt sich diese Stelle im Körper an? Gibt es ein Wort, ein Bild, einen Ton, eine Geste – irgendwas, das dazu passt?«
- »Seien Sie achtsam für die ersten Worte, Sätze, Bilder oder Gesten, die dazu in Ihnen entstehen, die eher langsam und ›aus dem Felt Sense heraus‹ entstehen, weniger auf die schnellen fertigen Konzepte, die ›aus dem Kopf‹ kommen, die schon da sind.«

Vorläufige, kleine Erleichterungen können körperlich spürbar sein, verbunden mit Gedanken wie: »Ich habe das Gefühl, die Richtung stimmt«.

Bewegung 4: Resonanz auf den Griff spüren, vergleichen zwischen Griff und *Felt Sense*

Dazu gehen Sie zwischen *Felt Sense* und dem »Griff« der ersten gefundenen Konzepte innerlich hin und her und überprüfen, welche Resonanz das gefundene Konzept hervorruft, wie es u. U. geändert werden muss, damit es besser passt. Achten Sie darauf, wie sich währenddessen auch der Felt Sense ändert. Wenn sich ein Gefühl wie »Jetzt passt es!« einstellt, verbunden mit einer körperlich spürbaren Erleichterung wie »Ja, das ist etwas Neues, Frisches«, gab es einen *Felt Shift.* Achten Sie auch auf ganz kleine Formen der Erleichterung. Sie sagen Ihnen, ob die Richtung stimmt.

Beispiele

- Passt das zu dem, was Sie körperlich spüren?
- Welches Gefühlswort passt auf dieses körperliche Empfinden oder welches Wort geht von dem körperlichen Empfinden aus?

- Spielen Sie ruhig weiter mit Wörtern, Redewendungen, Bildern, Geräuschen, Gerüchen. Spüren Sie einfach immer nach, ob es zu dem Körpergefühl passt.
- Wie ist es ... *(Wort/Bild einfügen.)? (Unangenehm, angenehm, leer, traurig usw.?)*

Bewegung 5: Fragen an den *Felt Sense* stellen

Sie helfen, stimmige nächste Schritte aus dem *Felt Sense* abzuleiten. So wird der *Felt Sense* insgesamt konturierter und die Person kann seine Bedeutung im Ganzen besser verstehen.

Beispiele

Die vier »nützlichsten« Fragen (Cornell, 1997):

1. Welches Gefühl hat das? – Wie ist die Art des Gefühls? Wie ist es genauer?
2. Was macht Sie so ... *eng, nervös, brennend* (ja nach vorher genanntem)? Was macht Sie am meisten ...? Was ist das schlimmste daran ...?
3. Was braucht das Gefühl bzw. ›Sie‹ (die Person)? Was müsste als nächstes passieren? Was brauchen Sie, um sich besser zu fühlen?
4. Wie fühlte es sich an, wenn all dies gelöst wäre?

Geht der *Felt Sense* verloren, holen Sie ihn an dem »Griff« wieder her. *Das muss sein,* ohne *Felt Sense* funktioniert diese ganze Art der Arbeit nicht. Helfen Sie der Person, dass sich das Körpergefühl wieder bildet.

Beispiele

»Nehmen Sie sich etwas Zeit, damit Sie die Antwort mitbekommen, die aus dem *Felt Sense* kommt. Wenn Sie den Körper fragen würden, was er jetzt braucht? ... Vielleicht mögen Sie in Ihrem Körper fragen, wie es sich anfühlen würde, wenn all das gelöst wäre?«

Bewegung 6: Annehmen

Seien Sie offen für den *Felt Shift,* für die kleinen ersten Schritte, die kleinen körperlichen Veränderungen. Begrüßen Sie sie mit Neugier, ohne zu bewerten. In dieser letzten Bewegung wird der Prozess zu einem guten Abschluss gebracht.

Beispiele

- Wie wäre es, wenn Sie bald mit dem Prozess aufhören würden?
- Was brauchen Sie, damit Sie die Übung gut abschließen können?
- Aufstehen – strecken – setzen. Wenn Sie noch mal auf alles zurückschauen: Was war wichtig (von Ihrem Empfinden her)? Schreiben Sie auf, was das Wichtigste war?

Nach Gendlin sind immer, wenn in Therapien Fortschritte erfolgen, derartige Prozesse wie in diesen sechs Bewegungen aufgetreten.

Box 5.1.4b: So können Sie Klienten vorbereitende Informationen geben

Es ist nicht notwendig, irgendwohin zu gelangen, es ist ein Experiment – alles, was passiert, ist interessant, bringt uns weiter. Wir gehen so vor:

- Alles, was Sie dabei erleben, ist richtig, Sie können gar nichts falsch machen.
- Sie werden erst eine Entspannungsübung machen,
- dann ein kleineres, aber bedeutsames Thema aus den letzten Tagen uns vor Augen führen und es beschreiben,
- die körperliche Resonanz darauf entstehen lassen
- und versuchen, diese in Worte zu fassen,
- dann diese Worte anlegen an das körperliche Gefühl und nachspüren, ob es passt,
- mit Hilfe von Fragen an das Körpergefühl solange leicht Veränderungen spüren, bis es etwas besser passt,
- dann noch eine Weile freundlich dabeibleiben und die Übung dann langsam abschließen.

Ich werde das, was Sie sagen, oft spiegeln, so dass Sie überprüfen können, wie die Worte zu dem passen, was Sie spüren. Ich werde Pausen machen, um uns Zeit zu lassen für den jeweils nächsten langsamen Schritt.

Sagen Sie nur das, was Sie sagen möchten, was für Sie natürlich ist und irgendwie passt. Es ist völlig in Ordnung, etwas für sich zu behalten. Die Gedanken sind frei. Manchmal mag man gerade das, was neu ist, erst mal für sich ansehen, bevor man jemandem davon erzählt.

5.1.5 Focusing fließend in Beratungs- und Therapiegespräche einbauen

Für einen klassischen Focusing-Prozess, wie oben mit den sechs Bewegungen skizziert, müssen Klienten vorher über die Grundidee und den Ablauf instruiert sein. Auch sind Wiederholungen günstig, weil beim ersten Versuch noch zu viel Neues und vielleicht Irritierendes die Erfahrungsbildung erschwert. Klienten wissen vielleicht nicht, ob sie nun gerade einen *Felt Sense* haben, wie sich ein *Felt Shift* anfühlt oder haben Schwierigkeiten, länger in der günstigen mitteltiefen Entspannungstrance zu bleiben (Weiser-Cornell, 1997). Die klassische Focusing-Durchführung verlangt einen Einschnitt im Gesprächsprozess. Die Person begibt sich in eine entspannte Sitzposition, geht in eine Entspannungstrance und mit Bewegung 1 wird Raum geschaffen. Dann erst beginnt der Hauptprozess.

Teile des Focusing-Prozesses können Sie auch sehr gut, fließend in einen Gesprächsverlauf einfügen. Regen Sie dazu unmittelbar die *Felt-Sense*-Bildung an, wenn die Person über einen Problemkomplex oder über für sie nicht gut fassbare Anmutungen und Erfahrungen spricht.

Box 5.1.5: Focusing in ein Gespräch integrieren

- Lassen Sie das Raum-Schaffen (Bewegung 1) weg, denn die Person ist bereits in innerem Kontakt mit einem Problem. Aber nicht, wenn die Person sehr erregt ist.
- Fragen Sie, wenn dieses Vorgehen neu ist, ob die Person einmal versuchen möchte, eine Intuition und körperliche Empfindung zu dem Problem zu gewinnen, dies führe oft weiter.
- Wenn ja, geben Sie kurz die üblichen Vorschläge zur Sitzposition und einige wenige Entspannungsinstruktionen.
- Nun führen Sie durch die Bewegungen 2 bis 6, wobei Sie die Dauer und Intensität des Prozesses sehr frei an die Situation anpassen können. Dies gilt beim Focusing zwar immer, aber gerade bei der Einbettung in ein Gespräch und bei manchen Klienten kann es z. B. schon ein Ereignis sein, überhaupt nur einen Felt Sense zu identifizieren.

Sie können manchmal auch noch zügiger zwischen Focusing und Gespräch wechseln, z. B. einfach nach Hinweisen von Körpersprache, Gesten, Tonfarbe fragen, ob es zu dem Ganzen auch ein Köpergefühl irgendwo gibt, erläutern und ausdifferenzieren lassen, nach assoziierten Konzepten fragen; dann weiter mit empathischen Reaktionen, dann wieder den *Felt Sense* erfragen, usw.

Beispiel

Die junge Frau S. fühlt sich verunsichert, umso mehr als ihre Mutter ihr drängend nahelegt, das Elternhaus für eine attraktive auswärtige Arbeitsstelle zu verlassen. Im Gespräch erwägt sie alle möglichen Vor- und Nachteile, bekommt aber keinen wirklichen emotionalen Bezug zu dem Ganzen. Gestikulierend deutet sie dabei oft mit den Händen auf ihren oberen Magenbereich. Ich schlage vor, dorthin zu spüren, lasse sie das Körpergefühl umschreiben, genauer abgleichen; rege dann an, Farben, Gerüche, Bilder, Redewendungen sich vorzustellen, stelle einige der ›nützlichen‹ Fragen an den *Felt Sense*. *Felt Shifts* stellen sich ein, als Frau S. Terpentingeruch assoziiert, sich ›verloren‹ fühlen kann, wie ein Vogel, der aus dem Nest geworfen wurde, und findet, was der *Felt Sense* braucht: zurückkommen dürfen, ohne gescholten zu werden. Sie fühlt sich nun kraftvoll, diese Klärungen mit der Mutter anzugehen.

Es gibt keine systematischen Kenntnisse darüber, für welche Art von Personen es besonders günstig wäre, Focusing-Elemente ins Gespräch einzubauen. Personen, ohne viel Kontakt zu eigenem Körpererleben, konnten wir so helfen, diesen zu finden, einen *Felt Sense* zu identifizieren und auch kleines Erleben in sich wichtig zu nehmen. Personen, die oft einen *Felt Sense* spüren, konnten wir so wirksam unterstützen, noch intuitiver und sicherer, innere Klärungen zu finden und die Methoden häufiger zu nutzen. Die *Bewegungen* aus Teil 5.1.4 sieht auch Gendlin nur als eine didaktische Hilfe um Focusing lehr- und lernbar zu machen. Es geht nicht um diese Schritte, sondern um stete Veränderung der *Organismischen Erfahrung*, d.h. des *Felt Sense* und der Konzepte. Strukturgebundenes Erleben, d.h. das *Selbstbild* soll ins Fließen kommen.

Auf den Punkt gebracht

Unabhängig vom Setting will *Focusing* immer den *Felt Sense* und die *Konzepte* in Bewegung halten. Die Person soll wach für die Veränderungen des *Felt Sense* sein, wenn dieser kreativ mit *Konzepten* abgeglichen und mit den Focusing-Fragen (s.o. Bewegung 5) konfrontiert wird. Dann vollziehen sich *Felt Shifts* und auch die *Konzepte* verändern sich fortlaufend. *Focusing* können wir so wie eine Lupe sehen, die ständig nach Selbstexplorationsprozessen auf Stufe 8 und 9 sucht und sich dabei nicht von Logik und Gedanklichem stören lassen will.

Die Focusing-Ideen lassen sich gut mit vielen weiteren Konzepten und Techniken verbinden. Dies sind z.B. Rollenspiele, Traumerleben, Malen, Arbeiten mit Klängen und Musik. Für die Traumarbeit hat Gendlin (1987) selbst ein umfassendes

Konzept vorgelegt. Stellen Sie grundsätzlich sicher, dass Klienten Vorschläge, die ihnen nicht zusagen, auch zurückweisen oder verändern können, ohne dass Sie das Gefühl bekommen, dies beschädige die Beziehung. Dann umfasst die Focusing-orientierte Therapie sehr reichhaltig auch Techniken anderer Schulen, ohne beliebig zu werden.

5.1.6 Die Beziehung im Focusing und im personzentrierten Gespräch

Die Arbeitsbeziehung ist auch im Focusing inhaltlich non-direktiv und prozessaktivierend. Allerdings können durch die focusing-typischen Vorschläge andere innerpsychische Prozesse aktiviert werden als durch bedingungsfrei wertschätzende empathische Reaktionen. Wenn wir Interventionen vorschlagen, ist es anders, als wenn wir inhaltlich der Person folgen und sie nur darin unterstützen, sich selbst zu explorieren. Sie muss sich dann zunächst auf uns hin orientieren, sie fragt sich vielleicht »Habe ich richtig verstanden?« oder »Will ich das überhaupt?« oder »Kann ich das, was sie will?«. Die Person lenkt ihre Aufmerksamkeit weg von der nicht bewertenden Wahrnehmung ihres Erlebens und zentriert sich zumindest kurzzeitig auf uns.

Behalten Sie darum, wenn Sie Focusing-Prozesse begleiten, immer im Auge, ob ihre Vorschläge den Selbstexplorationsprozess fördern. Fordern Sie darüber hinaus die Person auf, diese auch selbst zu prüfen. Viele Klienten können ihre Aufmerksamkeit danach schnell wieder auf sich selbst lenken, aber zumindest manche Anfänger können hierbei Schwierigkeiten haben. Es bedarf einer besonders vertrauensvollen und geklärten Arbeitsbeziehung, damit dies alles funktioniert.

Die Arbeitsbeziehung ist im Focusing etwas anders als beim personzentrierten Arbeiten. Rogers schaut vor allem interessiert auf die Erfahrungen der Person und sagt, was er sieht und vermutet. Dabei drückt er sein freundliches und engagiertes Interesse an dem inneren Erleben des Klienten aus – ohne Apelle. Wenn Sie in die Therapie Anweisungen einfügen, so kann sich in die Beziehung ein hierarchisches Element einschleichen: Gendlin sagt, zumindest indirekt, eher »guck hin«. Dabei findet er therapeutische Angebote eher intuitiv, und zwar auf Grund seiner eigenen Resonanz auf die Person und seines Empfindens für die impliziten Erlebensprozesse des Klienten und dessen Blockierungen. So können nach Sachse et al. (1992) Therapeuten eine hohe »Passung« im Therapieprozess realisieren, wenn sie nicht nur gute technisch-methodische Kenntnisse der Focusing-Interventionen, sondern auch gute eigene Focusing-Fähigkeiten besitzen.

Eine vertrauensvolle Beziehung als Voraussetzung der Therapie – oder eine Begegnung herstellen als korrigierende Beziehungserfahrung?

Die Beziehung steht bei Gendlin nicht so wie bei Rogers im Mittelpunkt des therapeutischen Konzeptes: Gendlin hält zwar eine sichere Beziehung als Voraussetzung für unbedingt notwendig und Schwierigkeiten in der Interaktion haben auch für Gendlin Vorrang. Sie müssen beachtet und aufgelöst werden: »… Rogers hat vollkommen recht damit, dass die Bedingungen der Beziehung in der Therapie primär sind. Zuhören, Focusing und alle anderen Verfahren sind nur innerhalb einer sicheren, echten und vertrauensvollen interpersonalen Beziehung wirksam« (Gendlin, 1998, S. 457). Allerdings will er mit Beziehungsklären nicht unbedingt *Selbstexploration* oder korrigierende Beziehungserfahrungen ermöglichen, sondern er sieht das eher als *Voraussetzung* für eine erfolgreiche Therapie.

Die angebotene Arbeitsbeziehung bei Gendlin lässt sich so charakterisieren: Ich werde zwar nicht sagen, *was* Du machen musst, um Dein Problem direkt zu lösen, aber ich sage Dir, *wie Du* es machen kannst, damit Du mehr Klarheit gewinnst *(Prozess-aktivierend)*. Insofern sind die Rollen relativ klar festgelegt. Rogers angebotene Arbeitsbeziehung ist: Ich weiß, was *ich* machen werde. Ich werde nicht sagen, was *Du* machen kannst, aber ich will Dir helfen, indem *ich* versuche, Dich möglichst genau zu verstehen und Dir dieses Verständnis mitzuteilen. Was *Du damit machst* – dazu sage ich nichts. Rogers lässt den Part des Klienten demgegenüber ein Stück weit undefiniert, er lässt ihn diesen mehr selbst gestalten.

In Bezug auf die Inhalte sind also beide »non-direktiv«, in Bezug auf die Bearbeitungsweise ist Gendlin offen direktiver, Rogers ist auch hier eher indirekt – und konsequent nichtautoritär. Dadurch entsteht in der personzentrierten Arbeit möglicherweise mehr Rollenkonfusion, aber damit auch mehr *Rollenabstimmungs- und -klärungsbedarf.* Für Klienten, die zu einem neurotischen oder rigiden Beziehungsangebot neigen, vor allem unter Stress und unter diffusen Bedingungen, wird es wahrscheinlicher, dass Beziehungsklärungen notwendig sind. Aber sie können daraus auch Wichtiges lernen. Explizite Beziehungsklärung und ein dialogisches Beziehungsangebot gehören deswegen notwendigerweise zum rogerianischen Konzept; sie stehen mehr im Mittelpunkt und sind vielleicht auch eine besondere Chance für Klienten – sie sind nicht nur Voraussetzung.

Klassisches personzentriertes und focusing-orientiertes Denken: eine Gegenüberstellung von ähnlichen Überlegungen bei Rogers, vor allen in frühen Schriften und Gendlin

Der ›frühe‹ Rogers	Gendlin
Die Person soll ihre organismische Erfahrung wahrnehmen.	Die Person soll einen Felt Sense bilden.
Im Symbol wird das organismische Erleben abgebildet.	Hin und her: Es wird immer wieder geprüft ob Konzept und Felt Sense stimmig sind:
Im Therapieprozess wird die unmittelbare Erfahrung als Bezugspunkt genommen, an welchem die Person die Gültigkeit ihrer Äußerungen und Wahrnehmungen überprüfen kann.	Im Therapieprozess werden Konzepte (Gefühle, Begriffe, Gesten, Phantasien usw.) mit dem Felt Sense verglichen und solange geändert, bis sie passen.
Das Organismische Erleben ist das Unverfälschte, das nicht entfremdete.	Bei diesem Prozess ändert sich auch der Felt Sense fortwährend.
Im Therapieprozess wird darauf vertraut, dass diese Bezugnahme auf die Erfahrung durch die therapeutischen Kernbedingungen facilitiert wird.	Die Bezugnahme wird – auf der Grundlage der therapeutischen Kernbedingungen – aktiv angeregt durch Focusing-Interventionen.
Körperliches Empfinden wird dann aufgenommen, wenn es deutlich geäußert wird.	Explizite Aufmerksamkeitslenkung auf körperliches Empfinden.
Starke Erregung wird durch die ruhige, freundliche Art bei der Begleitung und durch empathische Reaktionen gemildert, die neben Gefühlen auch Gedanken aufgreifen.	Überschwemmendes, intrusives Erleben wird zusätzlich gemildert durch den ersten Focusing-Schritt: Distanz und Raum schaffen.

Zum Reflektieren und Diskutieren

- Was erscheint Ihnen an Gendlins' Ideen besonders plausibel, was unplausibel?
- Erinnern Sie sich an Beispiele, wo Ihr Köper Stellung genommen hat zu etwas, das Sie gerade beschäftigte? War dies hilfreich?
- Welchen Wert hat Intuition für Sie in ihrem Leben? Ggf.: Wie identifizieren Sie diese?
- Was könnte meinen Klienten bei dieser Methode besonders helfen, was schaden?
- Was wird mir persönlich beim Erlernen dieser Technik besonders schwerfallen?

Lese-Tipps:

Gendlin, E. T. (1978). *Focusing*. New York: Bantam Books. (dt. 2012, 11. Aufl.). Reinbek: Rowohlt.
Dieses kleine Taschenbuch verhalf der Methode zum Durchbruch. Sehr praktisch und allgemeinverständlich erklärt Gendlin die Schritte und inneren Mechanismen.

le Coutre, C. (2016). *Focusing zum Ausprobieren. Eine Einführung für psychosoziale Berufe.* München: Reinhardt.
Im partnerschaftlichen Arbeiten Focusing ausprobieren. Ergänzt wird dies durch viele weitere Informationen zu Focusing und Online-Materialien.

Zeruya Shalev (2015). *Schmerz.* Berlin: Berlin Verlag.
Nicht nur der körperliche Schmerz (verursacht durch ein Bombenattentat) beeinträchtigt das Leben der Hauptprotagonistin, sondern ebenso der seelische Schmerz (verursacht durch die Trennung von ihrer großen Jugendliebe). Als sie den Mann Jahre später wiedertrifft, findet endlich die bis dahin verweigerte innere Auseinandersetzung mit den eigenen Gefühlen statt. Ein Reife- und Entwicklungsprozess setzt sich in Gang, der sie am Ende offener werden und ein authentischeres Leben führen lässt.

Web-Tipps:

www.focusing.org – eine beeindruckende Sammlung mit vielen Informationen und herunterladbaren Texten

Übungsmaterialien für Einzel- und Kursarbeit: www.igb-stuttgart.de/Übungen/

5.2 Innere Stimmen und Selbstanteile: Methoden der Emotionsfokussierten Therapie integrieren

Manchmal machen wir uns Vorwürfe. »Wie konntest du das nur wieder …«, oder »Du bist auch blöd«, oder sogar »Du bist ein Versager«. Wir erleben dies wie innere Stimmen, die zu uns sprechen, wie wenn ein Teil von uns sehr streng mit anderen Teilen ist. Manchmal bekommt diese strenge Stimme sogar Antworten, wie z. B. »Nächstes Mal passe ich besser auf«, oder »Du schaffst das schon«, oder auch »Ist ja egal«, »Jetzt bleib mal gelassen, wird schon«. Es kann vorkommen, dass solche Sätze uns eine Zeit lang innerlich beschäftigen und fast ein Gespräch entsteht. Die innere Bewegung kann so groß sein, dass wir einzelne Sätze laut aussprechen, also ein hörbares Selbstgespräch führen.

Wir schaffen damit kurzeitig etwas innere Distanz zu den Themen, die uns bewegen. In Therapien und Beratungsgesprächen haben wir aber sehr viel wirksamere Möglichkeiten, uns mit diesen inneren Stimmen zu befassen. Wenn wir die Aufmerksamkeit auf sie lenken, lautet der Fachbegriff *partialisieren.* Klienten sollen diese Stimmen genauer ansehen, sie erspüren, beschreiben und sie sich wie Teil-Personen im eigenen Selbst vorstellen können. Es gibt dafür viele Fachbegriffe; wir nennen sie hier *Selbstanteile.* Allein durch Benennen, Beschreiben und Charakterisieren entsteht Distanz und die Selbstanteile verlieren einen Teil ihrer Macht. Jetzt kann mit ihnen gearbeitet werden. Insbesondere können wir Klienten helfen, diese Teile in einen Dialog miteinander zu bringen, bei dem sie sich gegenseitig besser verstehen. Im Folgenden zeigen wir, wie Sie vorgehen können.

Box 5.2: Wie verstehen wir die selbstkritischen Stimmen im Rahmen der personzentrierten Persönlichkeitstheorie?

Kritische innere Stimmen ordnen wir dem *entfremdeten Selbst* zu (s. Kap. 2.1 und Abb. 2.1). Ein rigides Selbstbild ist gleichsam ihre Wiege (Stinkens et al., 2002b, S. 43). Wir verinnerlichen *Wertbedingungen.* Diese wirken in unserem Selbst manchmal sehr dominant und sagen uns immer wieder, wie wir sein oder was wir tun sollen. Dies gilt auch dann, wenn die Stimmen aus Idealvorstellungen über uns kommen, die mit den *Wertbedingungen* unserer Ursprungsfamilie nichts zu tun zu haben scheinen. Entscheidend ist: Wir wollen anderes sein als wir eben sind. Was auch immer es ist, es entfremdet uns von unseren *organismischen Erfahrungen.*

Stimmen, die das verteidigen, was die kritischen Stimmen entwerten, sind nicht so eindeutig zuzuordnen. Sie entspringen eher den *organismischen Erfahrungen.* Je nachdem wie zugänglich, klar bzw. laut diese Stimmen sind, sehen wir sie als mehr oder weniger *unterschwellig.* Oft repräsentieren sie Erfahrungen, die am Rande der Gewahrwerdung liegen.

5.2.1 Innere Kritiker und innere Kinder

Gendlin (1981; 1996) beschrieb innerhalb der personzentrierten und experienziellen Ansätze als erster rigide, abwertende innere Stimmen als den »Inneren Kritiker«. Wir sprechen zwar einfachheitshalber auch vom »Inneren Kritiker« (IKr). Wir verstehen diesen Begriff jedoch breiter und meinen mit ihm all das, was ein *Klient selbst* als innere kritische, dominierende, vehemente, drängende und selbstabwertende Selbstanteile bzw. als *Schema* aus Gedanken und Gefühlen erlebt. Dieser Selbstanteil dominiert oft, drückt andere Teile an die Wand und schneidet die Person so von Ressourcen ab. Dennoch tauchen irgendwann ein oder mehrere Gegenüber auf. Diese Gegenspieler werden oft als »Inneres Kind« (IKi) bezeichnet. Sie können aber ebenso wie der »Innere Kritiker« (IKr) als ganz andere, u. U. *mehrere* Gestalten mit anderen Namen auftauchen. So wie der »Innere Kritiker« z. B. als »böse Gouvernante«, »gemeiner, besserwisserischer Diktator«, »strenger Lehrer« erscheint, kann das »Innere Kind« als ängstliches oder verletztes kleines Mädchen, als trotziger, verstockter, verzweifelter kleiner Junge, als kleiner Kobold, als unbeschwertes, fröhliches Mädchen, als unersättliches Riesenbaby erscheinen. Es könnte z. B. Sätze sagen wie: »Ich mach's einfach nicht«, »Du kannst mich mal«, »Das ist zu schwer«, »Jetzt esse ich doch alles weg«.

Zu Beginn der Arbeit werden die Selbstanteile nicht unbedingt als Figuren erlebt. Typischerweise wird der Innere Kritiker später eher als innere Stimme erlebt; das depressive Innere Kind eher als Gefühl und Gefühlsausdruck in Mimik und Körperhaltung. Während der Arbeit ist es wichtig, dass diese Selbstanteile aktuell erlebt werden und dabei sich ständig ändern können (Stinckens, Lietaer &

Leijssen, 2002c). Wenn bestimmte Figuren über längere Zeit unverändert auftauchen, kann dies auf Rigidität hinweisen und ist eher beunruhigend. Wir konfrontieren dabei aber niemanden mit einem theoretischen Konzept eines IKr oder IKi, etwa indem wir nach einem »Inneren Kind« oder einem »Inneren Kritiker« fragen. Hier im Fachtext verwenden wir diese Bezeichnungen; in der praktischen Arbeit aber benutzen wir nur die Bezeichnungen, mit denen die *Klienten* ihre Selbstanteile charakterisieren.

5.2.2 Der praktische Umgang mit Selbstanteilen in der personzentrierten Arbeit

Es lassen sich fünf Grundmöglichkeiten unterscheiden, eine Arbeit mit Selbstanteilen zu begleiten. Stinkens, Lietaer & Leijssen (2002b) untersuchten dazu 75 Gesprächsepisoden und schlugen ein Kategoriensystem vor. Dies haben wir hier leicht modifiziert und auch angegeben, wann sich welches Vorgehen empfiehlt. Die vorderen Ideen können jederzeit in Gespräche einfließen. Wird die Arbeit komplexer, brauchen Klienten in der Regel mehr Zeit, bis wir wie unter (d) und vor allem (e) beginnen.

(a) Lasse den IKr verblassen, indem du auf das achtest, was er unterdrückt (klassisches personzentriertes Vorgehen)

Rogers ordnete rigide Selbstkritik den *Wertbedingungen* zu. Er verstand sie als Teil eines *entfremdeten Selbst,* das nicht in der *organismischen Erfahrung* begründet ist. Entsprechend arbeiten Sie in den Gesprächen die organismischen Erfahrungen heraus, damit diese nicht mehr unterdrückt werden und sie die Selbstkritik zum Schweigen bringen. Sie können den IKr auch kurz ansprechen, dann aber vor allem auf die unterdrückten Erfahrungen empathisch reagieren. Schon Rogers und Gendlin haben so gearbeitet.

Kl.: Ich mag nicht, dass ich Frauen gegenüber so ungeduldig bin.
Rogers: Wahrscheinlich ist ihre erste Reaktion ›Ich sollte Frauen wirklich nicht verachten‹, aber … sie spüren … ›ugh!‹

Oder an anderer Stelle lenkt Rogers so von der Selbstkritik auf die Gefühle: »Aber obwohl es wirklich unmöglich ist, war das Gefühl …« (Gundrum, Lietaer & Van Hees-Matthijssen, 1999).

Kl.: Ich spüre … *(ein paar Worte über die Gefühle)* … aber das ist einfach blöd (oder faul, selbstsüchtig usw.), weil …
Gendlin: Irgendwas attackiert Sie da und sagt, es ist blöd, aber Sie fühlten … *(Ich reflektiere, was über die Gefühle gesagt wurde.)* (Gendlin, 1996, S. 247) (eigene Übersetzungen)

Im Gegensatz zu puristischen Auffassungen wird inzwischen häufig vertreten, dass dies nicht hinreichend ist (z. B. Müller, 1995). Der IKr geht nicht von selbst; es sei denn, er kann konstruktiv eingebunden werden (siehe unten). Es ist aber ein guter Einstieg, mehrere Selbstanteile aus dem natürlichen Gesprächsverlauf heraus so in den Blick zu nehmen.

(b) Bringe den IKr auf Distanz

Manchmal braucht der Klient inneren Freiraum, um andere Stimmen überhaupt wahrzunehmen. Sie können dann vorschlagen, ihn in der Vorstellung zu distanzieren, ihn lächerlich zu machen oder durch eine Selbsteinbringung zu relativieren. Dies unterstützt vor allem, wenn der IKr so dominant ist, dass er das gesamte Selbst einzunehmen scheint.

Th.: Können Sie sich vorstellen, die ganzen kritischen Gedanken einmal da in diese Kiste zu packen?; ... auf diesen Stuhl zu setzen; ... in diese Vase zu tun, u. ä.

Th.: Ihr Kritiker ist ja heiliger als der Papst. Ich sag dann zu meinem Kritiker »o. k. Ich weiß schon, was Du sagen willst, ich kenn das schon!« (Beispiel von Gendlin in einem Workshop, als der IKr die therapeutische Arbeit attackierte).

Th.: Ich erschrecke mich fast, wenn ich höre, wie unerbittlich diese Selbstkritik tönt.

(c) Identifiziere und erforsche den IKr

Wir fassen Gedanken zur Selbstkritik zusammen (empathisches Paraphrasieren). Dabei kann dieser selbstkritische Teil auch schon als Einheit oder sogar Quasi-Person untersucht werden.

- Irgendwas in Ihnen sorgt immer dafür, dass Sie sich schnell schuldig fühlen.
- Sie erleben es immer als gut oder schlecht, was sie tun. Es gibt nichts dazwischen.
- Irgendwas in Ihnen lässt Sie dann fühlen: Ich bin ganz wertlos.
- Wenn dieses Wertlos-Sein sprechen dürfte, was würde es sagen?
- Können Sie zu dieser kritischen Stimme einmal ein Bild zeichnen?

Genauer identifizieren und abgrenzen, evtl. einen Namen geben, solches entlastet schon allein. Es fördert zudem die spätere Arbeit, wenn IKr in Dialoge mit anderen Selbstanteilen treten sollen.

(d) Verstehe, was der Kritiker erreichen will, und erkenne seine Aufgaben an (Integration sozialer Normen)

Modernere Auffassungen personzentrierter Arbeit sehen sozial vermittelte Normen und Wertbedingungen durchaus auch positiv (Gendlin, 1996; Greenberg, Rice & Elliott, 1993; Mearns & Thorne, 2000; Stinckens et al., 2002b). Die Arbeit mit Selbstkritik kann sich so wandeln. Auch wenn Sie annehmen, dass der Innere Kritiker überzogene Forderungen enthält, so können diese doch verbunden sein mit wertvollen Motiven zur Übernahme sozialer Normen. Zum Beispiel, wenn der Kritiker fordert »Sei hart, ignoriere Schmerz!«, kann dies am Wunsch liegen, zu einer Peergruppe zu gehören. Wenn er sagt »Du bist eine Lusche und faul«, möchte er vielleicht für einen Berufserfolg sorgen.

- Wenn diese ganze Selbstkritik Ihre Sorge aussprechen könnte, was wäre das?
- Hat dieser Kritiker vielleicht ein paar gute Gründe, so zu sein, wie er ist?
- Höre ich richtig, dass diese kritischen Stimmen Sie auch vor etwas beschützen möchten?

Wenn wir wichtige Aspekte der Selbstkritik akzeptieren, kann dies zu frappierenden Wendungen im Prozess führen. Der zunächst um Vorherrschaft kämpfende IKr zeigt dadurch oft völlig andere Seiten. Er zeigt sich weniger bedroht, er wird nachdenklicher, offener, versöhnlicher. Dann beginnt der Klient seine eigenen Normen auch vom Standpunkt des Kritikers aus zu klären.

(e) Verstehe den Inneren Kritiker als eine dominierende Stimme in einer Gruppe von Stimmen (pluralistisches Selbst)

Die Auffassung, das Selbst als pluralistisch (self pluralism) zu verstehen, hat auch bedeutende Konsequenzen für die Auffassung des Kritikers: Er wird gesehen als eine von *vielen* verschiedenen Stimmen innerhalb einer Familie von Stimmen (Mearns & Thorne, 2000), siehe Box 5.2b. Die Störung besteht in der destruktiven Interaktion zwischen den unterschiedlichen Selbstanteilen. In der Therapie geht es jetzt vor allem darum, diese Interaktion zu verbessern. Kernpunkt ist, dass die Selbstanteile miteinander reden, Empathie füreinander entwickeln und Interessen ausgleichen. Gründe für blockierende, innere Konflikte liegen nämlich weniger in Interessengegensätzen, sondern häufiger im Nicht-Verstehen. Das ist aber vor allem dann schwer, wenn der IKr so dominant ist, dass er alle anderen

Stimmen überlagert. Diese sind für die Person kaum noch erfahrbar. Die Selbstanteile einer solchen Person werden nicht mehr durch einen »binding agent« zusammengehalten, also eine über allem stehende Instanz. Der IKr hat quasi diesen Platz übernommen. Eine Pluralität der Selbstanteile muss dann erst halbwegs wieder hergestellt werden (Greenberg & Van Balen, 1998).

Anfänglich ist das *Ihre* vorsichtige Aufgabe, wenn Sie Prozesse begleiten. Versuchen Sie aber baldmöglichst, eine koordinierende, die Aufmerksamkeit und das ›Gespräch‹ leitende Instanz als Selbstanteil in der Person zu installieren. Wir nennen diesen Selbstanteil *Innerer Facilitator* (IF). Seine integrierenden Funktionen bestehen weniger in lenkenden Aufgaben wie bei einem »Inneren Chef«, sondern es sind eher Moderationen, Differenzierungen und Begrenzungen im Dienst eines besseren Selbst-Verständnisses nötig. Im Folgenden wird es darum gehen, wie diese Selbstanteile in einen Dialog gebracht werden können.

Box 5.2.2: Historischer und theoretischer Hintergrund – von einem ganzheitlichen zu einem pluralistischen Konzept des Selbst

Schon Freud schuf mit seinem Instanzenmodell des Es, Ich und Über-Ich eine pluralistische Auffassung der Person: Die ungezügelten Triebe (Es), das Gewissen (Über-Ich) und die ordnende Instanz (Ich) stehen miteinander im Widerstreit. Rogers Selbsttheorie betont die fließende Dynamik und die fortwährenden Änderungsprozesse innerhalb des Selbst (1959; 1963; s. auch Kap. 2). Sie sind das Entscheidende: nicht ein verstecktes »wahres« Selbst entdecken, sondern ständige Veränderungen und Entwicklungen im Selbst als »way of being« leben.

Dies weiterführend schauen viele Psychotherapiekonzepte der folgenden Dekaden auf Selbstanteile der Person und auf die interaktionelle Dynamik dieser Teile. Perls, Hefferline und Goodman (1951) entwarfen den berühmten Dialog zwischen Topdog und Underdog – und Satir beschrieb eine innere Bühne (1978). Weitere praktisch bedeutsame Theorien sind die Transaktionsanalyse mit ihrer Identifikation von Ich-Zuständen (Berne, 1961), personzentrierte und systemische Ansätze mit ihrer Idee von Quasi-Familienmitgliedern als Sub-Selbste oder Teile innerhalb der Person (Gaylin, 2001; Schwartz, 1997). Stern (1986) entwarf ein entwicklungspsychologisches Modell verschiedener Arten von Selbsterfahrung, welches das Selbst ansieht als ein Cluster von Schemata über Beziehungserfahrungen ähnlich dem Konzept der Arbeitsmodelle in der Bindungstheorie.

Neuere Entwicklungen der personzentriert-experienziellen Theorien des Selbst greifen gleichfalls die Schematheorie auf. Wenn Greenberg et al. mit den zwei Stühlen oder mit dem Inneren Kritiker arbeiten (Greenberg, Rice & Elliott, 1993, S. 254), gehen sie von zwei Gruppen konfligierender emotionaler Schemata aus: die »einerseits gesellschaftliche Sollensforderungen repräsentieren, und andererseits jenen, die organismische Gefühle und Bedürfnisse bewahren«. Mearns und Thorne (2000) nennen die Teile des Selbst »Configurations« und meinen damit

»ein kohärentes Muster von Gefühlen, Gedanken und bevorzugten Verhaltensweisen« (S. 102; siehe auch Mearns, 2002). Alle Autoren betonen, wie flexibel sich diese Schemata/Configurationen ändern können. Sie heißen partial egos, egoparts, inner voices, parts, self-objects, subselves, configurations, und bei uns *Selbstanteile* – und es wird in breiter Übereinstimmung als hilfreich angesehen, wenn sie sich gegenseitig zuhören und miteinander verhandeln.

Die Idee der Selbstanteile findet sich auch in der Schematherapie (Young et al., 2008; Jacob & Arntz, 2014; Reusch & Valente, 2015). Selbstanteile werden dort Schema-Modi genannt und als Bewältigungsstile verstanden, die aktiviert, wenn Grundbedürfnisse versagt werden. Sie sind internalisierte, unflexible Erlebens- und Verhaltensweisen, z. B. in den ›Elternmodi‹. Hier dominiert, wie beim IKr, eine internalisierte Stimme kritisierender oder strafender Eltern oder z. B. auch ein fordernder Elternteil, bei dem die internalisierte Stimme ständig Leistung und Perfektion erwartet. Die Arbeit mit diesen Modi ist ein zentraler Teil der schematherapeutischen Praxis.

5.2.3 Selbstanteile reden miteinander: das praktische Vorgehen

Box 5.2.3a: Auf den Punkt gebracht – Selbstanteile, die praktische Grundidee

Klienten sollen dabei unterstützt werden, Selbstanteile in sich zu benennen und diesen dann symbolische Gegenstände wie z. B. Bauklötze, Mineralsteine, kleine Figuren oder Puppenschuhe usw. zuzuordnen. So etwas sollten Sie in Ihrem Raum vorhalten. Die Gegenstände platziert der Klient so, meist auf dem Fußboden, dass ihre Distanz zueinander ihre Beziehung untereinander ausdrückt. Dann lässt der Klient sie miteinander reden wie in einem Rollenspiel. Dabei verändern sich in der Regel die Distanzen und die Figuren; manche verschwinden, neue kommen ... Es kommt Bewegung ins Selbst.

Die folgenden Vorschläge sind wie ein Manual aufgebaut, welches die Schritte für die Rollenspiel-Arbeit mit Selbstanteilen beschreibt. Alle oben in Teil 5.2.3 beschriebenen fünf Umgänge mit dominierenden IKr können je nach therapeutischer Situation hilfreich sein. Das Manual ergänzt und bietet ein Vorgehen an, Box 5.2.3b gibt einen Überblick. Die Komponenten können je nach Prozess übersprungen oder wiederholt werden. Sie beschreiben eher häufiger Stolpersteine und wie sie überwunden werden können, als dass sie »abgearbeitet« werden sollten (Vahrenkamp & Behr, 2004; 2007).

Fangen Sie grundsätzlich kein Gespräch mit dem Vorsatz an, eine derartige Technik anzuwenden. Nur wenn der Klient selbst Hinweise gibt, schlagen Sie sie vorsichtig vor. Zunächst findet oft 15 bis 20 Minuten selbstexplorative Arbeit mit personzentrierter Gesprächsführung statt. Fachbegriffe wie Innere Kritiker,

Inneres Kind oder Innerer Facilitator führen wir nicht explizit ein. Sie entwickeln sich aus dem Gespräch wie selbstverständlich und erhalten ihre Namen von den Klienten.

Box 5.2.3b: Komponenten beim Aktivieren der Selbstanteil-Kommunikation

A. Vorbedingungen, Vorbereitungen und Beruhigen

B. Gewahrwerden und Differenzieren
- Innere Gegenspieler werden deutlich
- Distanz zu dem Erleben herstellen
- Die verschiedenen Selbst-Anteile werden charakterisiert
- Namen finden

C. Figuren visualisieren und die stimmige räumliche Anordnung finden

D. Grenzen klären
- Trübung, falsche Identifikation und mangelnde Strukturierung
- Überflutung, Dominanz
- Undurchlässigkeit, Abspaltung, Ungleichzeitigkeit
- Ein Teil gehört nicht länger zur Person
- Notwendiger Schutz

E. Modifizierung des Dialogs
- Aktivierung und Symbolisierung des inneren Facilitators
- Verbindungen zu allen relevanten Teilen herstellen
- Abschluss

F. Wiederholen

Je mehr Zeit Sie für die ersten beiden Komponenten geben, umso weniger Vorschläge sind später nötig. Klienten machen dann oft wie von selbst und ohne Aktivierung die nächsten Schritte. Auch tauchen spontan komplementäre Rollen auf, wenn hierfür genügend Zeit und Raum ist. Nun die Komponenten im Einzelnen:

A. Vorbedingungen, Vorbereitungen und beruhigen

Diese Bedingungen sollten erfüllt sein: Sind die gemeinsamen Ziele klar? Gibt es keine zwischenmenschlichen Spannungen? Besteht eine klare Arbeitsbeziehung? Wurde die personzentrierte Grundidee des Vorgehens abgestimmt? Ist die Person fähig, Vorschläge zu überprüfen und zurückzuweisen, falls sie nicht passen?

Vorschläge sollen die Person nicht aus dem Prozess der inneren Achtsamkeit reißen. Begrüßen Sie es quasi, wenn ein Vorschlag zurückgewiesen oder Irritation oder Besorgnis ausgedrückt wird. Interpretieren und Spiegeln sie dies nicht. Wenn die Person irritiert auf einen Vorschlag reagiert, sollte sie ermutigt werden, ihre Vorbehalte zu untersuchen. Verwerfen Sie ggf. selbst Ihren eigenen Vorschlag und nehmen Sie den Faden des vorherigen Gespräches wieder auf.

Die Person sollte nicht in Panik oder ganz in einem »Notfall-Programm« gefangen sein. Beruhigen Sie ggf. mit klassischem personzentrierten Vorgehen oder zusätzlichen Methoden wie Progressive Muskelentspannung oder Atemtherapie (Tausch, 1996). Macht ein sehr dominierender, z. B. extrem höhnischer Kritiker die aktuelle Arbeit unmöglich, so unterstützen sie die Person ausnahmsweise, ihn gleich zu isolieren und auf eine ausreichende Distanz herauszustellen.

B. Gewahrwerden und differenzieren

Innere Gegenspieler werden deutlich: Empathische Reaktionen und die Selbstexploration der Person verdeutlichen innere Konflikte. Spiegelungen der Körpersprache unterstützen hier auch sehr (vgl. Kap. 5.7). Oft erscheint zunächst nur ein Teil des Gegensatzes, z. B. der Kritiker oder ein kindlicher blockierender Teil. Er wird meist als beunruhigendes Verhalten anderer Personen erlebt; dass dieses Verhalten für einen Selbstanteil steht, ist der Person nicht voll klar, es steht erst am Rande der Gewahrwerdung.

Kl.: Ich weiß ja, es sollte mir wirklich egal sein, wenn meine Schwester ein solches Theater um ihr Kind macht und sich so lächerlich verhält.

Ber.: Obwohl Sie denken »Ich sollte sie nicht so ernst nehmen«, sind da noch ganz andere Gefühle – irgendwas in Ihnen nimmt sie doch ernst.

Wenn die Selbstanteile aus dem personzentrierten Gespräch heraus entwickelt werden, kommt häufig die Struktur »Obwohl Sie denken … spüren Sie«, oder »Obwohl Du weißt … machst Du …«. Ein häufiges Problem in diesem Stadium der Arbeit ist, dass die innere Stimme nur als eine Kritik von außen erlebt wird. Die Person erkennt nicht, dass diese so beunruhigend ist, weil sie der Kritik irgendwie doch glaubt oder zumindest Angst hat, sie könne Recht haben. Sie steht für eine Seite eines *inneren* Konfliktes.

Pat.: Also die Nachbarn gucken schon so komisch, als ob ich meine Mutter vernachlässige *(äußerer Kritiker)*. Dabei ruf ich sie jeden Morgen an, mehr schaffe ich einfach nicht *(Inneres Kind, das sich verteidigt)*.

Th.: Obwohl Sie wissen, dass der Vorwurf unberechtigt ist – irgendwie beunruhigt er Sie.

Pat.: Ja, das ist doch bescheuert, eigentlich könnte es mir egal sein.

Th.: Sie wissen, es könnte Ihnen egal sein, und es ist Ihnen irgendwo doch nicht egal.

Pat.: *(ängstlich, zaghaft):* So als ob ich irgendwie Angst habe, die Stimme könnte ja Recht haben.

Th.: Da ist so eine ängstliche Stimme, die sagt »Sie könnte Recht haben«, und eine laute Stimme, die sagt »Das stimmt nicht!«.

Günstige Distanz zwischen der Person und ihrem Erleben: Diese Komponente ist vor allem wichtig, wenn jemand von Gefühlen überwältigt wird oder keine Gefühle empfindet. Der Klient wird als jemand angesprochen, der denkt, spürt, fühlt und der dieses Erleben reflektieren kann, der alles auch aus einem Beobachterstandpunkt ansieht:

Sie spüren, wie Sie von all diesen Gefühlen hin und her geworfen werden. Und nicht: ›Sie werden von all diesen Gefühlen hin und her geworfen‹.

All dies lässt Sie denken: Da erlebe ich eine ganz schöne Kränkung. Und nicht: ›Das verletzt Sie‹.

Wenn Sie so empathisch reagieren, kann das Erleben wechseln von ›Ich bin‹ zu ›Ich fühle es‹ (Gendlin, 1981; 1996). Um Distanz zu schaffen, können Sie auch Metaphern und Bilder benutzen wie:

Das ist wie ein Ozean voll Tränen und man kann am Strand entlanggehen – oder: Wie muss der Schutzschirm aussehen, den Sie brauchen?

Wenn jemand sehr distanziert über sich redet, hilft natürlich die klassische personzentrierte Gesprächsführung und dabei besonders die Beachtung des nonverbalen emotionalen Ausdruckes.

Die verschiedenen Selbstanteile werden charakterisiert: Die Arbeit stockt oft, wenn die Gegensätze oder einzelne Ich-Teile blass und unkonturiert bleiben. Lassen Sie genauer ausführen, vor allem den emotionalen Gehalt.

Pat.: *(sachlich):* Der Kopf sagt schon – jetzt reiß Dich mal zusammen und lass die doch reden. – Ich weiß auch nicht, warum ich davon nicht loskomme.

Th.: Wenn der Kopf sagt »Reiß Dich zusammen« – wie redet der? Eher energisch oder eher antreibend? – Oder wie können Sie das genauer sagen?

Pat.: *(wirkt ungeduldig, genervt, schlägt dabei mit der Hand auf den Oberschenkel):* So verärgert.

Oft achten Klienten nicht auf das »Wie«, sondern nur auf das »Was« der inneren Kommunikation. Beachten Sie die nonverbalen emotionalen Elemente der Kommunikation ebenfalls, und spiegeln Sie auch den nonverbalen Ausdruck quasi als Zitat. Dies lenkt die Aufmerksamkeit auf den Beziehungsaspekt der Selbstkommunikation.

Ber.: Diese Stimme, die sagt »Du hast es mal wieder nicht geschafft« *(Ber.: spiegelt auch den Tonfall):* Klingt die eher genervt und wütend?
Kl.: So ungeduldig und gereizt, »Jetzt mach doch endlich mal«.
Ber.: Wenn Sie so ungeduldig sagen »Jetzt mach doch endlich mal« – wie fühlen Sie sich dann?
Kl. *(kauert sich zusammen)*
Ber. *(spiegelt die Haltung):* So?
Kl.: Ja, als ob man einen Schlag erwartet.

Namen finden: Übernehmen Sie die Charakterisierungen der Patienten und versuchen Sie, diese Techniken wie selbstverständlich und ohne Erklärungen in das Gespräch einzufügen.

Kl.: So als wenn man gleich geschlagen wird. ...
Th.: Man schützt sich vor dem Schlagen.
Kl.: *(langsam, suchend):* Ja, da ist so eine dunkle Person ... die macht so *(P. hebt den Arm wie zum Schlag).* Ja, sehr bedrohlich und dunkel und groß, aber er droht nur, er schlägt nicht ... ein schwarzer Mann, der droht und irgendwie überlegen ist.
Th.: Er ist überlegen.
Kl. *(Kauert sich wieder zusammen)*
Th.: So, dass der andere so macht *(spiegelt das Kauern)* und sich ausgeliefert fühlt?
Kl.: Ja, er ist so viel kleiner.
Th.: Wie klein?
Kl.: *(zeigt die Größe mit der Hand):* So groß ...?
Th.: Da ist jemand so klein und versucht sich zu schützen.
Kl.: Ja ... wie ein kleiner Junge, der keine Kraft hat.
Th.: *(zeigt auf den Platz, auf den der Kl. geguckt hat):* Da ist der kleine Junge, der keine Kraft hat und sich so zusammenkauert und versucht sich zu schützen.
Kl.: Ja ... und da ist der dunkle Mann *(zeigt auf einen anderen Platz).*

Klienten können so die Arbeit als einen Prozess auffassen, der sich im Hier und Jetzt entwickelt, und sie verstehen, dass die symbolisierten Teile sich immer wieder ändern können. Sie verstehen dann auch, dass es nicht *den* »Inneren Kritiker« gibt, sondern dass diese Figuren sich mit ihnen im Verlauf der Therapie verändern. Allerdings, wenn Klienten extrem abwertende Namen vergeben, schlagen wir neutralere Namen vor und arbeiten daran, dass dieser Teil ebenfalls akzeptiert wird (siehe unten).

Box 5.2.3c: Marker bei Klienten, dass die Methode hier und jetzt funktionieren könnte (vgl. Means & Thorne, 2000; Acres, 2016)

- Bildhafte Begriffe wie z. B. ›Wächter‹ oder ›Aufgeber‹ fallen im Gespräch.
- Offenkundige innere Konflikte.
- Eigentlich unvereinbare seelische Zustände werden umschrieben.
- Ein ›eigentliches‹ oder ›Kern-‹ oder ›wahres‹ Selbst o. ä. wird erwähnt.
- Tonfall oder Körpersprache deuten auf innere Dialoge oder Introjekte hin.
- Wenn Sie bei einer Botschaft das Gefühl haben: ›Wessen Stimme war das denn!?‹.
- Ein Muster von wiederkehrenden Phrasen oder Körpersprache.
- Die Person möchte ausdrücklich etwas in sich verstehen.

C. Figuren visualisieren und herausstellen

Wenn die Person ein Symbol oder eine Metapher für einen Selbstanteil gefunden hat, können Sie ihr vorschlagen, diesen vor sich hinzustellen wie auf eine imaginäre Bühne. Wir verwenden als Hilfe oft kleine Bauklötze (oder Kissen, Steine, Puppenschuhe). Die Klienten wählen die passenden Gegenstände und beginnen, für jede Figur einen Platz zu suchen. Ermutigen Sie, sich für diesen Prozess Zeit zu nehmen, um zu spüren, ob der Platz passend ist. Dies gilt besonders, wenn die Empfindungen und Gefühle zu einer Figur schwach sind oder verloren gehen. Wenn eine Person sich eine Figur in einer räumlichen Anordnung vorstellt – ihr also einen Platz zuweist –, entsteht oft eine körperlich spürbare Empfindung zu dieser Figur; bei dominierenden Figuren oft ein körperlich spürbares Gefühl der Bedrohung. Erst wenn durch veränderte räumliche Anordnungen der Figuren eine deutlich spürbare Erleichterung auftritt, ein *Felt Shift,* wissen die Person und wir, dass der gefundene Platz »stimmt«. Dann fühlt sich die Person deutlich ruhiger und klarer. Wenn eine Figur zu nah an der Person steht, kann sie sich bedroht fühlen, wenn sie zu weit weg ist, können wichtige Gefühle nicht mehr empfunden werden. Fast immer verändern die Klienten im Laufe der Arbeit die Abstände zwischen den Figuren mehrmals.

Symbole und Figuren suchen und herausstellen ist für manche sehr ungewohnt, unangenehm oder peinlich. Deshalb ist es wichtig, Konsens hierüber zu finden. Aufwärm-Versuche in vorhergehenden Gesprächen helfen oft, in denen zunächst nur Stimmen charakterisiert wurden oder nur für den dominierenden Teil die richtige Distanz gesucht wurde. Dennoch: Es gibt Personen, für die diese Arbeit fremd und unangenehm bleibt – sie brauchen andere Techniken. Möglicherweise sind es Personen, die nicht zu räumlichen oder bildlichen Vorstellungen neigen.

Wenn jemand sich nicht in der Lage fühlt, eine abwertende oder antreibende Stimme herauszustellen, überprüfen wir, ob alle wichtigen Selbstanteile benannt wurden. Häufig kann die Person z. B. einen Kritiker nicht von anderen Teilen trennen und dadurch nicht identifizieren.

Pat.: Der sitzt mir im Nacken, der kommt nicht hervor.
Th.: Wo sitzt er da?
Pat.: da *(zeigt nach hinten, rechts oben)*, hinter mir, er sagt so »Nicht sehr toll« *(P. krächzt den letzten Satz etwas)*
Th.: Hört sich so krächzend an?
Pat.: Wie eine alte Eule hockt er da? *(Duckt sich und streckt den Kopf vor)*
Th.: *(spiegelt die Haltung)*: So?
Pat.: Ja, eher wie ein Geier, ja, so krallt er sich fest.
Th.: Was für einen Platz braucht dieser krächzende Geier?
Pat.: So eine Stange, an der er sich festkrallen kann und von der er alles beobachten kann … aber auch geschützt ist.

Lassen Sie die Person für jeden Teil möglichst einen Platz vor ihr oder seitlich aussuchen, so dass Blickkontakt möglich ist. Wenn ein Teil hinter ihr ist, sollten Sie diesen möglichst bald hervorholen. Wenn das nicht geht, lassen Sie sich ihn genauer charakterisieren und fragen Sie, was der Teil braucht. Vielleicht kann der Klient auch zurücktreten und so Abstand gewinnen.

D. Grenzen klären

Während der Arbeit mit Selbstanteilen sind die Grenzen zwischen den Teilen oft unklar. Meist treten eines oder mehrere der folgenden vier Probleme auf:

Trübung, falsche Identifikation und mangelnde Strukturierung, Überflutung: Wenn unklar ist, welche Figur im Moment spricht, kann es sehr hilfreich sein, wenn der Klient sich jeweils auf unterschiedliche Stühle setzt oder sich hinter das jeweilige Symbol stellt. Diese Differenzierung ist oft eine körperlich-emotional anstrengende Arbeit.

Wenn eine Figur wie ein Kritiker oder ein innerer Antreiber extrem dominant ist und sein Gegenspieler sozusagen nur noch aus überflutenden Gefühlen von

Angst, Scham und Verzweiflung besteht, ist die wichtigste Maßnahme, die dominierende Figur auf die richtige Distanz zu bringen (siehe Punkt C.). Erst dann, wenn die richtige räumliche Distanz gefunden wurde, können komplementäre Rollen entwickelt werden.

Undurchlässigkeit, Abspaltung und Ungleichzeitigkeit: Oft ist nur ein Widerpart zur Zeit anwesend. In diesem Fall ist es sinnvoll, beide Selbstanteile gleichzeitig als Figuren im Blick zu haben. Typisch ist, dass ein Teil nicht hört, was der andere sagt. Verlangsamen Sie dann und fragen Sie z. B.:

Th.: »Hat der ›Kleine‹ das gehört, was dieser ›Teddy-Daddy‹ gesagt hat?«, oder »Wie ist das für den Kleinen, wenn der Teddy-Daddy das sagt?«

Kritisieren Sie aber nie, sondern weisen Sie nur vorsichtig auf weitere Möglichkeiten hin.

Ein Teil gehört nicht länger zur Person: Es kann passieren, dass die Person nicht durch rigide Selbstkritik, sondern nach sorgfältigem Abwägen entscheidet, dass ein Teil nicht mehr zu ihr gehört.

Kl.: Oh, das ist das sorgenvolle Gesicht meiner Mutter, das sende ich ihr zurück. Es ist überflüssig, wenn ich aufmerksam bin.

Starke Abwertungen einer Figur und notwendiger Schutz: Wenn jemand sehr abwertend ist, arbeiten wir daran, dass dieser Teil ebenfalls akzeptiert wird.

Kl.: *(angeekelt):* Das ewig verrotzte, heulende Kind.
Th.: Das Kind, das Sie sehen, ist vernachlässigt und es weint?
Kl.: Wie es schon so dasteht! Ich kann es nicht leiden.
Th.: Der Teil, der das Kind nicht leiden kann, der klingt so aufgebracht.
Kl.: Ja, der könnte es zusammenschlagen, weil es immer so heult, peinlich!
Th.: Dieser Teil, der so wütend ist auf das weinende Kind, wo könnte man den hinstellen?
Kl.: Dahin, er will am liebsten auf das verrotzte Kind losgehen.
Th.: Hm … damit es nicht mehr weint?

Kl.: *(Lacht):* nee … ich pass mal besser auf, dass er weiter weg kommt, und das Kind kommt jetzt etwas zu mir. *(Probiert längere Zeit mit Bauklötzen aus, ordnet zum Schluss drei Bauklötze in einem Dreieck an).* So, ich muss irgendwie beide sehen, dann wird es besser.

Schützen *Sie* den Klienten vor einem sehr aggressiven Teil, wenn nötig. Ziel bleibt aber, dass die Person diesen Schutz sobald wie möglich selbst übernimmt.

Gendlin geht dabei sogar ausgesprochen direktiv vor. Beispiele aus seinen Workshops:
(In klarer anweisender Art): Kinder müssen geschützt werden. Ich glaube nicht an viel – aber das ist sicher: Kinder müssen geschützt werden. – Oder:

- Wir beide schützen die Kleine, wir machen einen Kreis um sie.
- Du bist freundlich mit dem kleinen Mädchen!

Dieser Schutz ist besonders wichtig bei Personen, die als Kinder misshandelt wurden (Reddemann, 2001). Kumbier (2013) sieht bei traumatisierten Personen den IKr als *Wächter,* der in vielen Gestalten bis hin zu bodenloser Angst auftreten kann. Er dominiert das z. B. wehleidige/depressive/angstvolle/suizidale/essgestörte IKi mit der kaum erkennbaren, aber eben auch positiven Absicht, das Funktionieren der Person zu erhalten. Dieser Wächter nimmt den Platz des *Oberhauptes* ein. Auch Kumbier will hier partialisieren, ein *Oberhaupt* (hier *Innerer Facilitator*) soll gestärkt werden; der Wächter soll den Platz des Oberhauptes räumen und dann milder und verständnisvoller für das IKi werden; das IKi lauter und mutiger.

E. Modifizierung des Dialogs

Aktivierung und Symbolisierung des inneren Facilitators: Die Aktivierung ist allerdings oft schwierig. Die Funktionen des IF werden, anders als der IKr oder das IKi, vom Klienten nicht spontan als eine innere Stimme erlebt und können deswegen auch nicht ohne Weiteres als eine Figur visualisiert werden. Er ist anders als die anderen Stimmen noch mehr eine Kunstfigur. Er wird nicht von der Person selbst gefunden: *Wir* müssen dies vorschlagen und ihm seinen Platz sichern. Dazu werden die Funktionen des IF schrittweise aktiviert, bevor wir den Klienten auffordern, sich eine Figur vorzustellen. Übernehmen Sie zunächst selbst vorsichtig einige dieser Funktionen, nicht um sie zu ersetzen, sondern um entsprechende Aktivitäten im Klienten hervorzurufen.

Die Aufgaben des Inneren Facilitators leiten sich vom Prozess ab, in dem sich die Arbeit mit dem Inneren Kritiker befindet, und von der Art des inneren Konfliktes. Wir sollten also schon etwas über diesen Konflikt wissen, bevor der IF als Figur visualisiert wird. Denn möglicherweise erscheint ein IKr als ein Tyrann, ein tobender Gorilla oder eine ängstliche, durchdringend piepsende Maus. In diesen Fällen wäre die Gestalt des IF eher die eines weisen Priesters oder eines Dompteurs als die eines Chefs. Sie soll präsent, zuverlässig, allparteilich und kompetent ein inneres Chaos und Willkür verhindert und dafür sorgen, dass jede relevante Stimme zu Wort kommt.

Die verschiedenen Funktionen des Inneren Facilitators sind:

- *Beruhigen* aller Figuren: Ein dominierender Ikr kann verstanden werden als der Ausdruck einer Stressreaktion bzw. als ein kindliches Notfallprogramm. Die Person kann nicht mehr sich widersprechende, konflikthafte Schemata unterscheiden, sondern reagiert schnell, dramatisierend und im »Alles oder Nichts«-Denken. Eine solche Eskalation soll vermieden werden.
- *Identifizieren und Abgrenzen* jeder Figur: Es soll klar bleiben, welche Stimmen bzw. emotionalen Schemata zu welcher Figur gehören.
- *Figuren entwickeln* und *Beziehungen visualisieren:* Vor allem diese Funktion setzt Ressourcen frei: Aus einem inneren Dialog entwickeln sich oft mehr als ein oder zwei Stimmen. Eine Klientin hörte z.B. neben der verletzten kindlichen Figur eine wilde, rebellische, verstockte, kindliche Figur. Diese Empfindungen und Figuren tauchen wie von selbst auf, ohne zusätzliche Intervention, sie sind wie komplementäre Rollen in realen sozialen Situationen und ihre Beziehungen, Nähe und Distanz können visualisiert werden. Dies hilft Rigidität aufzulösen, aktiviert also Ressourcen.
- *Ausgleichen* – auffordern, zuzuhören, die anderen zu verstehen: Der IF soll moderieren, wie es z.B. in einer Familientherapie geschähe. Gerade die vorsichtige, schrittweise Aktivierung des IF unterstützt wenig selbstexplorative, sehr gestresste, von Gefühlen überwältigte Klienten. Wenn die Funktionen eines IF bereits weitgehend bestehen, ist es unkomplizierter eine Metapher für den IF einzuführen, als wenn ein aufgeregter Innerer Kritiker diese Position bereits besetzt hat.

Viele Funktionen des IF sollten bereits bis zu einem gewissen Ausmaß aktiviert sein, bevor der IF als Figur eingeführt wird. Oft aktivieren Klienten diese Funktionen von selbst. Wenn die Selbstanteile sich stark blockieren und bekämpfen, hilft es, wenn Sie einen IF vorschlagen. Sie können z. B. fragen »Was brauchen die beiden?«, oder »Wie kann ihnen geholfen werden?«. Der IF führt Regeln für eine konstruktive Selbstkommunikation ein.

Kl.: *(hinter dem Inneren Kritiker zu einem kleinen, weinenden Jungen):* Der soll weg, der macht sich so breit. Ich mag den nicht leiden.
Th.: *Was ist jetzt der Job des Moderators, wenn ein Teilnehmer so was sagt?*
Kl.: *(stellt sich hinter den IF, zum IKr gewandt):* Du musst ihn nicht leiden mögen, aber behandle ihn mit Respekt.

Verbindungen zu allen relevanten Teilen herstellen: Wird jemand rationalisierend und verliert den emotionalen Kontakt zu Selbstanteilen oder spielt nicht mehr aus dem Erleben heraus, so können Sie vorschlagen, dass die Person sich hinter die Symbole der Figuren stellt und sorgsam auf die körperlichen Empfindungen, Gesten und Gefühle achtet. Bleiben Sie selbst aktiv, neugierig, in einer spielerischen Haltung beteiligt – nicht distanziert beobachtend.

Abschluss: Manchmal bleiben unklare Gefühle, dann ist es wichtig, genug Zeit zu haben, um zu einem vorläufigen Ende zu kommen und rechtzeitig den Abschluss einzuleiten:

Th.: »Nicken alle?«, oder »Ist jemand unzufrieden, unglücklich?«, »Was braucht der Unzufriedene, um zu einem guten Abschluss zu kommen?«, z. B. »Einen Termin für eine weitere Arbeit?«, »Hausaufgaben?«.

F. Wiederholen

Üben und Wiederholungen in verschiedenen Variationen sind sinnvoll, da es um Veränderungen automatisierter Reaktionen geht. Wiederholung bedeutet keinesfalls, dass dasselbe Rollenspiel wiederholt wird, denn wenn jemand im Kontakt mit seinem Erleben ist und sich entwickelt, erscheinen neue Figuren, auch wenn ähnliche Probleme wiederholt auftauchen. Erklären Sie ggf., dass die Reaktionen automatisiert sind, deshalb oft noch unwillkürlich auftreten können und einer erhöhten Wachsamkeit bedürfen. So, wie man besonders aufmerksam ist, wenn man mit dem Autofahren in England beginnt. Es dauert seine Zeit, bis es gelingt, ohne besondere Aufmerksamkeit im Linksverkehr auf der richtigen Seite zu fahren.

5.2.4 Indikation

Es geht in jeder personzentrierten Arbeit um die Bewertung eigener Erfahrung (vgl. Biermann-Ratjen, Eckert & Schwartz, 1997) und um das selbstkonzeptbezogene Verstehen (Finke, 2004) (vgl. Kap. 3.4), insofern bewirkt personzentrierte Arbeit schon immer eine Veränderung vehementer Selbstkritik. Die hier vorgestellte Arbeitsmethode mit Selbstanteilen ist eine besondere Möglichkeit. In der Praxis werden die Komponenten manchmal nur mitgedacht, es genügen im Gespräch oft verkürzte Formen wie ein lediglich angedeuteter Dialog. Die Entfaltung in Visualisierungen und Rollenspielen ist indiziert, wenn ein Selbstanteil dominiert und die differenzierenden, akzeptierenden und vermittelnden Funktionen eines Inneren Facilitators fehlen.

Das Vorgehen unterstützt den Prozess der Selbstexploration so nachhaltig, weil Bündel von Gedanken und Gefühle *zusammen* auf einer metaphorischen Ebene verankert werden. Sie werden greifbar und können so in weitere Prozesse einbezogen werden. Das Vorgehen ist prozess- und ressourcenaktivierend. Die wichtigsten Elemente sind empathische Reaktionen, spiegeln insbesondere auf einer körperlichen Ebene, Rollenspiel-Arbeiten mit einer größeren Zahl von Selbstanteilen und die Aktivierung eines Inneren Facilitators. Das spricht vor allem Klienten an,

- die – falls nur Kognitionen betrachtet werden – die motivationale Ebene ihrer Selbst-Aggression nicht wahrnehmen können,
- die beschützende Faktoren eines Inneren Kritikers erleben, die sie nicht aufgeben können,
- die eine bessere Distanz zu und Klarheit mit ihren Selbstanteilen benötigen, weil sie von Gefühlen überwältigt werden oder sie zu sehr abwehren,
- die so blind gegenüber ihren Ressourcen sind, dass erst das Aktivieren eines Inneren Facilitators einen metaphorischen Anker bereitstellt, mit dem sie tatsächlich umgehen können.

Die Technik kann zu einer besonders nachhaltigen Änderung destruktiver, innerer Dialoge führen. Indem die Selbstanteile dazu gebracht werden, miteinander zu reden, kann sich etwas substantiell Neues vollziehen und andere Prozesse können beginnen. Klienten erleben ihr gesamtes Selbst oft in einer qualitativ anderen Art. Das wird manchmal besonders evident, wenn ein Klient am Ende einer Sitzung sagt: »Das werde ich niemals vergessen.«

Zum Reflektieren und Diskutieren

- Wo und wie ändert die personzentrierte Arbeit mit Selbstanteilen das puristische personzentrierte Konzept?
- Habe ich auch einen Inneren Kritiker? Welches ist seine häufigste Botschaft?
- Habe ich auch eine antwortende Stimme, ein Inneres Kind? Mit welchen Mitteln verschafft es sich Geltung?
- Was könnte meinen Klienten bei dieser Methode besonders helfen, was schaden?
- Was wird mir beim Erlernen dieser Technik persönlich besonders schwerfallen?

Lese-Tipps:

Schulz von Thun, F. (1998). *Miteinander reden, Bd. III. Das »Innere Team« und situationsgerechte Kommunikation.* Hamburg: Rororo.
Kein klinisches Buch und ohne Bezug zum hier dargestellten fachlichen Hintergrund, gibt aber sehr anschaulich und praktisch Lebenshilfe für Alltag und Kommunikation.

Berne, E. (1964, dt. 1967). *Spiele der Erwachsenen.* Reinbek: Rowohlt.
Bernes Transaktionsanalyse lässt uns unsere alltäglichen Kommunikationen durchschauen.

Reusch Y. & Valente M. (2015). *Störungsspezifische Schematherapie.* Beltz, Weinheim/Basel.
Eine sehr gut lesbare Einführung in die Denkweise der Schematherapie, die viele Parallelen mit personzentrierten Konzepten aufweist.

Web-Tipp:

Übungsmaterialien für Einzel- und Kursarbeit: www.igb-stuttgart.de/Übungen/

5.3 Träume nutzen, um zu verstehen

Träume sind psychische Vorgänge, die sich während des Schlafs abspielen. Meist handelt es sich um szenische Wahrnehmungen, die als Realität erlebt werden. Nur selten wissen Träumende während des Traums, dass sie träumen. Nach dem Aufwachen werden Träume aber, oft nach kurzen Momenten der Unsicherheit, als solche erkannt. Alle Menschen träumen, und das mehrfach pro Nacht. Die meisten Träume werden vollständig vergessen, bei anderen bleiben vage Erinnerungen oder sehr lebendige Traumbilder im Gedächtnis zurück. Nur wenn die betroffenen Personen unmittelbar nach dem Traum aufwachen, ist ein Erinnern möglich.

In fast allen Träumen sind die Träumenden als aktiv handelnde Personen beteiligt. Der Ablauf der Traumhandlung entspricht in vielen Teilen einer durchaus möglichen Realität. Phantastische Elemente kommen allerdings häufig vor, z. B. Fliegen ohne Hilfsmittel, bizarre Veränderungen des eigenen Körpers oder phantastische Lebewesen. Träume können beglückend oder furchteinflößend sein. Träume, die mit Angst einhergehen, werden als Alpträume oder Albträume bezeichnet. Dieses Wort leitet sich von den Elfen (Alben) ab, die in der germanischen Mythologie als im Schlaf auf der Brust sitzende Fabelwesen beschrieben werden.

Aus der Geschichte

Träume haben die Menschen schon immer fasziniert. In der Antike und im Mittelalter wurden sie meist als göttliche Botschaften gesehen und hatten dementsprechend eine *prophetische Bedeutung.*

Als *Begründer der systematischen psychologischen Traumdeutung* gilt Sigmund Freud. In seiner Abhandlung »Traumdeutung« (1900) formulierte er zunächst die Feststellung, Träume hätten keinen prophetischen Gehalt. Sie dienten vielmehr der Verarbeitung aktueller und länger zurückliegender Erlebnisse. Träume enthielten viele vergessene Erinnerungen aus der Kindheit in verschlüsselter Form. Sie seien deshalb der »Königsweg zum Unbewussten«.

Trauminhalte seien Botschaften aus dem Es (den Trieben), die durch verschiedene Mechanismen verändert werden. Die wesentliche Aufgabe des Analytikers bestehe in der Deutung der Trauminhalte durch Entschlüsselung dieser Veränderungen. Nach Freuds Auffassung ist es nicht möglich, einen Traum allgemeingültig, d. h. ohne Bezug auf die träumende Person zu deuten.

Neben aktuellen und länger zurückliegenden Inhalten enthielten Träume jedoch auch archaische, überindividuelle, d. h. allgemein menschliche Inhalte. Dieser Aspekt spielt im Traumverständnis von C. G. Jung eine zentrale Rolle. Auch Jung sieht Träume als »Königsweg zum Unbewussten« an. Im Unterschied zu Freud spricht sich Jung für eine partnerschaftliche Art der Traumdeutung aus. Träume teilten dem Träumenden bei genauer Betrachtung im Wachzustand durch Symbole mit, was sie bedeuten. Insofern sei ein Traum oft ein Hinweis, der dem Träumenden den Blick auf sich selbst öffnen will. Aufgabe des Analytikers sei es, mit dem Patienten gemeinsam viele Möglichkeiten der Deutung der Traumelemente zu suchen (Kriz, 1994, S. 47 f., 75 f.).

Personzentrierte Ansätze wurden in den 1980er Jahren erstmals systematisch formuliert (Gendlin, 1987; Finke, 1988; 1994; 2013; Graessner, 1988; Vossen, 1988; Pfeiffer, 1989). Alle Autoren teilten die Auffassung, dass Traumerleben in Beratung und Psychotherapie eine wichtige Ergänzung zu Wacherleben sein könne. Der Traum sei dabei keine Chiffre für etwas Anderes, das es zu enthüllen gelte. Der Traum selbst sei die Botschaft. Traumbilder seien vieldeutig. Die Aufgabe der personzentrierten Traumarbeit sei es nicht, den Traum für den Träumenden zu deuten, sondern den Traumbildern zu helfen, sich mitteilen zu lassen, und den persönlichen Bedeutungsgehalt des Traums in Worte zu fassen.

5.3.1 Zwei Zugangsweisen zu Träumen: Körpererleben und Bilderleben

Beim personzentrierten Umgang mit Träumen lassen sich zwei Zugangsweisen unterscheiden, die focusing-orientierte und die bildorientierte Traumarbeit. Die focusing-orientierte Traumarbeit (Gendlin, 1987; Graessner, 1988) geht von körperlichen Empfindungen beim Erzählen des Traums aus. Diese haben zunächst eine unbestimmte Bedeutung (»Felt Sense«), aus der sich dann die Gefühlsbedeutungen des Traums (»Felt Shift«) entwickeln (s. Kap 5.1).

Schwerpunkt der bildorientierten Traumarbeit (Finke, 1988; 1994; 2013; Pfeiffer, 1989; Vossen, 1988) ist das optische Erleben des Traums. Während das Traum-Focusing sich auf die Frage konzentriert: »Was fühlen Sie sich jetzt dabei? Was spüren Sie in Ihrem Körper?«, fragt die bildorientierte Herangehendweise: »Wie sieht es dort aus? Wer ist sonst noch da? Was tun Sie, was tun die Anderen?«. Beide Vorgehensweisen sind miteinander vereinbar. Auch beim focusing-orientierten Zugang spielt das sinnliche Erleben des Traums eine große Rolle und körperliche Wahrnehmungen umgekehrt in der bildorientierten Traumarbeit.

Körperliches Traumerleben im Focusing

Gendlin (1986) formulierte eine Reihe von Fragen, die von der körperlichen Wahrnehmung zum Erkennen der Botschaft des Traums führen können. Die Einstiegsfrage lautet:

- »Was steigt auf? Welche Gefühle?« – Diese Einstiegsfrage bezieht sich auf das Gesamterleben oder auf einzelne Teile des Traums. Weitere Fragen können sein:
- »Welches ist das unangenehmste oder das schönste Gefühl im Traum?«
- »Was ist gestern, d. h. im realen Leben, geschehen?«
- »Versuchen Sie sich den Ort des Traums vorzustellen. Dann fragen Sie sich: Woran erinnert er Sie?«
- »Fassen Sie den Ablauf des Traums zusammen. Woran erinnert er Sie?«
- »Personen im Traum: Woran erinnern Sie die unbekannte(n) und die bekannte(n) Person(en) im Traum?« Mögliche Bedeutung des Traums: Andere Personen im Traum sind tatsächlich wichtige Personen im Leben des Träumers.
- »Welcher Teil von mir ist das?« (Interpretation: Alle Personen im Traum sind ein Teil der Person des Träumers.) Stellen Sie sich vor, diese Person zu sein.
- »Wie geht der Traum weiter?«

Weitere Fragen können sich auf Symbole im Traum, körperliche Analogien, die Unterschiede zwischen Traum und der tatsächlichen Realität des Träumenden, Parallelen des Traums mit der eigenen Kindheit, der Sexualität oder der Spiritualität beziehen.

So können Sie bei der focusing-orientierten Traumarbeit vorgehen: Regen Sie die träumende Person an, sich den Traum in allen Einzelheiten vorzustellen. Lassen Sie für jede Frage genug Zeit, suchen Sie immer wieder den Kontakt zum körperlichen Erleben des Traums (»Felt Sense«). Helfen Sie der Person, auf dieses körperliche Erleben zu achten, und warten Sie, bis Sie selbst erste Ansätze zum Verständnis ihres Traums entwickelt.

Der Zugang zum Traumverständnis erfolgt über das körperliche Erleben ihres Traums, während bei der bildorientierten Traumarbeit das bildhafte Erleben der Ausgangspunkt ist.

Beispiel für focusing-orientierte Traumarbeit (Gendlin, 2009, S. 36 ff.), in der Gendlin seine Fragen auf einen Traum anwendet.
Traum vom Plastikring:

Kl.: Im Flugzeug ... lag auf dem Sitz ... ein Ring mit Steinen, den jemand dort vergessen haben musste. Ich wusste, dass der Ring keinen Wert hatte, ... er musste einem Kind gehört haben. Er glitt zwischen den Sitz und der Wand dahinter, und ich ließ ihn dort.

Gendlin: Was steigt auf? – Dem Träumenden fiel auf, dass er mit dem Flugzeug an seine Arbeitsstelle flog. Er hoffte, es werde eine langfristige Anstellung werden, aber er hatte zunächst nur einen kurzfristigen Vertrag. Die Arbeit sei wie der Ring, glitzernd, aber doch wohl wertlos.

Gendlin: Welche Gefühle erleben Sie? – Er habe im Traum das Gefühl gehabt, er wolle den Ring haben.

Zu Gendlins Fragen nach der Handlung: Der Träumende erzählt nacheinander drei Varianten der Handlung:

1. Erst sah ich den Ring, dann war er verschwunden.
2. Erst war der Ring da, dann nahm ich ihn nicht, dann rutschte er hinunter.
3. Der Ring verschwand, nachdem ich ihn nicht genommen hatte.

Gendlin: Welche Teile von Ihnen tauchen im Traum auf? – Der Träumende versteht den Ring als das Kind in sich, das wohl mehr wert sei, als er bisher geglaubt habe. Er dürfe es nicht einfach verschwinden lassen.

Wichtig bei der focusing-orientierten Traumarbeit ist es, sich während der Antwort auf die Fragen immer wieder auf das körperliche Erleben zu konzentrieren. Das körperliche Erleben des Traums führte den Träumenden in diesem Fall nicht zu einer anderen naheliegenden Erklärung: der Befürchtung, dass seine neue Arbeit sehr schnell zu Ende sein wird, wenn er nicht zugreift.

Bildliches Traumerleben

In der bildorientierten Traumarbeit können Gendlins Fragen ebenfalls eingesetzt werden. Sie haben jedoch zunächst die Funktion, die sinnliche Wahrnehmung des Traums zu aktivieren und zu intensivieren.

- Die erste Frage (»Was steigt auf?«) meint nicht das körperliche, sondern zunächst das sinnliche, v. a. optische Wiedererleben des Traums.
- Ablauf und Ort des Traums: Auch in der bildorientierten Traumarbeit wird der Klient aufgefordert, den Ablauf des Traums zu erzählen und den Ort des Traums genau zu beschreiben. Fragen Sie im Anschluss an die spontane Beschreibung des Klienten nach Jahreszeit, Vegetation, Tageszeit, Farben, nach Geräuschen (laut oder leise, angenehm oder unangenehm) und Gerüchen.
- »Personen im Traum«: Wie sieht bzw. sehen die Person(en) im Traum aus? Fragen Sie nach Gesicht, Körper, Körperhaltung und Art der Bewegungen.
- »Wie geht der Traum weiter?«: Die Aufforderung, den Traum weiterzuträumen, ist in der bildorientierten Traumarbeit ebenfalls möglich, aber wiederum in erster Linie in Form des sinnlichen Wiedererlebens des Traums.
- »Gefühle«: Welche Gefühle kommen hoch, welches ist das unangenehmste oder schönste Gefühl im Traum? Mögliche und sinnvolle Frage, aber in der bildorientierten Traumarbeit erst nach Umschauen im Traum. Das gilt auch für die Frage:
- »Was ist gestern, d. h. im realen Leben, geschehen?« Sinnvolle Frage, v. a. wenn es Gründe zur Annahme gibt, dass es tatsächlich um die Bewältigung eines aktuellen Ereignisses geht. Das ist auch bei lange andauernden, schweren biographischen Belastungen und Traumata möglich, da die Erinnerungen an diese Erfahrungen durch kurz zurückliegende Ereignisse aktiviert werden können.

Fragen nach Unterschieden zwischen Traum und Wirklichkeit, Symbolen im Traum, Kindheitserinnerungen, unrealistischen Elementen im Traum, Kindheitserinnerungen, Sexualität oder Spiritualität werden in der bildorientierten Traumarbeit ebenfalls erst nach intensivem Umschauen im Traum gestellt.

So können Sie bei der bildorientierten Traumarbeit vorgehen: Erster Schritt: den Traum erzählen lassen, als ob er sich jetzt, d. h. in der Beratungs- oder Therapiesitzung, ereignet (Präsens).

- Nochmaliges Erzählen des Traums, gemeinsames »Umschauen« im Traum.
- Gemeinsames Erkunden von Details des Traums (Ort, drinnen oder draußen, Tageszeit, Jahreszeit, Temperatur, Wetter usw.)
- Möglichst lange bei den Details bleiben, auch nach körperlichen Empfindungen fragen. Warten auf Assoziationen des Träumers.
- Hinführen zur Interpretation des Traums vor allem mit Bezugnahme auf die Bilder.

In der Regel beginnen die Träumer von sich aus mit der Interpretation, wenn Sie Ihnen genug Zeit lassen. Der Umgang mit den sich entwickelnden Trauminterpretationen unterscheidet sich dann nicht prinzipiell vom Umgang mit anderen Inhalten (Finke, 1994, S. 169; 2013, S. 72 ff.). Es kann sich herausstellen, dass die Träumer einzelne Lebensereignisse, eine aktuelle Lebenskrise oder lange zurückliegende, sich wiederholende belastende oder traumatische Lebensereignisse im Traum wiedererleben.

Die folgenden Beispiele skizzieren die Traumarbeit mit zwei sehr unterschiedlichen Personen:

Beispiel für den Traum einer biographisch wenig belasteten Person, die nicht in einer aktuellen Krise ist: 76-jähriger, verheirateter Rentner, der zufrieden ist und sein Leben gut bewältigt, aber durch gelegentliche Angstträume verunsichert ist:

Kl.: Ich habe geträumt, in einer öffentlichen Toilette zu stehen. Ich weiß nicht, wie ich hineingekommen bin. Ich stehe vor der Toilettenschüssel und sehe, dass die Wand hinter der Toilette kotverschmiert ist. Das ist eklig.

Th.: Öffentliche Toiletten sehen ja oft nicht besonders appetitlich aus, aber Kot an den Wänden ist wirklich heftig. Wenn Sie sich in der Toilette umsehen, was sehen Sie denn ansonsten noch dort?

Kl.: Der Raum ist mittelgroß und weiß gekachelt. Es ist eben eine öffentliche Toilette, angenehm sind sie ja fast nie, aber der Kot an den Wänden ist in der Tat etwas besonders Ekliges.

Th.: Haben Sie den Kot gerochen?

Kl.: Merkwürdigerweise erinnere ich mich nicht, wie es im Traum gerochen hat. Ich stehe nur da, verlasse den Raum nicht, ich mache einfach nichts.

Th.: Sie sehen die weißgekachelten Wände, den Kot an den Wänden, Sie stehen da, tun gar nichts. Wie sieht es denn ansonsten im Raum aus, wenn Sie sich beispielsweise umdrehen?

Kl.: Jetzt fällt mir ein, woran mich der Traum erinnert. Vor zwei Jahren bin ich mit meiner Frau in einem Park in einer Nachbargemeinde spazieren gegangen. Ich benötigte dringend eine Toilette, aber dann ließ sich das Schloss der Toilettentüre auf einmal nicht mehr von innen öffnen. Ich kam nicht raus und bin dann aus dem Toilettenfenster herausgeklettert. Das war anstrengend und auch sehr unangenehm. Ich musste mich schwer überwinden, vor allem meinen Ekel und ich war mir gar nicht sicher, dass ich das Klettern überhaupt körperlich schaffe.

Th.: Da bleibt so ein Gefühl zurück: Es ist gerade noch einmal gut gegangen?

Kl.: An dieses Ereignis habe ich lange nicht mehr gedacht, aber wenn ich zurückdenke, dann denke ich an die Angst, die ich hatte. Es war außer meiner Frau niemand weit und breit da gewesen im Park.

Dieser Traum hat ein einzelnes unangenehmes Alltagserlebnis zum Thema. Dieses scheinbar vergessene Erlebnis wurde dem psychisch ansonsten wenig belasteten Klienten in der Traumarbeit sehr schnell bewusst.

Beispiel für den Traum einer biographisch schwer belasteten Person

Eine 20-jährige, mehrfach traumatisierte, an einer Borderline-Persönlichkeitsstörung leidende Patientin klagte im Gespräch über eine quälende innere Spannung, die völlig inhaltslos erschien. Schließlich äußerte sie, sie habe in den letzten Wochen schlecht geschlafen und schlecht geträumt. Auf die Frage, was sie geträumt habe, erklärte sie zunächst, sie könne sich an nichts erinnern. Auf das Angebot hin, sich mit mir zusammen einen Traum anzuschauen, berichtete sie von einer Straße auf dem Land ohne Autoverkehr. Auf Nachfrage, was sie auf dieser Straße sehe, erklärte sie:

Pat.: Die Bäume sind grün, die Temperaturen angenehm, es ist trocken, die Sonne scheint. Häuser sind nicht zu sehen. Neben der Straße verläuft ein Fußweg.

Th.: Sind Sie denn dort allein?

Pat.: Ich stehe auf dem Fußweg, und vor mir steht mein Vater. Er wendet mir den Rücken zu, sein Gesicht sehe ich nicht. Er dreht sich nicht zu mir um, und er sagt kein Wort.

Th.: Sehen Sie denn sein Gesicht?

Pat.: Ja, ich sehe dann doch sein Gesicht, und es ist völlig ausdruckslos. Und dann steht mein Freund vor mir, auch von ihm sehe ich zunächst nur die Rückseite, auch er sagt nichts. Schließlich sehe ich auch sein Gesicht, und auch das ist ausdruckslos, er schaut eher durch mich durch als mich an.

Der Prozess des weiteren Sich-Umschauens im Traum dauerte etwa 25 Minuten. Es wurde unterstützt durch Äußerungen wie z. B.: »Es ist so eigentümlich, die Umgebung sieht so angenehm und friedlich aus, und die beiden schweigenden Männer haben etwas richtig Unheimliches?«

Interventionen wie: »Dass Ihr Vater so kalt und desinteressiert schaut, stimmt mit Ihren Erinnerungen überein, aber dass Ihr Freund auch so schaut, passt gar nicht zu dem, wie Sie Ihre Beziehung heute erleben?«, leiteten zum abschließenden Teil des Gesprächs über, indem die Patientin eine Beziehung zwischen Traum und realem Leben herstellte. Hier war sie oft nur zum Äußern einzelner Worte oder Satzfragmente in der Lage. Es wurde deutlich, dass sie eine ihrer zentralen Lebenserfahrungen träumte: das Desinteresse wichtiger Bezugspersonen an ihr. Die Beziehung zu ihrem Freund – so stellte sie schließlich fest – sei in der Realität völlig anders als im Traum. Sie zweifle jedoch immer wieder, ob es tatsächlich sein könne, dass er es ehrlich mit ihr meine, und dass sie im Leben tatsächlich einmal Glück habe. Sie wisse, dass sie ihm mit diesen Befürchtungen unrecht tue, aber sie sei in der Angst gefangen, dass auch sein Interesse an ihr nur vorübergehend sei.

Nach dem Gespräch über den Traum ging die Patientin noch 45 Minuten spazieren und kehrte dann in die Gesprächssituation zurück. Danach war sie erheblich ausgeglichener, die inneren Spannungen hatten sich gelöst. Am Ende des Gesprächs äußerte sie, sie hätte nie gedacht, dass sie sich an so viele Details des Traums erinnern könne.

Dieser Traum beinhaltet Erinnerungen an schwere biographische Belastungen, die über lange Zeit bestanden und sich ständig wiederholten. Die Traumarbeit ist Teil der Auseinandersetzung mit diesen Erinnerungen. Im Gegensatz zum ersten Beispiel benötigte diese Patientin wesentlich mehr Zeit, um den Traum für sich interpretieren zu können. Nach der Interpretation stellte sich im Unterschied zum Klienten im ersten Beispiel keine rasche Erleichterung ein. Sie benötigte 45 Minuten des Alleinseins, um ihre Aufmerksamkeit wieder von den Erinnerungen weg auf ihre aktuelle Situation richten zu können.

Auf den Punkt gebracht

Egal ob Sie körper-, bildorientiert oder gemischt vorgehen, helfen Sie mit aktivierenden Fragen, damit die Person sich in ihren Erinnerungen zurechtfindet. Achten Sie auf das damit verbundene Erleben und bieten Sie dazu empathische Reaktionen an (Kap. 3.1 und 3.4). Die Beispiele zeigen, dass die Traumarbeit sehr unterschiedlich ablaufen kann. Manchen Träumenden gelingt es rasch, eine stimmige Beziehung zwischen Traum und Erleben in der Realität zu finden, und danach stellt sich eine spontane Erleichterung ein. Andere benötigen wesentlich mehr Zeit und Unterstützung beim Verstehen und Verarbeiten.

Lese-Tipps:

Finke J. (1994): Der Traum und das Traumverstehen. In: Finke J.: *Empathie und Interaktion.* Thieme, Stuttgart, S. 160ff.
Eine Einführung in die personzentrierte Traumarbeit in einem auch ansonsten sehr empfehlenswerten Buch.

Finke, J. (2013). *Träume, Märchen, Imaginationen.* München: Reinhardt.
Eine ausführliche und anschauliche Beschreibung der bildorientierten personzentrierten Traumarbeit.

Gendlin, E. T. (2009). *Dein Körper – Dein Traumdeuter.* Stuttgart: Klett-Cotta.
Ausführliches Kompendium der focusing-, d. h. körperorientierten Traumarbeit.

Web-Tipps:

http://www.psychosoziale-gesundheit.net/pdf/faust1_traeume.pdf.
Eine kompetente und verständliche Zusammenfassung über körperliche Abläufe bei Träumen sowie Probleme der biologischen und psychologischen Traumforschung.

http://www.viversum.de/online-magazin/kleines-lexikon-der-traumdeutung.
Ein Beispiel für Websites, die Traumsymbole überwiegend in ihrer möglichen prophetischen Bedeutung auflisten. Es ist sinnvoll, sich Websites wie diese anzusehen, da sich Träumer nicht selten aus diesen Quellen informieren.

Übungsmaterialien für Einzel- und Kursarbeit: www.igb-stuttgart.de/Übungen/

5.4 Zeichnen und Gestalten ordnen die Erfahrung

Nicht alles, was wir fühlen, können wir immer in Worte fassen. Unsere Erfahrungen sind manchmal unaussprechbar. Vielleicht ist es das, warum uns Bilder, Musik, Skulpturen, Theater, Filme oft so berühren und wertvoll machen. Sie drücken etwas aus – Stimmungen, ein Lebensgefühl, eine Orientierung, ein emotionales Gefangensein –, wie es sich kaum sprachlich formulieren ließe.

Klienten geben manchmal Beispiele aus dieser Welt, um ihr Erleben zu kennzeichnen, oder sie bringen etwas dazu mit, z. B. eine Kunstpostkarte, die ein ganz wichtiges Gefühl von ihnen ausdrückt. Am eindrücklichsten ist vielleicht, wenn Klienten selbst etwas gestalten. Es geht dann fast immer um Erfahrungen, die machtvoll in der Person wirken und die sie zugleich schwer greifen kann. Wenn wir Klienten vorschlagen, dem schwer zu benennenden Innerem eine greifbare Form zu geben, kann dies sehr gut in tiefe Gespräche führen. ›Große Kunstwerke‹ sollen dabei nicht entstehen. Das Geschaffene als ein Symbol des momentanen Erlebens und der Prozess, den die Person beim Schaffen erlebt, eröffnen Erfahrungen über einen vorsprachlichen Weg.

Sprache und Reden bleiben wichtig. Die Person sucht Symbolisierungen ihrer Erfahrung hier auf zwei Wegen: Gestalten – *und* darüber reden. Diese Wege konkurrieren nicht, ihr Wechselspiel führt weiter. Auch mit Kindern und Jugendlichen reden wir, wenn sie gemalt, konstruiert oder gespielt haben, auch wenn die Gewichte anders liegen. Etwas Gestalten schafft Symbole für Invarianzen, d.h. kaum Veränderbares im Erleben. Darüber reden bringt dieses Erleben in Fluss. Gestalten kann Erleben ganzheitlich abbilden, Sprache kann sich dem umschreibend nähern. Diese Reibungen bereichern die Erfahrungsbildung für manche Klienten nachhaltig.

Box 5.4a: Theoretischer Hintergrund – kunsttherapeutische Ansätze

Psychoanalytische Therapeuten in der Nachfolge Freuds begannen schon in der ersten Hälfte des 20. Jahrhunderts, die Möglichkeiten der künstlerischen Vergegenständlichung von unbewusstem Material zu nutzen und ihre Symboldeutungen darauf zu legen. Die bis heute eindrücklichste und auch in personzentriertes Vorgehen integrierbare Form ist D. Kalffs Sandspiel (2000; Lowenfeld, 1969). Es lebt zwar in Jungscher Tradition vom Deuten der Szenarios, die Klienten mit diversen Materialien im Sand gestalten (von Gontard, 2006). Diese können aber auch aus dem Bezugsrahmen der Person phänomenologisch verstanden, trotz ihrer Komplexität dann im Medium Sand immer wieder schnell verändert werden und auch, vor allem in der Kindertherapie, in Rollenspiele münden.

Personzentrierte Ansätze entstanden deutlich später, bis heute vor allem drei Schulen:

- Natalie Rogers' ›Expressive Arts Therapy‹ und ›Creative Connection‹ (1993). Sie nahm zunächst an den Workshops ihres Vaters als Co-Facilitator teil und bot dabei Gestaltungsmedien als zusätzliche Erfahrungsmöglichkeit an. Dies entwickelte sie zu einem eigenständigen Vorgehen, bei dem die Person einen Erfahrungskomplex nacheinander in verschiedenen Medien ausdrückt und so immer wieder neu symbolisiert: Bild, Poesie, Bewegung, Skulptur.
- In Großbritannien schlug Silverstone (1997) eine ›Person-centered Arts Therapy‹ vor, bei der sie besonderen Wert legt auf die Verbindung von sprachlichem, als einem eher rationalen, und künstlerischen, als einem ganzheitlich intuitiven Zugang. Sie begründet ihr Vorgehen fundiert mit neuropsychologischen Konzepten.
- In Deutschland schlägt Groddek (1991; 2000; 2011; 2014) eine klientzentrierte Kunsttherapie vor, die sich trotz ihres Namens eher an Focusing-Prozessen (Kap. 5.1) orientiert. Die Person entwickelt ihren Gestaltungsprozess aus ihrem Felt Sense heraus, fokussiert während des Zeichnens und auch anschließend über ihr ›Werk‹ und wird während des ganzen Vorgangs mit einfühlsamen Kommentaren oder Fragen therapeutisch begleitet.

In der Einzelarbeit sind drei Settings möglich:

a) Die Person gestaltet während der Sitzung und wird dabei von uns verbal begleitet.
b) Klient und Berater/Therapeut gestalten gemeinsam. Preuss (1991, S. 211) gibt ein eindrückliches Beispiel, bei dem sie auf einem großen Packpapierbogen mit ihrer Klientin mit Filzstiften quasi einen gemeinsamen ›Tanz‹ mitgeht, mit verfolgen, kreisen, standhalten, und beide dabei Themen wie Einfühlung, Verlässlichkeit, Standfestigkeit non-verbal inszenieren. In der Kinder- und Jugendtherapie spielt dieses Vorgehen eine große Rolle und die therapeutischen Interventionen werden als Interaktionsresonanz beschrieben (Behr, 2012, S. 154–163, 207–210).
c) Im Gespräch wird eine Sorge, ein Gefühl, ein Themenkomplex, ein *Felt Sense* identifiziert – und wir schlagen der Person vor, zuhause dazu etwas zu zeichnen bzw. zu gestalten. In der Regel bringt die Person dies in der nächsten Sitzung mit und macht das ›Werk‹ zum Ausgangspunkt weiterer Selbstexploration.

Dieses Vorgehen (c.) liegt bei einer gesprächsorientierten Arbeit am nächsten und ist auch am leichtesten einzuführen. Voraussetzung ist, dass es um etwas Wichtiges in der Erfahrungswelt der Person geht und sie so eine große Motivation für die weitere Entfaltung ihrer Bedeutungen hat. Unentschieden ist, ob man geeignete Gestaltungsmaterialien (z. B. Bögen, Pinsel, Farben, Stifte usw.) mitgibt. Dies könnte die Start-Schwelle senken, die Person muss diese Dinge dann nicht erst noch besorgen, und sie hat *geeignetes* Material. Sie ist dann aber auch auf diese Materialien ›gebrieft‹ und ihre Motivation ist weniger herausgefordert.

5.4.1 Indikation

In Gesprächen mit Erwachsenen schlagen wir ergänzende Gestaltungsprozesse vor allem dann vor, wenn die Person länger an einem großen Thema arbeitet. Sie diskutiert einen Komplex von Motiven, Beziehungen und Gefühlen immer wieder von mehreren Seiten an. Sie hat vielleicht auch je einen *Felt Sense* (Kap. 5.1) zu dem, aber sie kreist auch in der Thematik, ohne wirklich den Schritt vorwärts zu finden.

Beispiel

Frau N. arbeitet in einer Umwelttechnologiefirma, was ihrer Ethik sehr entspricht. Sie verdient dort wenig, sieht mäßige Aufstiegschancen, bearbeitet nur zum Teil sinnvolle Projekte, hat aber angenehme Kollegen. Eine ihr wichtige Beziehung hält sie am Ort. Die vielen Ambivalenzen bespricht sie mit hoher Selbstexploration und kommt doch nicht weiter. Zwischen den Sitzungen malt sie dreimal zur Thematik zuhause (mit Wachskreiden und Wasserfarben) und findet so die Klarheit, von der Firmenleitung eine eigene Projektleitung zu fordern oder sonst eben bald zu gehen.

Auch wenig selbstexplorative Klienten können so weiterkommen, wenn sie mit Energie, aber mäßiger emotionaler Resonanz eher rational und ergebnislos Abwägungen treffen.

Beispiel

Herr W. lebt sehr unzufrieden und fühlt Stagnation. Soll er die Freundin heiraten, Hauskauf oder Miete, Arbeitsplatzwechsel? Er denkt in Pro-Contra-Abwägungen, verstrickt sich immerzu, weil auch die Themen Querverbindungen haben und sich wechselseitig bedingen. Zunächst zeichnet er, schreibt viel in die Bilder hinein, dann malt er auf Vorschlag mit Fingerfarben und breitem Pinsel auf großflächigem Papier. Er findet für sich eine motivationale Hierarchie – alles ist eigentlich einem Thema nachgeordnet: Er will Kinder.

In der Arbeit mit Jugendlichen geben wir die Gestaltungsthemen konkreter vor. Manche Jugendliche kommen nur schwer ins Reden und sie können einen selbstexplorativen Prozess nicht so kontinuierlich verfolgen wie Erwachsene. Das Gestaltete bietet ihnen einen Anker, um Erleben Sprache zu geben. Neben vielem anderen eignen sich für sie vor allem Selbstkonzept-Themen, diese können sie in Gestaltungsmedien deutlich besser aufwerfen als mit Reden (Rust, 2009; Geldard & Geldard, 2004).

Beispiele

Rust (2009, S. 158–168) schlägt diese Themen vor, z. T. mit weiteren Erläuterungen: Selbstportrait – Wer zu mir gehört – Wen und was ich mitnehmen würde, wenn ich eine Insel geschenkt bekäme – Wenn ich mir ein Haus bauen dürfte – Mein Wappen – Meine Gedankenwelt – Licht und Schatten, Freud und Leid – Meine Lebensleiter.

Die Ausstattung

Eine allgemein gute Qualität verhindert Frustration und Kampf mit dem Material. Auch sollte das Gestaltungsmaterial nicht zu komplexe handwerkliche Anforderungen stellen, damit die Person vor allem ihr Erleben beachten kann.

- Gut sind Blei-, Bunt,- Filz-, Wachsstifte und Wasserfarben.
- Beim Gestalten während der Sitzung braucht es auch einen Maltisch bzw. Staffelei mit Fingerfarben und verschieden breiten Pinseln. Dann braucht man auch mehr Platz, Licht und einen wischbaren Boden.
- Vor allem auf Papier wird gemalt, am besten festeres als z. B. übliches Zeichenblockpapier, das sich zu leicht wellt: Packpapier, Tapetenrückseiten, Tonpapier, Karton, Pappe, bei Tonpapier kann eine Farbe vorgewählt werden, das erleichtert es manchem: Das Papier ist nicht leer. Große Bögen, ab Din A3 sind meist gut, aber einige fühlen sich mit kleineren oder auch quadratischen Bögen sicherer.

Am besten reden Sie mit Klienten vorher über das Material und erklären, welches zu ihrem Vorhaben passt. Das ist besser, als einfach nur viel zur Auswahl anzubieten.

5.4.2 Eine Gestaltung besprechen

Dieses zweite Kernstück folgt den personzentrierten Grundsätzen der Gesprächsführung (Kap. 3). Eingangs kann es bedeutende Erfahrungen aktivieren, wenn wir den Gestaltungs*prozess* ansprechen.

Beispiele für Prozess-Fragen
Wie ging es Ihnen beim Schaffen?
Welches war der schwierigste, bedeutsamste, freudvollste Moment?
Hat sich während des Schaffens in Ihnen etwas verändert?
Woran haben Sie gemerkt, dass Sie fertig waren?
Wäre etwas anders, wenn Sie jetzt nochmal begännen?

Neben den empathischen Reaktionen lebt das Besprechen aber auch von aktivierenden Fragen und akzentuierenden Kommentaren:

Beispiele für akzentuierende Kommentare	
Besonderheiten der Platzierung im Raum	Die Prinzessin ist alleine auf dem Turm, die Familie vorm Schloss. Das Pferd steht in der Mitte, die anderen im Kreis drum herum. Der Mann schwebt oben über allem.
Kontraste/Gemeinsamkeiten benennen	Das Haus ist ganz groß und hier das ganz klein. Alle gucken da hin. Die Kuh ist viel größer als alle anderen.

Beispiele für aktivierende Fragen	
Einstiegs-Verständnis	Was ist da los? Was machen die?
Nach sozialen Beziehungen	Wer hat am meisten Macht? Wer gehört zusammen? Hat der hier Freunde/Feinde? Worüber reden die?
Nach Gefühlen/Motiven	Wie geht es der? Warum? Wer hat es hier am besten? Was will diese Person? Was würde die am liebsten machen?
Hypothetisierendes	Wenn der mit der großen Macht weg wäre, wer hätte sie dann? Wenn die Person unsichtbar wäre, was würde sie tun? Wie lange muss … das noch aushalten? Wenn das ein Film-Standbild wäre, wie ginge es weiter?

Auch mit dem Reden über das Geschaffene wollen wir immer, dass die Person zu *Symbolisierungen* ihrer Erfahrungen gelangt. Darum versuchen wir mit empathischen Reaktionen die persönlichen Bedeutungen, Sinnfragen und Selbstbild-Bezüge zu berühren und mit aktivierenden Fragen Bewegung in der Erfahrungswelt der Person anzustoßen. Wir möchten den Bezugsrahmen der Person entfalten. Zwei Ideen pointieren diese Zielsetzung vielleicht zusätzlich:

1. *Symbolik:* Wir geben dem Geschaffenen ausschließlich die Bedeutung, die die Person selbst dafür gibt. Wir führen *keine* Symbolbedeutungen und Interpretationen ein und lassen unsere Empathie auch selbst nicht davon leiten. Symbolik ist zwar inspirierend. Sie faszinierte ungezählte Autoren, auch Freuds Sammelleidenschaft oder die der Sandspieltherapeuten. Dennoch, für die humanistische Grundhaltung ist die Person die Autorin ihrer Erfahrung, sonst nichts.
2. *Gestaltungsthemen* schlagen wir nur sparsam vor. Wir entwickeln sie eher gemeinsam mit Klienten aus deren Themen bzw. deren *Felt Sense.* Mit Jugendlichen liegen aktivierende Vorschläge für Gestaltungen noch am nächsten. Sie sind in Sonderfällen natürlich auch mit Erwachsenen denkbar.

Beispiele

- *Soziogramm* mit Sandspielfiguren oder sonstigem Material: Die Person kennzeichnet ihre Beziehungen zu einer Gruppe bedeutender Anderer (Familie, Arbeitsplatz, ...) über die Position der Figuren im Raum.
- *Gefühle-Röntgenbild:* in einen Körperumriss, z. B. auf Tapetenrückseite, zeichnet, malt, montiert, beschriftet die Person Gefühle, Bedeutungen, Erleben, *Felt Sense* je, wo sie sie im Körper spürt.
- *Lebenslinie:* Auch Tapetenrückseite o. ä.; eine lange Linie oder aufgeklebter Faden erhalten Lebensaltersmarkierungen, lebensgeschichtliche Ereignisse werden mit Zeichnungen, Farben, Fotos, Texten usw. illustriert.

Zu den beiden Ideen *Symbolik* und *Gestaltungsthemen* gibt es sehr viel Literatur und Vorschläge. Wir sehen es aber als die wahre Kunst, vom Bezugsrahmen der Person aus die Selbsterfahrung zu begleiten.

Zum Reflektieren und Diskutieren

- Welche Erfahrungen habe ich mit eigenem künstlerischen Tun: z. B. Gestalten, Musizieren, Bühne, ...?
- Eigene Gefühle symbolisch-künstlerisch gestalten: Wäre das für mich ein abschreckendes oder freudvolles Vorhaben?
- Was wird mir persönlich beim Anwenden dieser Möglichkeiten besonders schwerfallen?
- Wann kann ich mir vorstellen, einem Klienten das vorzuschlagen?
- Einfach mal selber etwas gestalterisch ausdrücken, z. B. die heutige Gefühlslage.

Lese-Tipps:

Groddeck, N. (2011). Klient-zentrierte Kunsttherapie als kreative Psychotherapie. *Gesprächspsychotherapie und personzentrierte Beratung 42* (1), S. 17–26

Rust, H. (2009). Zeichnen mit Jugendlichen und drüber reden. Selbstkonzept und Lebensplanung in personzentrierten Entwicklungsgesprächen mit lern- und geistigbehinderten jungen Menschen. In M. Behr, D. Hölldampf & D. Hüsson (Hrsg.). *Psychotherapie mit Kindern und Jugendlichen – Personzentrierte Methoden und interaktionelle Behandlungskonzepte.* Göttingen: Hogrefe.

Web-Tipp:

Übungsmaterialien für Einzel- und Kursarbeit: www.igb-stuttgart.de/Übungen/

5.5 Entscheidungsprozesse unterstützen

Vor allem in Beratungen, aber auch in Psychotherapien wünschen Klienten manchmal Unterstützung bei wichtigen Entscheidungen. Personen, die mit Entscheidungen nicht weiterkommen, verfolgen meist ungünstige innere Strategien. Wenn sie Gedanken, Gefühle und Motivationen zu klären suchen, verstricken sie sich. Dies kann Teil einer tieferen psychischen Problematik sein, wegen der sie eigentlich zu uns kommen und bei deren Überwindung wir sie begleiten. Wir können aber auch unmittelbar beim Entscheiden helfen, in Beratungssettings ohnehin, und in Therapien in Wechselwirkung mit den Grundthemen (Feuerstein, 2001; Vahrenkamp & Feuerstein, 2014).

Was verursacht Probleme beim Entscheiden?
Die Person …

- unterliegt Denkfehlern. (So sieht es vor allem die kognitive, aber auch personzentrierte Perspektive.)
- verstrickt sich in emotionale-motivationale Konflikte, die nicht voll wahrgenommen werden. (So sieht es vor allem die personzentrierte und analytische Perspektive.)
- berücksichtigt ihren *Felt Sense,* ihr Bauchgefühl, ihre Intuition nicht. (So sieht es die experienzielle und personzentrierte Perspektive.) (vgl. auch Gigerenzer, 2007; 2014)

So können wir unterstützen: Wenn Klienten sich mit Entscheidungen quälen, begleiten wir ihre Überlegungen mit den personzentrierten, empathischen Reaktionen in ihren vielen Ausprägungen (Kap. 3.1 und 3.4). Dies genügt sehr oft, denn wer innerlich klar ist, kann Entscheiden und Lösen. Aber es hilft nicht immer. Wir schlagen dann einige der folgenden zusätzliche Fragen, Anregungen oder Prozessaktivierungen vor. Im Einzelnen hängt dies von der Art des Verstricktseins ab. Empathischen Reaktionen bleiben allerdings im gesamten Gespräch der Dreh- und Angelpunkt. Wir streuen sie neben den Aktivierungen stets ein.

5.5.1 Gedanken ordnen

Die Pro-Contra-Tabelle
Klienten fertigen eine Tabelle an, in die sie die Pro- und Contra-Argumente der verschiedenen Entscheidungsmöglichkeiten in Stichworten eintragen und mit Plus- und Minus-Zeichen bewerten. Dies mutet einseitig vernunftbezogen an, im Gespräch helfen empathische Reaktionen aber sehr gut, die jeweiligen Motivationen herauszuarbeiten. So findet die Person ein klareres Bild, unterscheidet

besser z. B. Wichtiges von Unwichtigem, kann quantifizieren oder auch gerade dies verwerfen, weil sie plötzlich findet, dass eigentlich nur eine einzige Sache wirklich wichtig ist, usw.

Die Grenzen dieses Vorgehens: Manche Klienten überwinden mit der Kosten-Nutzen-Analyse ihr Blockiert-Sein nicht, weil manche unklaren Ziele, impliziten Kriterien und unterschwelligen Gefühle nicht erfasst werden. Auch besteht die Gefahr, sich in Details zu verlieren. Deshalb eignet sich dieses Vorgehen vor allem für Situationen, bei denen es wichtig ist, zunächst einen Überblick zu gewinnen, um eine rationale Entscheidung zu treffen. Wenn motivationale Unsicherheiten vorliegen, die auch andere Entscheidungen betreffen, kommt diese Methode an ihre Grenzen.

Die Angst vor Fehlentscheidungen thematisieren

Wenn Personen ihr Entscheiden perfektionistisch fehlerfrei gestalten wollen, suchen sie Sicherheit über die Konsequenzen. Damit blockieren sie sich. Wir können dies mildern, indem wir Fragen zu diesem Optimieren aufwerfen.

Beispiele

- Mit wie viel Unsicherheit wollen Sie leben?
- Es gibt Personen, die sehen ihr Leben wie einen Fluss, den sie entlang schwimmen, und sie können nicht vorhersehen, was nach der nächsten Biegung auf sie zukommt. Aber sie sind bereit, auf alle Überraschungen zu reagieren. Andere Personen dagegen planen ihr Leben, wie ein gut strukturiertes Projekt mit detaillierter Planung für verschiedene Szenarien. Welche Vorteile haben diese Lebensentwürfe jeweils? Wo stehen Sie?
- Können Fehler Ihrer Meinung nach nachträglich korrigiert werden? – Wenn solche Möglichkeiten gesehen werden, erleichtert es das einem sehr.
- Was bedeutet es für Sie, einen Fehler zu machen?

Begleiten Sie nach Möglichkeit das Gespräch mit empathischen Reaktionen:

Beispiel

Ber.: Was bedeutet es für Sie, einen Fehler ›zu machen‹?
Kl.: Ja dann würde ich mir sehr große Vorwürfe machen.
Ber.: Ja, dann fühlen Sie sich sehr unwohl, dann sind Sie jemand, der *wie …* ist? *(empathische Reaktion)*
Kl.: *(guckt verächtlich):* Dann taugt man nichts!

Ber.: *(sachlich):* Hmm ... Wer Fehler macht, taugt nichts!? Sie würden sich dann wertlos fühlen ...? *(empathische Reaktion: Bedeutung für das Selbst aufgegriffen, vgl. Kap. 3.4)*

Kl.: *(lacht):* Am liebsten würde ich es leicht nehmen und eher so verstehen, dass ich einen Fehler gemacht habe und man guckt, wie man es reparieren kann. *(Die verinnerlichte Wertbedingung (Kap. 2.1) ›Fehler-Machen = Selbstwertverlust‹ löst sich auf. Die Kl. symbolisiert zuvor unterschwelliges Erleben von Handlungsenergie und Zuversicht.)*

Überprüfbarkeit versus Willenskraft

In vielen Lebensbereichen müssen Entscheidungen nach vorgegebenen Kriterien überprüfbar oder begründbar sein. Entscheider müssen sich für ihre Wahl rechtfertigen können, etwa in Betrieb, Medizin, Wissenschaft oder Politik. Im persönlichen Bereich ist es anders. Mit empathischer Begleitung finden Klienten oft, dass die Entscheidung nicht nur richtig sein soll: »Ich will auch ganz hinter meiner Entscheidung stehen. Ich will mit Kraft und Entschlossenheit und nicht mit Zögern die Entscheidung durchführen.« Achten Sie in Gesprächen auch auf die Kraft und Willensstärke, die die Person mit einer Entscheidung verbindet. Dies ist zentral z. B. bei einer Berufsentscheidung oder einer Entscheidung zur Scheidung. »Ja, *das* will ich«, »Ja, dafür will ich mich einsetzen«, »Jetzt weiß ich, was ich will« sind Äußerungen, die mit psychischer Energie begleitet werden und nicht nur von der Überzeugung, dass die Wahl optimal war. Beleuchten Sie ggf. diese Modalitäten, wenn Klienten zu vernunftgesteuert sind. Dies hilft zu entflechten und zu klären.

Selbstklärung versus Problembewältigung

Bei Selbstklärungsprozessen werden alle relevanten Informationen, auch konkurrierende Motive, im Bewusstsein gehalten. Das klingt wie ein Selbstgespräch: Langsam, abwägend, es geht hin und her. Nach dem Entschluss kommt ein lösungsorientierter Prozess, in dem konkurrierende Motive ausgeblendet werden (Heckhausen & Gollwitzer, 1987; Grawe, 1998, S. 61 ff.). Der Klient spricht schneller, strukturierter, zielorientierter. Manchmal sind diese unterschiedlichen Prozesse gleichzeitig aktiviert und blockieren sich so gegenseitig; die Person springt hin und her und kommt an keiner Stelle weiter. Mögliche Interventionen: Unsere Interventionen sollten zum jeweiligen Prozess-Modus passen: abwägend, akzeptierend, explorierend, reflektierend oder aber strukturierend, zielführend. Ein kreisendes Hin und Her kann von Ihnen beleuchtet werden (vgl. auch Kap. 4 zum Rubikon Modell).

5.5.2 Gefühle ordnen

Destruktive Selbstkritik und der Umgang mit dem »Inneren Kritiker«

Durch destruktive Selbstkritik kann der Entscheidungsprozess blockiert und können bereits gefällte Entscheidungen immer wieder abgewertet und bezweifelt werden. Die Person verstrickt sich darin, kommt nicht weiter, bekommt depressive Anmutungen. Mögliche Interventionen:

- Ihre akzeptierende, nicht bewertende, empathische Haltung kann dem Klienten helfen, diese Haltung auch sich selbst gegenüber einzunehmen.
- Versuchen Sie, kritische Stimme auf Distanz zu bringen: »Können wir diese kritische Stimme bitten, für etwa 30 Minuten zuzuhören, und danach kann sie sagen, was sie davon hält?« (vgl. Weiser, 2005).
- Falls das auch nicht hilft, explorieren wir auf einer inneren Bühne die Anliegen des Inneren Kritikers, wie hier in Kap. 5.2 beschrieben. Es wird der Person dann vorgeschlagen, eine Arbeit mit Selbstanteilen einzuschieben.

Entscheidungsmöglichkeiten zu Ende denken

Viele Entscheidungsdilemmata im klinischen Alltag wirken wie endlose Ketten von grübelnden Gedanken. Die Selbstexploration verfolgt die Themen aber nicht, sondern springt von Aspekt zu Aspekt.

> **Beispiel**
> Frau B. trägt sich seit Jahren mit dem Gedanken einer Scheidung. Sie liegt oft nachts wach und wälzt Gedanken wie »Ich kann seine schlechte Laune nicht mehr aushalten ... ich könnte erst mal ausziehen und mir eine kleine Wohnung nehmen ... nein, ich kann mir nicht vorstellen, alleine zu leben ... eine geschiedene Frau – ich doch nicht ... aber so wie gestern, das halte ich nicht aus« ...

Typisch ist, dass kein Gedanke zu Ende gedacht wird. Sobald bei einer Möglichkeit die negativen Konsequenzen auftauchen, springt die Klientin zur nächsten Möglichkeit, um die auftauchenden Ängste zu vermeiden (vgl. z. B. Becker & Hoyer, 2005, S. 42).

Mögliche Interventionen: Sie können vorschlagen, jeden angstvollen Gedanken zu Ende zu verfolgen. Die Person wird dabei angeleitet, sich ein entsprechendes Szenario *konkret und bildhaft* vorzustellen und günstige Umgangsweisen mit den Nachteilen zu suchen. Die einfache Pro-Contra-Tabelle kann so ergänzt werden. Dabei werden Fragen gestellt wie: »Unter welchen Umständen wäre dieser Nachteil für Sie erträglich?«, »Was muss sich ändern, damit Sie dies in Kauf nehmen könnten?«.

Mitschwingende diffuse Gefühle klären: Perspektivwechsel und Neubewertung

Vorstellungen oder Phantasiereisen mit hypothetischen Vorstellungen werden heute in fast allen Therapieschulen verwandt, um Unklares an die Wahrnehmungsschwelle zu heben. Um Gefühle und Motive an der Schwelle zur Gewahrwerdung zu beleuchten, kann der Person vorgeschlagen werden, durch eine Entspannungsübung in einen tranceähnlichen Zustand zu gelangen. Darin ist sie nun offener für vorsprachliche und organismische Erfahrungen. Sie kann sich das Ergebnis der kritischen Entscheidung aus diesem Zustand heraus auftauchen lassen.

Version 1 – von der Entscheidung aus rückwärts: Das kennen Sie vielleicht: Wenn wir eine Entscheidung tatsächlich getroffen haben, rumort es schon bald danach in uns und wir hadern damit, dass wir unüberlegt, leichtsinnig entschieden haben könnten. Vielleicht hatten wir ein kaum wahrnehmbares, ungutes Gefühl, das wir nun nachträglich als Warnung verstehen, dass irgendetwas nicht stimmt mit dieser Entscheidung. Dieses Bereuen ist in der Entscheidungsliteratur bekannt als »postdecisional regret«. Die methodische Idee ist nun, dieses Gefühl nach einer Entscheidung schon vor der tatsächlichen Entscheidung zu erzeugen. Wir nutzen die Informationen daraus, um vorher zu prüfen und die Entscheidung so zu entwickeln, dass sich die Person auch nach der Entscheidung damit wohlfühlen kann. Für diese Vorprüfung hat es sich als wirksamer herausgestellt, in der Vorstellung die Situation als nicht mehr revidierbar einzustellen:

> **Beispiele**
>
> »Woran werden Sie erkennen, dass die Entscheidung gefallen ist (z. B. Schreiben abschicken, anrufen, Vertrag unterzeichnen ...)? Stellen Sie sich jetzt vor, Sie haben genau das getan, bevor Sie hierher kamen in unsere Sitzung ... Wie fühlt sich das an, hier zu sitzen und zu wissen, dass die Entscheidung so gefallen ist?« Diese Schrittfolge bringt in der Regel prägnantere Erfahrungen bzw. *Felt Senses* als Anleitungen wie »Stellen Sie sich jetzt vor, Sie entscheiden sich für diese Option ...«. Wichtig: Es bleibt die Grundvereinbarung, dass die Person sich jetzt nicht wirklich entscheidet – daran kann sie immer wieder erinnert werden, um inneren Freiraum und Abstand zum Entscheidungsstress zu wahren.

Die Focusing-Frage: »Wo spüren Sie etwas im Körper, wenn Sie jetzt daran denken, dass Sie Ihre Entscheidung so getroffen haben?«, lässt meist eine oder mehrere körperliche Resonanzen *(Felt Senses)* im Brust-Bauchraum entstehen (vgl. das Focusing-Kap. 5.1).

Version 2 – vom Lebensende rückwärts: Sie können vorschlagen: Stellen sie sich vor, in welcher Situation sie sich am ›Abend‹ eines erfüllten, sinnvollen oder glücklichen Lebens befinden. Nach der ausgeschmückten Visualisierung dieser friedlichen Situation bitten Sie die Person, sich vorzustellen, wie sie zuvor gelebt habe. Über diesen Weg können Sie auch gut vorschlagen, zu schildern, welche wichtigen Entscheidungen in früheren Jahren dazu geführt haben, diesen Zustand am Ende des Lebens zu erreichen.

5.5.3 Intuition anfragen

Die nun beschriebenen Methoden gründen noch mehr als zuvor auf dem Focusing (Kap. 5.1; Feuerstein, Müller & Weiser, 2000). Sie können auch im Sitzen und eingebettet in ein personzentriertes Gespräch erfolgen. Wir als Helfende benötigen aber etwas Focusing-Erfahrung und die Klienten günstigerweise auch. Wir fragen *Organismische Erfahrungen und gefühlte Bedeutungen direkt an.* Mit dem Fokus auf körperlich gefühlte Bedeutungen, Anmutungen und eine Erfahrungsebene an der Grenze der Wahrnehmungsschwelle können wir das Ausschlaggebende für eine persönliche Entscheidung berühren, in Focusing-Sprache den *Felt Sense.* Die Pro-Contra-Tabelle mag geholfen haben, aber emotionale Gewissheit, Energie, ein inneres kraftvolles Ja fehlen noch, in Focusing-Sprache der *Felt Shift* (Vahrenkamp & Feuerstein, 2014).

Praktisch können wir so vorgehen: Schlagen Sie vor, einen direkten Bezug zu der jeweiligen Entscheidungsmöglichkeit und dem Körpergefühl herzustellen. Im Gespräch oder durch innere Vorstellung soll eine Repräsentation einer der Möglichkeiten geschaffen werden. Die Person spürt oft Reaktionen an zwei Stellen im Körper – in der Regel eine eher angenehme Stelle und eine ungute. Auch auf diese Weise spiegelt sich die Ambivalenz wider. Schildert ein Klient eine positive Körper-Wahrnehmung, gehen wir als erstes mit dieser positiven Seite und stellen direkt den Bezug zwischen Körpergefühl und Möglichkeit her. Das folgende Beispiel entstammt Vahrenkamp & Feuerstein (2014, S. 206 ff.).

Beispiel

»Bleiben Sie zunächst bei der Körperstelle, die sich gut anfühlt … Wie fühlt sich dieses ›gut‹ körperlich an?«, »Und auf welche Seite/Qualität der Entscheidungsoption verweist dieses gute Körpergefühl – was an der Entscheidungsoption fühlt sich so an?«

Die schrittweise Beschreibung des »Guten« entsteht so in einer Entfaltung des *Felt Sense.*

Beispiel

Klient Thomas, 45 Jahre, schon länger arbeitslos, steht vor der Entscheidung, eine Arbeit im nicht gelernten Beruf anzunehmen. Die Option, die neue Stelle anzunehmen, gibt ihm folgende *Felt Senses:* Freier Atmen und Nachlassen des Drucks auf den Brustkorb.

Kl.: Ich spüre mehr Luft zum Atmen – das hat was zu tun mit der Befreiung von der ständigen Einschränkung und der Erwartung, wieder ein sinnvolleres Leben haben zu können, wenn ich diese Stelle annehme …

Th.: Da ist Hoffnung, würdiger Leben zu können mit dieser Arbeit – passt das zum Gefühl im Brustraum?

Kl.: … Ja … – besser noch: ein freieres Leben leben zu können …

Th.: … ein freieres Leben leben – das passt genauer …

Der Fokus auf positives Körpererleben hält im Bewusstsein, warum eine Option der Mühe wert ist, auch wenn sie (noch) Belastendes enthält. Wenn wir dies für hinreichend symbolisiert halten, laden wir nun zur Verbindung negativen Körpererlebens mit der Entscheidungsmöglichkeit ein.

Fortsetzung, Beispiel Thomas

Th.: Ich lade Sie ein, sich jetzt mal in folgende Situation hineinzuversetzen. Sie können auch die Augen schließen, um besser Ihren Körper wahrnehmen zu können … und Sie werden jetzt nicht wirklich die Entscheidung treffen. … Sie sitzen hier und wissen, Sie haben den Arbeitsvertrag unterschrieben – wie fühlt es sich an jetzt?

Kl.: … ein tiefes Zittern …

Th.: Tiefes Zittern … auf welchen Teil der Entscheidung für eine Arbeitsaufnahme reagiert das?

Kl.: *(nach längerer Pause):* … Da gibt es mehrere Punkte … Angst, ob ich das schaffe … ich kenne die fachlichen Anforderungen nicht wirklich … und ich bin nicht mehr eine ganztätige Arbeitsbelastung gewohnt, jetzt auch älter geworden …

Nun haben wir die entscheidende und kritischste Stelle des Prozesses erreicht. Wir verlassen die Sackgasse, zwischen Vorgegebenem zu entscheiden: *Stattdessen verändern wir die Entscheidungsmöglichkeit.* Die Person soll negative Erwartungen nicht mehr automatisch mit bestimmten Entscheidungsmöglichkeiten verbinden. Stattdessen unterstützen wir, diese neu zu formulieren, indem sie z. B. Offenes klärt, Beeinflussbares ändert oder für sich Bedingungen setzt.

Fortsetzung 2, Beispiel Thomas

Th.: Beziehen wir jetzt Ihre Bedenken ein und formulieren wir die Entscheidungsoption neu: Wenn ich diese Stelle annehme, dann sorge ich dafür, dass ich mir vorher verlässliche Informationen über die genaueren Anforderungen dieser Arbeitsstelle besorge – Wenn Sie diese erweiterte Formulierung zu sich selbst sagen – wie fühlt sich die zittrige Stelle an?

Kl.: ... Deutlich wohler, ... aber noch nicht gut – da ist noch die unklare Dauerbelastung ...

Th.: Was könnten Sie tun, um sich sicherer zu fühlen, wieder ganztägig belastbar zu sein?

Kl.: ... Ich könnte wieder üben, einen ganzen Arbeitstag durchzustehen ...

Th.: Dann ergänzen wir die Entscheidung um diese Punkte und schauen probeweise, wie sie sich dann für Sie anfühlt: Ich entscheide mich für diese Ganztagsstelle, und dafür, vorher möglichst verlässliche Informationen über die Anforderungen zu beschaffen, und dafür, mich selbst wieder an ganztägige Arbeitsbelastung zu gewöhnen. Wie fühlt sich das körperlich an? Verändert sich etwas am Zittern?

Kl.: ... Ja, das Zittern ist fast weg. Die Stelle fühlt sich wohl jetzt ...

Selbstverständlich wollen wir Personen nicht manipulieren oder doch zu einer Entscheidung schieben. Der *Felt Sense* sollte darum in mehreren Anläufen überprüft werden, Vahrenkamp und Feuerstein (2014, S. 208) halten zwei bis vier für günstig.

Fortsetzung 3, Beispiel Thomas

Th.: Schauen Sie jetzt noch einmal, was passiert, wenn Sie zu sich selbst sagen: Ich entscheide mich für diese Ganztagsstelle, und dafür, vorher möglichst verlässliche Informationen über die Anforderungen zu beschaffen, und dafür, mich selbst wieder an ganztägige Arbeitsbelastung zu gewöhnen. Was ist jetzt spürbar?

Kl.: (zögernd): … Da ist noch so ein bisschen was Schmerzliches links in der Brust – so um das Herz rum …

Th.: Etwas Schmerzliches um das Herz … – wenn Sie jetzt wieder zur Entscheidung schauen – welcher Teil der Option »ich nehme diese Stelle an« ist mit diesem Schmerzlichen verbunden?

Kl.: … Ich merke, dass es mich schmerzt, meinen gelernten Beruf nicht mehr ausüben zu können. … Das tut weh. Wie ein Abschied von einer Herzenssache …

Th.: … Da ist dieser Schmerz am Herz und der Satz: »wie ein Abschied von meinem Beruf, meiner Herzenssache« – passt das?

Kl.: … Ja, in diese Richtung geht's. Der Schmerz wird stärker, wenn ich darüber rede jetzt …

Th.: … Lassen Sie uns jetzt schauen, wie es wäre, wenn die Annahme dieses Jobs nicht automatisch bedeuten würde: Abschied von meiner Herzenssache, meinem Beruf – wie würde sich die Option so anfühlen: Ich nehme den Job an und verabschiede mich nicht von meinem gelernten Beruf.

Kl.: … Ich weiß nicht, wie das gehen soll … wenn ich es mal so betrachte: wird das Schmerzhafte leiser, sanfter …

Th.: Und wie könnte das gehen? – Haben Sie schon erste Ideen, wie Sie sich mit dem Job nicht verabschieden von Ihrem Beruf …?

Kl.: … Ich kann weiter auf der Suche bleiben – ich merke jetzt erst, dass mir mein Beruf nicht egal ist … oder ich schaue mich in dem neuen Betrieb um, ob es dort Stellen oder Tätigkeiten gibt, die mir wenigstens teilweise die Möglichkeit geben, in meinem Beruf …

Th.: Wenn Sie jetzt noch einmal alles zusammen nehmen und schauen, wie es sich anfühlt: Ich werde den Job annehmen und * vorher genaue Informationen über die Anforderungen einholen, * und mich wieder an eine Tagesstruktur gewöhnen, die mich im Arbeitsleben erwartet * und weiter auf der Suche bleiben für eine Arbeit in meinem Beruf * und schauen, welche Möglichkeiten ich in diesem Job habe, meinen gelernten Beruf auszuüben, * und ich werde es genießen, wieder ein freieres Leben zu leben …

Kl.: … Es fühlt sich viel besser an – es gibt schon noch kleinere körperliche Spannungen – ich weiß ja nicht, ob das wirklich alles so geht – aber die Richtung stimmt. Ich fühle mich wirklich befreit …

Auf den Punkt gebracht: Implizite Motive entscheiden

Gedankliche Blockaden durch kognitive Umbewertungen und neue Perspektiven aufzulösen ist ein guter Ansatz, vor allem dann, wenn empathische Reaktionen zusätzlich die motivationale Seite differenzieren. Entscheidend sind aber oft die impliziten Motive: Gefühle, die die Person höchstens ahnt und kaum in Worte fassen kann. Wir können sie in Gesprächen selten schnell herausarbeiten. Wenn wir Blocks durch Implizites vermuten, helfen die hier skizzierten Aktivierungen. Wir versuchen zu verstehen: Worin genau könnte ihre Blockierung bestehen? Auch wenn wir da nicht sicher sein werden, entscheiden wir uns für einen Vorschlag. Es ist der einzige Weg, wenn Denkfehler aufzuspüren nicht hilft.

Zum Reflektieren und Diskutieren

- Erinnern Sie aus Ihrer Lebensgeschichte Entscheidungsdilemmata, in denen Sie sich blockiert fühlten?
- Erinnern Sie aus Ihrer Lebensgeschichte Entscheidungsprozesse, bei denen Intuition wichtiger war als Gedankliches? Wie konnten Sie Ihrer Intuition zur Entfaltung verhelfen?
- Wie erleben Sie Entscheidungsprozesse bei Ihren Klienten?
- Was wird mir persönlich beim Anwenden der hier beschriebenen Methoden schwerfallen?

Lese-Tipps:

Vahrenkamp, S. & Feuerstein, H. J. (2014). Decision-Making Processes in Counselling and Therapy: Some Dead Ends and Ways out. In G. Madison (Ed.), *Emerging Practice in Focusing-Oriented Psychotherapy* (S. 194–209). London: Jessica Kingsley Publishers.

Gigerenzer, G. (2013). *Risiko. Wie man die richtigen Entscheidungen trifft.* Bielefeld: Bertelsmann.

Web-Tipp:

Übungsmaterialien für Einzel- und Kursarbeit: www.igb-stuttgart.de/Übungen/

5.6 Problemlösen aktivieren

Nach emotionalen und motivationalen Klärungen finden Klienten oft selbst, was sie nun tun werden oder wie sie ihr Problem lösen können. Manchmal gelingt dies jedoch trotz guter *Selbstexploration* und Klärung nicht, da emotionaler und motivationaler Hintergrund auf der einen und mögliche Lösungen auf der anderen Seite nicht immer zusammenhängen (Berg & de Jong, 2003; de Shazer, 2003). So kann es sinnvoll sein, unabhängig von den möglichen Ursachen nach Lösungen zu suchen.

Box 5.6.a: Das lösungsorientierte Arbeiten nach Berg (Berg & de Jong, 2003) und de Shazer (2003)

Lösungsorientiertes Arbeiten sucht *nicht* nach Ursachen von Störungen oder Problemen. Ursache und Problemlösung, so die Auffassung der Autoren, hängen nämlich meist nicht zusammen, d. h. Problemlösungen werden auf anderen Ebenen und unabhängig von dem gefunden, was Klienten oder Experten als Ursache eines Problems ansehen. Viele Vertreter verstehen ihre Methode als eigenständiges psychotherapeutisches Verfahren und sehen gerade das Fehlen von Menschenbild-Axiomen und Persönlichkeits- und Störungstheorien als Stärke ihres Modells. Dadurch sei ein Paradigmenwechsel vollzogen: weg von der Ursachenforschung in der Lebensgeschichte, wie es die psychodynamischen Therapien oft pflegen, hin zum Blick auf Wünsche, Ziele und Ressourcen des Klienten. Ein Zukunfts- und Resilienzkonzept sei so erwachsen. Darin nimmt die Fachkraft eine aktive Rolle ein. Sie steuert den Gesprächsverlauf mit ihren Fragetechniken. Dabei stellt sie bewusst verstörende, ideengenerierende Fragen. De Shazer (2002) unterscheidet vier Grundarten des Fragens:

- *Ausnahmefragen* (Es gab doch bestimmt mal eine Situation, wo dies etwas anders ablief?)
- *Skalierungsfragen* (Wie würden Sie dann Ihre Laune einstufen auf einer Skala von 1 bis 10? Was müsste geschehen, damit Sie sie einen Punkt besser einstufen würden?)
- *Wunderfragen* (Wenn eine gute Fee käme, ...?)
- *Bewältigungsfragen* (Wie schaffen Sie das alles, ohne die Hoffnung aufzugeben?)

Diese Fragen *sollen helfen, kleine, aber ganz konkrete und zeitnah umsetzbare Ziele zu formulieren. Um diese zu erreichen, soll die Person für ihr eigenes Verhalten konkrete Möglichkeiten nennen und auch reflektieren, wie sie sicherstellt, dass sie dieses Verhalten tatsächlich umsetzt.* Die Fachkraft ist bei allem aktiv und stellt Fragen. Sie beeinflusst aber nicht hinsichtlich der zu bearbeitenden Themen, sie übernimmt nur die Verantwortung für den Bearbeitungsprozess. Sie ist prozessaktivierend. So kann es gelingen, zu neuen, kreativen, ungeahnten Änderungen des Verhaltens zu verhelfen. Auch können die Fragetechniken dazu führen, dass Maßnahmen, über die man sich verständigt hat, tatsächlich umgesetzt werden.

Bei der personzentrierten Lösungsarbeit verfolgen wir ähnliche Ziele, versichern aber immer wieder durch empathische Reaktionen, ob gefundene Lösungsschritte zu emotionalen Möglichkeiten der Person passen: Welchen *Felt Sense* hat die Person jeweils im Prozess? Wir gehen davon aus, was die Person schon überlegt und probiert und wie sie sich dabei gefühlt hat. Wir begleiten den Prozess ausnahmsweise vermehrt mit Fragen, anders als im klassischen personzentrierten Vorgehen. Damit aktivieren wir Ressourcen, z. B. bei den Ausnahmefragen, erhellen weitere Motive, z. B. mit den Beibehaltungsfragen, dann erst »*ver*stören« oder ändern wir Denkschemata, z. B. mit Perspektivwechselfragen. Personzentrierte Lösungsarbeit gründet so stets auf den Erfahrungen und den Ressourcen des Klienten.

Voraussetzung ist eine geklärte und konfliktfreie Beziehung. Irritationen zwischen Ihnen und der Person stören das kreative gedankliche Spiel mit unorthodoxen Möglichkeiten, Hypothesen und Wunschvorstellungen. Die Person soll keine Zweifel haben, dass sie sich Ihnen anvertrauen kann und dass sie von Ihnen unterstützt wird. Wenn es in einem Gespräch um Konflikte zwischen Ihnen und der Person geht, sind lösungsorientierte Interventionen nicht indiziert.

5.6.1 Das Grundprinzip: Ausnahmen finden, Denken *ver*stören, Gefühle andocken

Im Folgenden werden wir Ihnen einen großen Katalog möglicher Fragen vorschlagen, aus dem für die personzentrierte Lösungsarbeit je nach Prozessverlauf nur einige wenige ausgewählt werden. Die Vielfalt der Möglichkeiten braucht Sie auch deswegen nicht zu erschlagen, weil es eigentlich immer nur um *einen* Mechanismus geht:

Box 5.6b: Das Grundprinzip personzentrierter Lösungsarbeit

- Die Person hat viel probiert, aber erlebt, dass sie mit allem scheitert. Alles, was ihnen Freunde, Nachbarn, Fachkräfte usw. geraten haben, half nicht oder sie konnte es nicht richtig umsetzen. Oft ist die Person geradezu verzweifelt oder resigniert.
- Mögliche Lösungen, die die Person durch neue eigene Denk- und Verhaltensweisen anstoßen könnte, kommen in ihren Denkschemata nicht vor. Dies liegt

auch daran, dass die belastete Person Ausnahmen vom Problem, Ressourcen und günstige Verläufe nicht mehr wahrnimmt.

- Diese Ausnahmen sollen mithilfe von Fragen nun herausgearbeitet werden. Wir versuchen, Bedingungen und insbesondere Verhalten zu identifizieren, bei dem das Problem ausbleibt. Die Fragen nach den Ausnahmen vom Problem sind dabei nur die naheliegendste Technik. Auch alle anderen Fragen zielen darauf ab, Verhalten zu finden, bei dem das Problem fehlt, z. B. die Wunder-, die Perspektivwechsel-, die Krisen-, die Zukunftsfragen. Nahezu immer gelingt es, entsprechendes Verhalten, Bedingungen oder fiktive Situationen zu identifizieren.
- Nun soll das Klientenverhalten genau identifiziert werden: Was genau tut die Person bzw. tut sie nicht, wenn das Problem nicht da ist. Wichtig ist hierbei, sich auf ganz kleine, aber sehr konkrete Schritte zu konzentrieren. Dabei helfen zum Beispiel die Skalierungsfragen, bei denen die Person winzige positive Veränderungen benennen soll. Der Punkt ist, dass man konkret wird: Was genau tun Sie, womit würden Sie scheitern, wann tun Sie es, wer könnte Sie unterstützen, ...? – Durch ein derartiges kreatives gedankliches Spiel können Sie die Person unterstützen, sehr kleinschrittige Ziele für ihre Verhaltensänderungen zu finden und sehr genau die Umsetzung mit allen guten und schlechten Möglichkeiten vorauszudenken.

Am Ende haben Sie einen Lösungsweg erarbeitet, der auch wirklich umgesetzt wird. Dies ist eine der größten Stärken der personzentrierten Lösungsarbeit. Unsere Fragen konzentrieren sich auf einen kleinen Schritt, der sehr genau beleuchtet wird. Hierbei werden auch die Gefühle und Ziele sowie viele Eventualitäten bis hin zu Unterstützungsmöglichkeiten durchdacht.

5.6.2 Der Prozess personzentrierter Lösungsarbeit

Wie immer, wenn wie hier Prozessaspekte angeboten werden, mag der reale Gesprächsverlauf variieren. Wir als Helfende haben die Aspekte mit dem idealtypischen Verlauf im Hinterkopf und aktivieren eine Struktur nur dann, wenn wir es für förderlich halten.

Einstiegsstufe: Bisherige Lösungen der Person abfragen

Es wäre ein Kardinalfehler, die bisherigen Lösungen nicht zu erfragen. Fast immer hat die Person schon einiges versucht und sich bereits mit anderen über mögliche Maßnahmen ausgetauscht. Sie sollten im Beratungsverlauf nicht einfach beim gleichen Szenario enden. Dies ist zwar grundsätzlich nicht ausgeschlossen, aber dann sollte das bisher Versuchte berücksichtigt und die Modifikationen beim neuen Versuch besonders herausgearbeitet werden.

Mögliche Fragen in der Einstiegsstufe

- Was wurde Ihnen schon geraten?
- Was wurde schon probiert?
- Wie ging es Ihnen dabei?
- Welches Ergebnis gab es?

Ideengenerierungsstufe: Ansätze und Ziele für Mini-Veränderungen finden

In dieser Phase geht es nun darum, Bedingungen zu finden, bei denen das Problem nicht oder weniger schlimm auftritt. Dies ist das erste Kernstück der personzentrierten Lösungsarbeit. Es sollen – gerne sehr kleine – Teilziele herausgearbeitet werden, die einen Ansatz für Veränderung bieten. In dieser Gesprächsphase geht es vor allem um Kreativität, freies Denken, Spielen mit Möglichkeiten, Humor oder eigentlich Irreales. *Darum funktioniert diese Gesprächsphase nur, wenn die Beziehung klar und konfliktfrei ist.* Das gilt in besonderer Weise für die Wunder- und die Verschlimmerungsfragen. Diese klingen therapeutisch; sie können in manchen Beratungskontexten deplatziert wirken, weil sie indirekt die Beziehung als therapeutisch definieren könnten. Das möchten manche Klienten nicht. Vermeiden Sie diese Fragen, wenn Sie sich der Beziehung nicht ganz sicher sind, bzw. leiten Sie sie gesondert ein, zum Beispiel: »Jetzt könnte ich mal eine ganz merkwürdige Frage stellen, wie es eigentlich nur Therapeuten tun, wenn sie Denkweisen durcheinander bringen wollen. Darf ich das mal?«.

Mögliche Fragen in der Ideen-Generierungsstufe

Ausnahmefragen:

- Was hat sich schon verändert? Wann? Wodurch?
- Wann zeigt sich das Problem nicht?

Beibehaltungsfragen:

- Was soll so bleiben, wie es ist?
- Was halten Sie für ausgeschlossen?

Skalierungsfragen (meist 1 bis 10, oder Prozente):

- Auf einer Skala von 1 bis 10, wo stehen Sie jetzt bei der Problemlösung? Wenn Sie einen Punkt höher einschätzen würden, woran würde sich das festmachen? Was müssten Sie machen, um der Problemlösung einen Punkt näherzukommen?
- Zu wie viel Prozent tendieren Sie zu …, zu wie viel Prozent zu der anderen Seite? (Je nach Kontext damit weiterarbeiten)

Perspektivwechselfragen:

- Was würde Ihr Partner, Ihr Kind, Ihre Nachbarin, … raten, zu tun?
- Wie wird das Problem in fünf Jahren aussehen. Was wird eine Veränderung bewirkt haben?
- Was würden Sie eigentlich gerne tun, wenn Sie sich frei fühlen würden, o. ä.?

Verschlimmerungsfragen:

- Was müssten Sie tun, um das Problem zu verschlimmern?
- Woran würden Sie merken, dass das Problem sich verschlimmert hat?

Wunderfrage (Fee, Wunder, …):

- Wenn eine gute Fee käme, was würde die tun?
- Wenn eine böse Fee käme und sagte, Sie dürfen nur eine einzige Sache ändern, wofür würden Sie sich entscheiden?
- Angenommen, das Problem wäre plötzlich weg – wodurch?

Umsetzungsstufe: Die Durchführung der Veränderung sichern

Das zweite lösungsorientierte Kernstück sind Fragen, um ein gefundenes Lösungsszenario auch tatsächlich umzusetzen. Untrainierte Beratungskräfte betreten dieses Terrain fälschlicherweise manchmal gar nicht, weil ihnen das Lösungsszenario so plausibel und das Einverständnis der Person so glaubhaft erscheinen, dass sie die Umsetzung nicht mehr infrage stellen und der fachliche Teil des Gespräches hier endet. Dies kann sich als fataler Irrtum entpuppen und es geschieht in Bezug auf die Umsetzung des Lösungsszenarios oft nichts.

Fragen nach den ersten Schritten und möglichen Umständen können sehr unterstützen. Der Tonfall und die Art, wie Sie fragen, sollten nicht dazu führen, dass der Elternteil diese Fragen als Kontrollversuch erlebt, sondern eben als kreatives Denkmodell zur Unterstützung.

Mögliche Fragen der Umsetzungsstufe

Erster-Schritt-Fragen:

- Was wird das Erste sein, das Sie tun werden?
- Wie bereiten Sie sich darauf vor?
- Wie werden Sie das tun?
- Wie werden Sie sich dabei fühlen?
- Was wird … denken bzw. fühlen?
- Anstelle welchen Verhaltens werden Sie das tun?

Unterstützungsfragen:

- Was/Wer könnte Sie unterstützen?
- Was könnten Sie tun, um Unterstützung zu bekommen?

Krisenfragen:

- Was werden Sie tun, wenn ... (dies oder das) eintritt?
- Was müssten Sie tun, um zu scheitern?
- Wie müssten Sie es tun, um zu scheitern?
- Wie viele Versuche werden Sie unternehmen?

Evaluierungsstufe: Den Verlauf von Veränderungsanstrengungen planen

Ein weiteres Problem der Umsetzung kann sein, dass nicht klar ist, womit die Person eigentlich zufrieden wäre. Dies kann zu Irritationen führen, sei es, dass Maßnahmen zu früh abgebrochen werden oder auch immer weitergehen, obwohl dies sehr anstrengend ist und/oder obwohl vielleicht neue kreativere Verhaltensweisen infrage kämen.

Mögliche Fragen der Evaluierungsstufe

- Woran werden Sie (Ihr Partner, ...) merken, ob sich etwas geändert hat?
- Mit wie viel Prozent Veränderung wären Sie, Ihr Partner, ... zufrieden?
- Wie lange wird der Erfolg anhalten?

Nicht vergessen: Weiterhin empathische Reaktionen

Während der personzentrierten Lösungsarbeit sollen Sie nach den Antworten der Person immer wieder empathische Reaktionen einstreuen. Sie erreichen damit besonders gut, dass die Person auch bei herausfordernden Fragen die Sicherheit behält, dass Sie ihre Perspektive verstehen. Dadurch erlebt die Person wenig bis keine Bedrohung und kann umso kreativer mitarbeiten.

5.6.3 Lösungsszenarios und Gefühle zusammenführen

Maßnahmen zu skizzieren wird manchmal als das Kernstück einer Beratung verstanden. Schließlich kommen Klienten oft aus diesem Grund. Sie möchten Lösungen für ein Problem. In der Regel haben Klienten auch eine positive Einstellung zu Ihnen und sind bereit, auf Sie zu hören. Die eigentlichen Probleme liegen aber oft nicht in einer möglichst komplexen Diagnostik und in den davon abzuleitenden Empfehlungen. Sie bestehen in ambivalenten Gefühlen, Selbstunsicherheiten, Ehrgeiz, manchmal Misstrauen und fehlenden persönlichen

Möglichkeiten, Empfehlungen umzusetzen, wie Zeit, Geld, persönliche Energie, Gesundheit oder Kompetenzen. Dann kommen Sie nur weiter, wenn Sie die Gefühle und Motivationen der Person verstehen und wenn Sie *auf dieser Grundlage* Lösungsszenarien gemeinsam entwickeln.

Zum Reflektieren und Diskutieren

- Wie gehen Sie bisher damit um, wenn Klienten weniger Selbstklärung als Lösungsfindung wollen?
- Was könnten Vorteile, was Gefahren sein bei personzentrierter Lösungsarbeit?
- Wie können Sie trotz der vielen Fragen eine gleiche Ebene in der Beziehung aufrechterhalten?
- Was wird Ihnen persönlich beim Anwenden der hier beschriebenen Methoden schwerfallen?

Lese-Tipp:

Berg, I. K. & de Jong, P. (2003). *Lösungen (er-)finden. Das Werkstattbuch der lösungsorientierten Kurztherapie* (5. Aufl.). Dortmund: Verlag modernes Lernen.

Web-Tipp:

Übungsmaterialien für Einzel- und Kursarbeit: www.igb-stuttgart.de/Übungen/

5.7 Konflikte mit Abwesenden im personzentrierten Rollenspiel bearbeiten

Rollenspiele werden in der personzentrierten Arbeit vielfältig eingesetzt: zum Üben von Gesprächshaltungen und -techniken im Rahmen der Ausbildung, in der Supervision, um sich besser in Klienten, in die Rolle der Fachkraft und das Beziehungsgeschehen einzufühlen – und als Element in beraterischen bzw. therapeutischen Gesprächen. Um dieses Letztere geht es in diesem Kapitel.

Personzentrierte Rollenspiele sollen Klienten helfen, ein kongruentes Verhalten gegenüber Konfliktpartnern zu finden. Ihre Erfahrung und das Mitgeteilte sollen zueinander passen. Dann ist der Klient kongruent und damit kraftvoller, überzeugender und effektiver. Wie in einem Experiment kann der Klient im Rollenspiel, wenn er will, neue Verhaltensweisen ausprobieren und prüfen, ob sie zu ihm passen. Er kann dabei neue Erfahrungen und damit kongruente Verhaltensmöglichkeiten für sich entdecken. Es geht nicht darum, ob er sich ›richtig‹ verhält. Er soll sich nicht von außen mit den Augen eines Anderen betrachten, sondern sich seiner *Erfahrung* gewahr werden, die er in der Konfliktsituation hat. Durch die Innenperspektive wird die Aufmerksamkeit auf *organismische Erfahrungen* (Kap. 2.1) bzw. den *Felt Sense* (Kap. 5.1) gelenkt.

Box 5.7: Abgrenzung personzentrierter zu anderen Rollenspielen

Trainings-Rollenspiele wollen in erster Linie bestimmte Verhaltensweisen üben, die als Ziel vorgegeben werden, z. B. beim Training für Bewerbungsgespräche, für besondere Mitarbeitergespräche (Jahresgespräche, Kritikgespräche, Kündigungsgespräche) oder im Rahmen der Verhaltenstherapie. Die trainierte Person soll die Vorgaben umsetzen, wird dabei korrigiert und versucht ihr Verhalten dem vorgeschlagenen Modellverhalten anzugleichen. Das erlernte Verhalten soll hier zwar mit der eigenen Erfahrung und dem Kommunikationsstil der Person übereinstimmen, dieses Ziel ist jedoch nachgeordnet. Die Person soll sich mit den Augen anderer betrachten; besonders deutlich wird das bei Video-Feedback.

Bei *personzentrierten Rollenspielen* steht dagegen die Selbsterfahrung der Klienten im Zentrum. Es dient *nur* der Selbstexploration und unterstützt vorherige ausführliche Gesprächsphasen mit Klärungen und empathischen Reaktionen – darin mündet es auch wieder.

Indikation: In personzentrierten Gesprächen können Sie Rollenspiele als Ergänzung einsetzen, z. B. wenn Klienten

- bestimmte Gefühle, Forderungen, Wünsche klarer ausdrücken wollen,
- sich angemessen gegenüber dem Partner, Kindern, Eltern, Vorgesetzten, Kollegen, Freunden behaupten oder wehren wollen, aber es nicht richtig können, aber auch
- wenn sie einladender, reziproker und weniger konfrontativ kommunizieren wollen.

Die personzentrierten Rollenspiele können dysfunktionales Verhalten verändern, z. B. inkongruente, sich wiederholende Klagen, Vorwürfe, zwanghaftes Verhalten, Rechthaberei, Empörung. Ausgangspunkt ist eine *Signal-Inkongruenz* der Person (s. Kap. 3.3.2; zur Erinnerung: Ihre Signale passen nicht zueinander, z. B. Körpersprache oder Tonfall nicht zum Text des Gesagten). Ursache ist, dass die Person etwas vom Gewahrwerden ausschließt. Sie symbolisiert ihr Erleben unvollständig; dadurch passen auch die Signale dieses Erlebens nicht zueinander: Sie sind inkongruent.

Schon auf dem Weg zu personzentrierten Rollenspielen greifen wir darum auch eine Geste oder eine Körperhaltung auf und überprüfen, ob sie zur *organismischen Erfahrung* passt. Sie können sicher sein: Es ist deutlich zu spüren, wenn es passt! *Kongruenz* ist auch ein körperlich erlebbares Gefühl; ein »Ja, so passt es«, ein Empfinden von Freiheit und Beweglichkeit und Energie: in Focusing-Terminologie ein *Felt Shift*.

Beispiel: Die Klientin ist Assistentin einer anstrengenden Chefin

Kl.: Mir geht es schlecht. Ich bin völlig fertig.

Th.: Etwas hat Sie ziemlich mitgenommen?

Kl.: Meine Chefin hat mich mal wieder so blöd angemacht. Ich hab ihr vorhin gesagt, dass ich das nicht alles schaffe mit den neuen Ausschreibungen und den neuen Preisberechnungen. Sie hat mir einfach alles auf den Tisch geknallt, und dabei habe ich noch so einen Stapel von meiner anderen Kollegin, für die ich gerade die Vertretung machen muss!

Th.: Es ist wirklich zu viel und Sie ärgern sich, dass die Chefin das nicht sieht.

Kl.: Am meisten ärgert mich, dass ich in dem Moment wieder so zusammengesackt bin. *(Kl. sackt jetzt auch im Beratungsgespräch zusammen.)* Dabei ist es wirklich zu viel!

Th.: Hm, Sie sind zusammengesackt *(spiegelt etwas die Körperhaltung)*, und irgendwie passt das nicht zu dem Ärger?

Kl.: Ja, aber ich sack immer gleich zusammen und werde so jämmerlich , anstatt mich zu wehren.

Th.: Das Zusammensacken *(Th. deutet es wieder in ihrer Körperhaltung an)* passt jetzt nicht zu dem »Puh, das ist zu viel«?

Kl.: Ja.

Th.: Was würde besser passen? Sollen wir es mal ausprobieren?

Kl.: Ja.

Th.: Wäre so eine Haltung oder so eine Haltung besser? *(Macht zwei verschiedene aufrechtere Haltungen vor)*

Kl.: *(Macht diese nach)*

Th.: *(macht während sie spricht alles vor):* Wie ist es, wenn wir noch mehr ausprobieren, was da hilft?

Kl.: Ja.

Th.: Z. B. wenn Sie langsam vom Steißbein die Wirbelsäule aufrichten, darauf achten, dass Sie gut atmen können, die Schultern hochziehen oder fallenlassen … sich mit dem Rücken an die Lehne anlehnen, jetzt an die Lehne pressen oder wieder etwas vorgehen? Wie die Beine und Füße stellen? Parallel, verschränkt, gerade auf den Boden? Womit fühlen Sie sich am stärksten?

Kl.: *(Probiert verschiedene Haltungen aus, richtet sich erst etwas auf – lehnt sich dann zurück und geht wieder nach vorne)*

Th.: Was fühlt sich besser an *(spiegelt beide Haltungen)?*
Kl.: So *(geht wieder etwas nach vorne).*
Th.: Da hat man so vor sich den Raum frei, aber ist auch nicht so nach hinten gepresst?
Kl.: Ja, dabei *(nach hinten gelehnt)* wäre so was wie zurückweichen, *(erstaunt)* das ist gar kein Schutz, so *(geht wieder etwas nach vorne)* fühlt es sich stärker an.
Th.: Ja.
Kl.: Hm, aber irgendwie braucht es noch etwas Schutz.
Th.: Noch etwas Schutz.
Kl.: *(steht auf):* Wenn ich aufstehe, sie steht auch *(geht etwas vor und zurück),* hm, ja und nicht zu nah, ich brauch etwas Abstand, ich kann einen Schritt zurückgehen. Hm, ja so stimmt es *(atmet durch, ruhige feste Stimme).*

Halten sie die Aufmerksamkeit der Person bei dem sich langsam bildenden und deutlicher werdenden *Felt Sense.* Dann kann sie, aus der körperlichen Resonanz, neu symbolisieren: »Ich brauche etwas Schutz …« Das ändert auch den *Felt Sense* bis zum *Felt Shift* (»Ja, so stimmt es«) bis zur gefühlten Veränderung.

5.7.1 Fehlschlagende Verhaltensmuster dienen als mächtige Motivation zur Veränderung

Mit inkongruentem Verhalten erreicht man nichts. Signalinkongruenz bei unklarer Motivation zeigt sich in einem widersprüchlichen Ausdruck, z. B. im leidend-anklagenden Vorwurf bei unterschwelligem Ärger. Dieser verzerrte Ausdruck ist der Person kaum bewusst und so hat sie auch keine Vorstellung von der Wirkung ihres Ausdruckes auf den Gesprächspartner. Dessen Reaktion erscheint ihr deshalb unverständlich und verursacht Missverständnisse:

»Ich habe doch nur gesagt, dass ich mit der Betreuung unserer Mutter wirklich viel zu tun habe!«, sagte die Person und war sich ihres vorwurfsvollen Tonfalles nicht bewusst.

Die Person bewirkt nicht das, was sie will. So ist ihr Verhalten dysfunktional. Wenn sie dies als störend erlebt, ist sie *intrinsisch* zu einer Änderung ihres Verhaltens motiviert. Dies ist eine günstige Voraussetzung für das personzentrierte

Rollenspiel. Eher ungünstige Motivationen liegen dagegen vor bei empfundener Kritik durch uns oder anderer wichtiger Leute und dem Wunsch, es anderen rechtzumachen. Außerdem bei abwertender Selbstkritik (z. B. »Ich stehe dann immer so lasch da, wie ein Versager«). Bei dieser durch die Wertbedingungen entstandenen Motivation sieht sich die Person von außen mit abwertend kritischen Blick. Das ist für eine Änderung sehr ungünstig. Evtl. bietet sich eine Arbeit mit dem Inneren Kritiker an (Kap. 5.2).

Auch wenn die Arbeit auf dieser intrinsischen Motivation aufbaut (sich effektiver zu verhalten), blenden wir dieses Ziel während des Rollenspiels weitgehend aus. Stattdessen wird das ausprobierte neue Verhaltens daran gemessen, ob es sich für die Person stimmig, passend und kraftvoll anfühlt. Erst zum Schluss schauen wir wieder, ob es funktional ist.

5.7.2 Das Vorgehen: Komponenten beim Aktivieren personzentrierter Rollenspiele

Wie so oft bei personzentrierter Arbeit stellen Komponenten eines Prozesses vor allem Orientierungspunkte dar, die Sie im Hinterkopf mitlaufen lassen können. Sie sind nicht gedacht als eine Liste, die Sie Punkt für Punkt abarbeiten. Die Reihenfolge können Sie je nach Gesprächsverlauf ändern und einzelne Komponenten können ausgelassen werden, außer die anfängliche personzentrierte Motivationsklärung.

Box 5.7.2a: Komponenten beim Aktivieren personzentrierter Rollenspiele

a. Klassische personzentrierte Gesprächsführung und Motivation klären
b. Zum Visualisieren einer typischen Szene anleiten (Teppich-Bühne) und Mini-Skript erfragen
c. Zum Experiment einladen
d. Der Hauptprozess: Ein Rollenspiel begleiten
e. Abschließen und Ziele überprüfen

(a) Klassische personzentrierte Gesprächsführung und Motivation klären

Zu Beginn eines Gespräches ist oft noch keine tragende Motivation gegeben. Das Rollenspiel wird deswegen in ein personzentriertes Gespräch eingebettet sein. Es bedarf in der Regel einer sorgfältigen Klärung, während der sich die Ziele und die Motivation für das Rollenspiel langsam herausbilden. Der häufigste Fehler ist es, zu früh mit einem Rollenspiel anzufangen! Auch wenn bereits eine tragfähige Arbeitsbeziehung in vorhergehenden Gesprächen bestand, muss sich diese u. U.

zu Beginn einer neuen Sitzung wieder zeigen. Sie ist z. B. nicht gegeben, wenn die Person betont, dass das Problem nur im Konfliktgegner liegt, und sie appelliert, ihr darin Recht zu geben.

Zu Beginn eines Gesprächs können wir nicht wissen, ob sich im Verlauf ein personzentriertes Rollenspiel anbietet. Wir bestimmen die Themen des Gespräches nicht und können so nicht vorhersehen, ob sie sich für ein Rollenspiel eignen. Wir nehmen uns das nie vor. Zu Beginn eines Gesprächs klären sich fast immer die Themen, Richtungen oder Ziele – dies braucht Zeit.

Beispiel
Es geht Ihnen darum, mit Ihrem Mann ohne Schuldgefühle und in Ruhe darüber zu reden ...?

(b) Eine typische Szene visualisieren (Teppich-Bühne) und ein Mini-Skript finden

Sie können die Person bitten, eine typische konkrete Szene zu beschreiben, so als ob sie beide die handelnde Person im Raum sehen könnten: »Was sagte er?«, »Wie stand er da?«, »Was sagten Sie davor, bevor er das gesagt hat?«. Kleine Bausteine oder andere möglichst neutrale Gegenstände können die Position der Handelnden auf dem Boden wie auf einer Bühne markieren. Der Abstand zwischen Klient und den Markierungen soll nicht zu weit weg sein – ansonsten sind keine Emotionen mehr spürbar – und nicht zu nah – dann kann der Klient von Emotionen überschwemmt werden. In dieser Phase des Aufbauens der Szene sollte die Person in der beobachtenden Rolle bleiben und noch nicht in die Bühnen-Rolle gehen. Sie können danach fragen, wenn dies unklar ist:

Variante des obigen Beispiels mit der anstrengenden Chefin (S. 193)

Kl.: *(empört):* Die hat ja keine Ahnung, wie viel Zeit das braucht!

Ber.: *(akzeptierend):* ›Die hat keine Ahnung!‹ ... Hm ja ... Zu wem passt der Satz ›der hat keine Ahnung‹ ..., zu Ihnen in der Bühnen-Rolle – oder zu der Beobachterin hier im Sessel? – *oder:*

Ber.: Wer spricht jetzt die Bühnenfigur dort oder die Beobachterin hier?

Wenn Klienten hier immer wieder unbewusst in die Rolle des Bühnen-Ichs gehen, ist das meist ein Anzeichen dafür, dass das Aufbauen zu früh begonnen wurde. Der Klient ist z. B. in seiner Empörung, Verzweiflung oder ohnmächtigen Wut noch nicht hinreichend genug empathisch gespiegelt worden oder das Spiegeln war nicht akzeptierend genug für ihn.

(c) Zu einem Experiment einladen

Laden wir zu einem Rollenspiel ein, heißt das auch, dass wir ein ›Nein‹ freundlich akzeptieren.

Beispiel für Ablehnung des Rollenspieles

Ber.: Sollen wir ein Experiment dazu machen, indem Sie verschiedene Möglichkeiten ausprobieren, auf das Drängen Ihrer Chefin zu antworten? Sie können dann vielleicht besser entscheiden, welche Möglichkeit für Sie die beste ist?

Kl.: Ja.

Ber.: Vielleicht stellen Sie sich vor, Sie stellen Ihre Chefin hier vor sich hin?

Kl. *(guckt irritiert und misstrauisch)*

Ber.: Nein, lieber nicht?

Kl.: Nee, da komm ich mir komisch vor.

Ber.: *(führt ganz selbstverständlich und selbstbewusst das Gespräch fort, es wurde nur durch seinen nicht passenden Vorschlag unterbrochen):* Ja. Sie sagten, Sie fühlen sich sehr hilflos und gleichzeitig wütend in dieser Situation, und Sie mögen das nicht an sich.

Bei Klienten, die mit der Methode wenig vertraut sind, bei weniger spielfreudigen Personen, aber auch wenn es nur um kurze Sequenzen geht, kann das Ganze weitgehend in der Vorstellung durchgeführt werden, etwa wenn nur Körperhaltungen, Tonfall, typische Sätze ausgeführt werden. Dabei können die nachfolgenden Regeln entsprechend modifiziert werden. Auch hierbei ist es sinnvoll, dass der Berater angedeutet »mitspielt«, z. B. beschriebene Körperhaltungen einnimmt, Tonfall nachspricht usw., und den Klienten jeweils fragt, ob es so oder anders gemeint ist.

(d) Der Hauptprozess: Ein Rollenspiel begleiten

So können Sie vorgehen: Wir sorgen für eine spielfreudige, neugierige Atmosphäre und machen immer deutlich: Es ist kein Training, keine Kritik. Eingebrachte Vorschläge sind nur als weitere Möglichkeiten zu verstehen. Die Lust am Spiel, an Übertreibungen, an Ungewöhnlichem soll womöglich gefördert und angeregt werden. Und: Der Klient hat immer Recht!

- Zunächst die Bühne freimachen. Sie brauchen Platz und Bewegungsfreiheit.
- Beschreiben lassen: Welche Haltung, wie sitzt oder steht er, welcher Tonfall, häufigste Sätze. Sie können diese Haltung angedeutet spiegeln.
- Das Mini-Dreh-Buch vervollständigen oder wiederholen lassen, z. B.: Was hat er gesagt? Was haben Sie gesagt? Was haben Sie gesagt, bevor er das gesagt hat?

- Evtl. fragen, was die Person in der Rolle als ein guter Freund über die Szene denken würde. Darauf achten, dass die Person in der Beobachterrolle bleibt und nicht unbemerkt in die Rolle des Szenen-Ichs wechselt.
- Rollenverteilung: Wir spielen, besonders in der Einzelberatung, zumindest andeutungsweise immer mit. Dabei lassen wir aber in der Regel den Platz des Gegenspielers frei, damit der Klient diesen möglichst gut visualisieren kann (oder wir fragen, wie wir den Gegenspieler spielen sollen). Wir regen an, sich die Szene noch einmal zu vergegenwärtigen und lassen dann die Person bewusst die Rolle des Szenen-Ichs einnehmen.
- Wir spielen im Sinne von gemeinsamem Problemlösen mit, nicht im Sinne von »Ich mach es Dir richtig vor«. Vorschläge können Sie einleiten mit »Und wie wäre es, wenn Sie es so machen würden?«. Wir begleiten die Person, ohne sie zu irgendwas zu überreden und nehmen Bedenken ernst, z. B.: »Hm, Sie wollen nicht, dass der Kollege den Chef holt. Sie wollen, dass es zwischen Ihnen geklärt wird. Ja, wie können Sie das ausdrücken?«.
- Keine Videoaufnahmen. Es geht um innere Stimmigkeit in der Person, nicht um Außensicht und fremde Bezugsrahmen.

Im Kern: die Grundidee beim Vorgehen

Im Kern geht es nun darum, dass die Person anhand ihrer körperlichen Empfindungen oder des *Felt Sense* überprüft, ob etwas unpassend ist oder aber passender gemacht werden kann und wenn ja, wie. Wenn Sie Zeit und Raum lassen, dann können aus den *organismischen Erfahrungen* bzw. dem *Felt Sense* neue eigene Ideen, Gesten, Haltungen usw. aufsteigen. Getragen von Offenheit und Wertschätzung soll sich dieses Neue entfalten können. Dieses Neue ist zunächst oft weniger laut oder weniger deutlich, es braucht besondere Aufmerksamkeit.

Wir achten darauf, dass die Person im Fluss der *Selbstexploration* bleibt. Das erreichen wir, indem wir akzeptierend und empathisch dabei sind und keinesfalls bewerten. Auch wenn wir gelegentlich eigene Vorschläge vorspielen, lassen wir deutlich erkennen, dass nur die Person anhand ihres *Felt Sense* überprüfen kann, welches Verhalten passend ist. Wir arbeiten nicht gegen einen evtl. Widerstand, sondern gehen mit dem Erleben mit.

Fortsetzung des Beispiels: Die Assistentin und ihre anstrengende Chefin

Ber.: Stellen Sie sich vielleicht einmal vor: Wir wollen in vierzehn Tagen ein Theaterstück aufführen. Da werden die Rollen ja oft ein bisschen übertrieben. Wenn Sie da die junge Assistentin spielen würden, die da gegenüber der Chefin sitzt, welche Haltung würden Sie als Assistentin einnehmen?

Kl. *(nimmt eine etwas zusammengesunkene Haltung ein und richtet den Blick nach unten)*

Ber.: Wie fühlt sich die Assistentin in diesem Moment?

Kl.: *(verzieht das Gesicht):* Mies, irgendwie etwas unterwürfig. Bäh.

Ber.: Unterwürfig und irgendwie stinkt ihr das auch.

Kl.: Ja.

Ber.: Wollen wir mal rumexperimentieren? Wenn Sie als Assistentin zum Beispiel die Körperhaltung ändern würden? *(Ber. bewegt sich selbst in verschiedenen Haltungen)* Z.B. mal sich etwas aufrichten *(wartet ab, bis die Klient dies auch macht)* ... und wieder hier in der Körpermitte zusammenfallen *(macht die folgenden Vorschläge selbst in verschiedenen Varianten vor, probiert sie für sich selbst aus)*, z.B. sich aufrichten und bei geraden Oberkörper mit dem ganzen Rumpf und nur mit dem unteren Rumpf wackeln ... und wieder zusammenfallen und ganz langsam vom Steißbein sich aufrichten, bis man in einer Haltung ist, wo man sich irgendwie zu dick macht, wieder etwas zurück und jetzt etwas Schütteln und jetzt eine Haltung suchen und immer wieder ändern, bis man sich gut fühlt. ... Wie ist im Moment das körperliche Empfinden?

Kl.: *(die selbst verschiedene Haltungen ausprobiert):* Gut, offen, ... aber etwas ungeschützt?

Ber.: Gut, aber etwas ungeschützt. Was könnte etwas schützen?

Kl. *(probiert rum):* Wie beim Singen, hier nur etwas stützen *(spannt die Bauchdecke etwas an)*. Ja, jetzt ist es gut.

Ber. *(probiert selbst auch mit)*

Ber.: Womit fühlen Sie sich besser: Mit der oder mit der Haltung? *(B. spiegelt beide Haltungen der Klientin)*

Wenn die Klientin darauf eine klare Haltung als angenehm oder kraftvoller beschreibt, können Sie fortfahren, um z.B. Blick, Stimme, bestimmte passende Sätze auszuprobieren.

Wenn dagegen die Haltungen nicht am *Felt Sense* bzw. den *organismischen Erfahrungen* überprüft werden, sondern die Person sich sozusagen von außen betrachtet und dabei abwertend beurteilt: »Ja, so muss man sich da hinsetzen. Ich mach das immer so unterwürfig«, dann ist wahrscheinlich ein destruktiver *Innerer Kritiker* als Stimme der *Wertbedingungen* zu hören. Oft helfen dann Sätze wie »Ja, Sie beurteilen jetzt diese Haltung als ›wohl richtig‹, und wie ist es, wenn Sie in diesem Moment auf das körperliche Gefühl achten?«. Wenn diese Stimme störend wird, können Sie die Person bitten, sie für eine Weile auszublenden.

Beispiel: einen Inneren Kritiker ausblenden

Th.: Ist da immer so eine kritische Stimme? Die sagt, Du stellst Dich lächerlich an oder so was?

Kl.: Ja.

Th.: Können Sie die bitten, da hinten mal Platz zu nehmen und mal eine halbe Stunde zuzugucken, damit wir unsere Arbeit hier machen? Später fragen wir sie dann dazu.

Wenn diese Stimme zu aufdringlich wird, schlagen wir die Arbeit mit den Selbst-Anteilen vor (Kap. 5.2).

Beispiel: Tauchen Ängste oder Bedenken auf, dann können Sie damit weiterarbeiten

Kl.: Komisch, ich habe immer Angst, er könnte mich dann fertigmachen.

Ber.: *(fragt ernsthaft, nicht rhetorisch, denn sie weiß die Antwort nicht):* Und wird er Sie fertigmachen?

Kl.: Ich weiß nicht, wahrscheinlich wird er es gar nicht machen.

Ber.: Aber es besteht eine Möglichkeit, also brauchen Sie einen Schutz?

Kl.: Ja.

Ber.: Wie könnte der Schutz aussehen?

Kl.: *(überlegt längere Zeit):* Ich bin aufrecht, aber ich vergreife mich nicht im Ton, ich bleibe korrekt.

Ber.: Wir könnten nach Sätzen suchen, die eindeutig korrekt sind, wenn Sie in dieser Haltung sind? Irgendetwas wie »Herr Prof. H., ich werde natürlich gerne diesen Artikel übersetzen. Ich weiß allerdings nicht, ob ich, wenn ich das sorgfältig mache, bis Mittwoch fertig bin?«.

K.: Ja, erst mal, man muss ja nicht schreien, sondern kann mit ruhiger Stimme sprechen. Das ist gut. Aber *(probiert aus):* »Wenn ich sorgfältig übersetze, dann kann man es überhaupt nicht bis Mittwoch schaffen.« *(guckt unzufrieden, sackt wieder zusammen)*

Ber.: Ja, das war keinesfalls ausfallend.

Kl.: Nein, aber ohne Energie.

Ber.: Vielleicht dasselbe noch mal ohne Vorwurf? Und wieder aufrecht? Hier die Spannung halten. *(zeigt mit der Hand auf das Zwergfell)*

Kl.: (richtet sich wieder auf): »Wenn ich es sorgfältig übersetze, werde ich nicht bis Mittwoch fertig.« *(guckt zufriedener, aber etwas unschlüssig)*

Ber.: Was schätzen Sie, wann Sie fertig werden?

Kl.: Ja, vielleicht am Donnerstag, aber sicher am Freitag.

Ber.: Und wenn Sie das sagen? »Wenn ich es sorgfältig übersetze, werde ich vielleicht am Donnerstag, aber sicher am Freitag fertig sein.«

Kl.: *(gegen Schluss etwas schnell):* »Herr Prof. H., wenn ich es sorgfältig übersetze, werde ich vielleicht am Donnerstag, aber sicher am Freitag fertig sein, noch nicht am Mittwoch.« Hm, besser.

Viele Ressourcen lassen sich auch über Experimentierlust und Spielfreude aktivieren.

Beispiel für eine quasiantiautoritäre Zwischenphase

Th.: Ja, und jetzt mal mit einer Quatsch-Computerstimme, einer ganz tiefen. *(Spricht dasselbe mit ganz tiefer, langsamer künstlicher Stimme)*

Kl. *(spricht das Ganze mit einer hohen quickenden, künstlichen, abgehackten Stimme)*

Th. *(wiederholt ebenfalls mit hoher Stimme)*

Th.: *(zeigt bei sich auf den unteren Bauch):* Und jetzt noch mal ganz künstlich und langsam von hier.

Kl.: *(wiederholt, extrem langsam und mit fester, tieferer Stimme):* »Herr Prof. ...«, hmm *(wiederholt noch einmal normal langsam)* ... »jetzt ist es gut ... Jetzt ist es mir irgendwie egal, wie er guckt.«

Es können auch, wie in einem Brainstorming, verschiedene Alternativen gesammelt und durchprobiert werden. Auch sie können die Wertbedingungen quasi antiautoritär entkräften.

Beispiel: Fragen, welche die Experimentierlust fördern

Ber.: Was würden Sie am liebsten machen? *(Wir achten darauf, welche meist nur angedeuteten Bewegungen, Gesten, Mimik der Klient zeigt und spiegeln diese – ebenfalls nonverbal.)*

Kl. *(kickt ein bisschen mit dem Fuß in Richtung des Chefs, über den sie sich beklagt hatte)*

Ber.: *(spiegelt das Kicken):* So? Ein klein bisschen?

Kl.: Hm.

Ber. *(wiederholt das Kicken einladend ...)*

Kl. *(kickt auch wieder)*

Ber.: Vielleicht sogar noch eine Idee mehr? Hier, wo uns ja keiner sieht?

Kl. *(lacht, kickt kräftiger)*

Ber.: Ja, so! *(Kickt ebenfalls kräftiger.)* Wie muss man kicken, damit es sich gut anfühlt?

Kl. *(holt kräftig aus, Berater macht mit, feuert die Klientin an)*

Ber.: Wie fühlt sich das jetzt an?
Kl.: Gut, stark. *(Aber dann huscht ein Schatten über Ihr Gesicht)*
Ber.: Und darf man das, hier, in einem Phantasiespiel?
Kl.: *(guckt unsicher)*
Ber.: Tut das dem Chef weh?
Kl.: *(lacht):* Nein, hier nicht.

Auch andere Varianten der Situation können befreiende Erfahrungen aktivieren.

Fragen-Beispiele für aktivierende Erfahrungen
Was würden Sie machen, wenn Ihr Chef fünf Jahre alt wäre und Sie fünf Jahre alt wären und keiner würde zugucken? Was wäre das für ein fünfjähriger Junge? Was würden Sie am liebsten zu ihm sagen, welches heimliche Schimpfwort gäbe es für ihn? Welche Bewegung wäre jetzt am schönsten? Gibt es eine Situation, in der Sie sich anders verhalten? Was würden Sie machen, wenn statt Ihrer Mutter Ihre Freundin vor Ihnen stünde?

Besonders hilfreich kann es sein, wenn Sie angedeutete oder unterbrochene Bewegungen der Person aufnehmen, z. B. wenn sie sich gegenüber dem Chef etwas aufrichtet, und ihr vorschlagen, doch auszuprobieren, sich noch ein klein wenig mehr aufzurichten als eben. Dann kann die Person vielleicht ausprobieren, bei welchem Maß des Aufrichtens sie sich am energievollsten fühlt. Es gibt kein falsches oder richtiges Spielen, sondern das Spiel ist für die Person ein Experiment, um herauszubekommen, wie welches Verhalten auf sie selbst wirkt.

(e) Abschließen und Ziele überprüfen
Zwei Kriterien bewerten den Prozess:

- *Findet die Person Kongruenz und damit Unabhängigkeit vom Reagieren des Gegenübers?* Die Selbstexploration der Person ist dabei der wesentliche Prozess: Sie soll sich während der Experimentierphase nicht von außen sehen, sondern überprüfen, welche Verhaltensweise passt, bei welcher sie sich kongruent erlebt, also energievoll, leicht, nicht angestrengt, klar, entspannt, kraftvoll. Wir achten darauf, bei welchem Verhalten ein *Felt Shift* entsteht. Dann machen wir die Person darauf aufmerksam, laden sie ein, dabei zu verweilen, und einen inneren Kompass dafür zu gewinnen. Auf diese Weise kann die Person Autonomie gewinnen:

Beispiele fürs Unabhängigsein von Reaktionen des Gegenübers

Kl.: Wenn ich den Vorschlag so formuliere, fühle ich mich auch o. k., wenn der Chef nicht auf meinen Vorschlag eingeht

Kl.: Wenn ich der Schülerin sage, dass ich jetzt keine Zeit habe, aber wir heute Nachmittag zwischen fünf und sechs telefonieren können, kann ich sie gehen lassen, auch wenn sie traurig guckt, weil es für mich wichtig ist, dass ich dann zuverlässig da bin.

- *Erreicht die Person die erwünschte soziale Effektivität, zum Beispiel, sich abzugrenzen, ohne den Kontakt zum anderen zu verlieren?* Dies war in der Regel das Ziel, welches die Person zu Beginn hatte.

Frau G. möchte sich gegen die zu vielen Arbeitsaufträge wehren und gleichzeitig eine gute Arbeitsbeziehung zum Vorgesetzten behalten. Nach dem Rollenspiel schlagen wir vor, dieses Ziel noch einmal zu überprüfen. Sie können z. B. mit vertauschten Rollen die Szene noch einmal kurz durchspielen. Wir nehmen dann zunächst eine der frühen, dann die zuletzt gefundene Haltung ein – die Person beurteilt aus der Außensicht den Prozess.

Das gefundene kongruente Verhalten ist meist auch das sozial effektive. Oft findet die Person anderes für sich heraus, als wir zu Beginn der Sitzung für wahrscheinlich gehalten hatten. *Bitte achten Sie auf Folgendes:* Auch wenn die Person eine passende Haltung gefunden hat, tritt oft ein *Innerer Kritiker* (Kap. 5.2) auf den Plan, manchmal auch nach der Sitzung.

Beispiel *Innerer Kritiker*

Eine Mutter findet im Rollenspiel eine klare Anweisung gegenüber ihrem Sohn, bei der sie sich kongruent fühlt. Sie bekommt dann aber Bedenken: »Aber dann bist Du keine liebevolle Mutter, dann schadest Du dem Kind«. Durch einen Rollentausch in die Rolle des Sohnes kann sie im Rollenspiel erfahren, dass bei ihrer neuen Haltung ein besserer Kontakt zum Sohn möglich ist und dass sie sich in der Sohn-Rolle nicht abgewertet fühlt.

Falls während der Sitzung eine kritische Stimme zur Seite gestellt wurde (siehe oben), wird sie am Schluss der Sitzung noch mal um ihre Meinung zu dem Ganzen gebeten.

Evtl. zum Abschluss ansprechen

- Das alte Verhalten bleibt respektiert. Es hat vielleicht auch Vorteile und soll nicht vergessen werden. Meist war es ja mal die beste Lösung in einer schwierigen Situation.
- Üben der neuen Haltung um Nachhaltigkeit zu stützen: Regen Sie die Klienten an, die neue Haltung einzuüben. Übungen bieten sich an, wenn gerade nichts anderes zu tun ist oder sich jemand langweilt. Dann kann geübt werden, z. B. die gefundene aufrechte Haltung in der Straßenbahn einzunehmen, im Kaffee, bei einem langweiligen Besuch. Als Argument kann der Unterschied von automatisiertem und von neu erlerntem Verhalten veranschaulicht werden, etwa am Beispiel des Linksverkehrs in England.
- Wachsein für analoge Situationen ansprechen: Auch dort will die Person neu gelernte Verhaltensmuster aktivieren, wenn die alten Verhaltensmuster automatisch ausgelöst zu werden drohen. Sie erkennt die Situationen vielleicht nicht sofort.
- Ein Unterscheiden von ›ungewohnt – unsicher‹ und ›gefährlich – ängstlich‹ vorschlagen. Nachspüren, was es ist, wenn die Person zögert. Unsicherheit über etwas Neues ist natürlich und wichtig; Sie können darauf mit Metaphern eingehen (neues Terrain Schritt für Schritt erkunden, dabei den Rückzug in das Basislager sichern).

Personzentrierte Rollenspiele passen nicht für jeden. Geben Sie die Idee in solchen Fällen einfach auf. Sie funktionieren vor allem dann, wenn Sie sie mit einer personzentrierten Haltung verbinden (Kap. 3). Vergessen Sie nicht im Eifer des Gefechtes, dass das Rollenspiel nur der *Selbstexploration* dient – diese ist wichtig, nicht das Rollenspiel. Versuchen Sie die Balance zu halten zwischen der Einladung zum Rollenspiel und der Bereitschaft, diese Idee wieder zurückzunehmen, um sich wieder ganz auf empathische Reaktionen am Rande des Gewahrseins zu konzentrieren.

Zum Reflektieren und Diskutieren

- Erinnern Sie Beispiele, wo Sie sich in einer Stress- oder Konfliktsituation inkongruent verhalten haben? Wie fühlten Sie sich in der Situation? Welches Ergebnis trat ein?
- Haben Sie bereits Erfahrungen mit irgendeiner Art von Rollenspielen?
- Was erscheint Ihnen an der Ideen personzentrierter Rollenspiele besonders plausibel, was unplausibel?
- Was wird Ihnen persönlich beim Erlernen dieser Technik besonders schwerfallen?

Web-Tipp:
Übungsmaterialien für Einzel- und Kursarbeit: www.igb-stuttgart.de/Übungen/

Kapitel 6
Das fachliche Umfeld der personzentrierten Beratung und Gesprächspsychotherapie

6.1 Im Kontext anderer beraterischer/ therapeutischer Verfahren

Wie kann die personzentrierte Beratung und Gesprächspsychotherapie im Zusammenspiel mit anderen Verfahren verortet werden? Schon die Frage, welche das sind, zeigt die Komplexität. Wir sehen vor allem vier Verfahren: das *Psychodynamische, Personzentrierte, Kognitiv-Behaviorale* und das *Systemische.* Der Wissenschaftliche Beirat Psychotherapie (http://www.wbpsychotherapie.de/) der deutschen Bundespsychotherapeutenkammer und der Bundesärztekammer hat diese als »wissenschaftlich« deklariert. Psychologen können sich darin approbieren, d.h. die Zulassung zur Heilkunde erreichen. Der Gemeinsame Bundesausschuss, der aus der Kassenärztlichen und Kassenzahnärztlichen Bundesvereinigung, der Deutschen Krankenhausgesellschaft und dem Spitzenverband der Gesetzlichen Krankenkassen gebildet wird, entscheidet in Deutschland u.a. auch über die Kostenübernahme für Psychotherapie im Rahmen der gesetzlichen Krankenversicherung. Hierfür sind derzeit nur die tiefenpsychologischen und psychoanalytisch begründeten Verfahren sowie die Verhaltenstherapie anerkannt.

In Österreich (22 Verfahren sind zugelassen) und der Schweiz sieht dies anders aus. Stumm (2011) unterscheidet 48 Verfahren, die seinem Kriteriumskatalog zufolge als eigenständig gelten können. Für die vielen Formen der Beratung gilt all das ähnlich, Kap. 6.2 zeigt die Gemeinsamkeiten und Unterschiede des Beratens und Therapierens. Beratungs- und Therapieverfahren speisen dabei ihr Menschenbild, Vorgehen und ihre theoretischen Grundannahmen jeweils aus dem gleichen Paradigma. Die Verfahren grenzen sich in der Beratung aber nicht so strikt voneinander ab, so wird die Paradigmen-Zugehörigkeit in der Deutschen Gesellschaft für Beratung z.B. nie ein Thema.

Paradigma	Rationale	Hauptinterventionen
Psychodynamisch (PDT)	Bewusstwerdungs-Prozesse, Ausgleich zwischen Es und Über-Ich. Stärkung der Ich-Funktionen	Deutung unbewussten Materials, Empathie in Ich-Funktionen
Personzentriert (PCT)	Klärung emotionalen Erlebens, Befreiung der Selbst-Erfahrung von sozialen Bewertungen	Einfühlende Reaktionen zu Klienten-Erleben, aktivieren emotionaler Verarbeitung
Kognitiv-Behavioral (CBT)	Lernen neuen Verhaltens. Kognitive Umstrukturierung	Verstärkungspläne, Umlernen von Verhalten und Denken, Bearbeitung von Emotionen
Systemisch (ST)	Veränderungen in Routinen des sozialen Netzwerkes	Fragetechniken, Verschreibungen und Übungen

Die Konkurrenz zwischen den Verfahren findet sich kaum in der Professionalität praktisch Tätiger wieder. Fachkräfte sind oft in mehreren Verfahren ausgebildet bzw. kooperieren gut miteinander. Anders als z. B. in der Wirksamkeitsforschung, wo ein Verfahren manualtreu angewendet werden muss, um valide evaluiert werden zu können, kombinieren Praktiker unterschiedliche Verfahren meist so, wie es für ihre jeweiligen Klienten optimal hilft. Außerhalb der verfahrensspezifischen Wirksamkeitsforschung entspricht dies weit eher dem fachlichen Standard und wurde schon von Grawe (1998) auf den Punkt gebracht. Seine Forschung identifizierte Wirkfaktoren, die unabhängig vom einzelnen Verfahren für Erfolge sorgen (vgl. Kap. 4). Alle Verfahren tragen zu diesen Wirkfaktoren mit etwas unterschiedlicher Gewichtung bei. Im Personzentrierten z. B. mit der Beziehungsgestaltung, Problemaktualisierung und Motivationalen Klärung, aber natürlich aktivieren wir auch Ressourcen und unterstützen die Problembewältigung (vgl. insbesondere Kapitel 5).

Über Wirksamkeitsforschung wird in Bd. 2 näher berichtet. Vorweg: vergleichende Metaanalysen (Elliott & Freire, 2010) und große Vergleichsstudien (Stiles, Barkham, Mellor-Clark & Connell, 2007) belegen das ›Dodo Bird Verdict‹ (Luborski et al., 2002): *Alle Verfahren sind gleich wirksam.* An diesen Studien nahm das systemische Verfahren allerdings nie teil, weil es, anders als in Deutschland, international weniger verbreitet ist.

Zum Reflektieren und Diskutieren

- Wäre ich Klient, was würde mir helfen, was nicht? Was soll in meiner Beratung/Therapie passieren, was nicht?
- Mit welchen Verfahren habe ich bereits selbst Erfahrung gesammelt? Was hat mir gutgetan? Mich geärgert?
- Wie funktioniert die Zusammenarbeit mit Kollegen aus anderen Verfahren?

Lese-Tipps:

Stumm, G. (2011). *Psychotherapie – Schulen und Methoden* (3. Aufl.). Wien: Falter.

Kriz, J. (2001). *Grundkonzepte der Psychotherapie.* (5. Aufl.) Weinheim/Basel: Beltz PVU.

Stiles, W. B., Barkham, M., Twigg, E., Mellor-Clark, J. & Cooper, M. (2007). Wirksamkeit Personzentrierter Therapie im Vergleich zu kognitiv-behavioralen und psychodynamischen Therapien, wie sie im Rahmen des britischen National Health Service praktiziert werden. *Person* (2), 105–113.

Web-Tipps:

Die Deutsche Gesellschaft für Beratung: www.dachverband-beratung.de/

Übungsmaterialien für Einzel- und Kursarbeit: www.igb-stuttgart.de/Übungen/

Der Wissenschaftliche Beirat Psychotherapie: www.wbpsychotherapie.de/

Der Gemeinsame Bundesausschuss, www.g-ba.de/institution/themenschwerpunkte/psychotherapie/.

6.2 Beratung und Psychotherapie – die Unterschiede und was sie für die Praxis bedeuten

In den letzten Jahrzenten explodierte geradezu das Angebot von Beratungen für persönliche und berufliche Probleme. Es geht einher mit der zunehmenden Freiheit des Einzelnen, bedeutsame Entscheidungen selbst treffen zu können. Das betrifft unter anderem Lebens-, Erziehungs-, Ehe- oder Gesundheitsfragen. Über das gestiegene Informationsbedürfnis hinaus gibt es in modernen Gesellschaften mit pluralistischen Wertesystemen immer mehr diesbezügliche Möglichkeiten. In den engeren Grenzen einer traditionellen Gesellschaft mit einer hierarchischen Werteordnung sind dagegen viele Entscheidungsmöglichkeiten und -konflikte kaum vorhanden. So werden Fragen, ob man heiratet, treu ist, sich scheiden lassen darf oder wie man ein Kind erzieht, in traditionellen Gesellschaften durch eng gefasste Antworten vorgegeben. In pluralistischen Gesellschaften steht der Einzelne aber vor der Herausforderung, aus mehreren nebeneinander stehenden Werten abzuwägen und aus vielen Antworten die für ihn passende auszusuchen.

Für Partnerschaften und Familien bedeutet dies, dass viele Entscheidungen miteinander abgestimmt werden müssen und gemeinsam zu treffen sind – die nötigen Klärungs- und Entscheidungsprozesse müssen oft erst gelernt werden. Unzählige mehr oder weniger professionelle Berater bieten dazu ihre Dienste an, die vor hundert Jahren noch weitgehend unbekannt waren: genetische Beratung, Stillberatung, Baby-Ambulanzen, PEKiP-Gruppen, Erziehungsberatung, Familienberatung, Schulberatung, Berufsberatung, Ernährungsberatung, Suchtberatung und viele andere mehr. Die dort tätigen Berater übernehmen Aufgaben, die früher oft alltäglich und viel weniger spezialisiert durch Familienmitglieder, Nachbarn, Freunde, Mitglieder der Kirchengemeinde, Pfarrer oder Vertreter des Staates wahrgenommen wurden. Diese traditionell beratenden Personen beriefen sich vor allem auf gesellschaftlich und kulturell festgelegte Normen und persönliche Erfahrungen, während heutige Berater sich mehr auf aktuelle wissenschaftliche Erkenntnisse stützen.

Box 6.2a: Die besonderen Merkmale psychosozialer Beratung

Beratung meint ganz allgemein, einen Rat als Information oder Verhaltensempfehlung weiterzugeben. Darunter fallen sehr unterschiedliche Gebiete wie Anlage-, Arbeits-, Berufs-, Drogen-, Erziehungs-, Gesundheits-, Studien-, Verbraucherberatung oder auch die Beratung von Kunden beim Einkauf. Psychosoziale Beratung (Amerikanisch: Counseling; Britisch: Counselling) will psychologische Veränderungsprozesse über professionelle Kommunikation mit Einzelpersonen oder Gruppen fördern. Die Deutsche Gesellschaft für Beratung (DGfB, http://www.dachverband-beratung.de/dokumente/Beratung.pdf), ein 2003 entstandener Zusammenschluss von Beratungs-Verbänden, formulierte ein gemeinsames Verständnis psychosozialer Beratung. Dieses beinhaltet u.a. Wert- und Zielorientierung, die Abgrenzung von anderen Formen der Beratung und die Festlegung von Qualifikationsstandards. Tätigkeitsfelder sind z.B. Erziehungs-, Partnerschafts-, Familienberatung, Berufsberatung, Bildungsberatung, Schwangerschaftskonfliktberatung, Schülerberatung, Suchtberatung und Schuldnerberatung. In psychosozialen Beratungsgesprächen werden Prozesse der Problemlösung und Entscheidungsfindung unterstützt. Sie sind ergebnisoffen, Beratende werden nicht manipuliert und Fachkräfte wollen keine eigenen Vorteile mit dem Gespräch erzielen.

6.2.1 Die komplexe Rolle psychosozialer Berater

Psychosoziale Berater unterstützen Personen in verschiedenen Phasen eines Handlungsablaufes: vom Wählen, Planen, Vorbereiten bis zum anschließenden Bewerten. Im Alltagsverständnis wird meist angenommen, dass die Komplexität einer Frage die fachliche Kompetenz und Spezialisierung des Beraters erfordert, um aufgrund seines Fachwissens eine oder mehrere qualifizierte Lösungen vorzuschlagen. So sollte der Studienberater Schüler über die Vielzahl der heute möglichen Studiengänge und ihre Zugänge informieren; vielleicht sogar noch die Voraussetzungen einer Person mit Tests und Fragebögen erheben und besonders geeignete Studiengänge vorschlagen. Berater informieren über mögliche Ziele und Wege zu diesen Zielen, also die Fragen: »Welche Ziele sind möglich?« und »Wie erreiche ich am besten mein gewähltes Ziel?«.

Die Praxis der Beratungen zeigt jedoch, dass in vielen Beratungsgesprächen die Fragen »Was will ich eigentlich?« und »Welchen Weg zum Ziel will ich wählen?« im Vordergrund stehen. So kommen im Beispiel der Studienberatung oft Ratsuchende mit Fragen wie »Ich weiß nicht, was ich studieren soll«, also mit Fragen der motivationalen Klärung.

Heckhausen (1998) unterteilt einen Handlungsprozess in eine Phase des Wählens, eine präaktionale (Planungs-)Phase, eine Phase des Handelns und eine des Bewertens (vgl. Kap. 4). Nach diesem Verständnis kann sich Beratung auf jede dieser vier Phasen beziehen und ist nicht nur beschränkt auf die Planung. Beratung ist nicht nur Problemlösen und Informieren. Mit dieser erweiterten Auffassung der Aufgaben werden Berater mehr zum Begleiter eines Prozesses als zu Experten, deren Kompetenz nur punktuell gefordert wäre.

6.2.2 Beratung erfordert Expertise *und* Prozesskompetenz

- In einer Expertiseberatung gibt ein Fachmann einen Ratschlag zu einer Problemlösung, er ist qualifiziert durch seine fachliche Kompetenz und speist diese möglichst angepasst an die Bedürfnisse und das Vorwissen der Klienten ein.
- In einer Prozessberatung unterstützt der Berater den Ratsuchenden darin, eigene Lösungen zu finden bzw. gemeinsam mit dem Berater herauszufinden. Die Klärung von Gefühlen und Motivationen helfen Klienten bei ihren Entscheidungen.

In diesem Buch geht es vorrangig um die Vorgänge in der Prozessberatung und Psychotherapie – auch wenn wir davon ausgehen, dass in der Regel in jeder Beratung und Psychotherapie auch spezifisches Fachwissen notwendig ist. Auch eine Expertiseberatung kann sich fruchtbar mit Prozessberatung verbinden.

Beispielsweise …
wäre ein Rechtsanwalt dann besonders hilfreich, wenn er ggf. unklare oder ambivalente Motivationen mit seinen Klienten zunächst aufklären kann, bevor er seine juristische Expertise einbringt.

Box 6.2b: Historischer Exkurs – Rogers prägte unser heutiges modernes Beratungs- und Psychotherapieverständnis

Bereits in den 40er Jahren des vorigen Jahrhunderts vollzog der amerikanische Psychologe Carl Rogers mit seinem Modell der Beratung und Psychotherapie (1942; 1951; 1957) einen Paradigmenwechsel. Prägend war und ist bis zum heutigen Tag die Idee, wonach Klienten dort abgeholt werden, wo sie stehen. Dies bedeutet, dass Maßnahmen zusammen und aus dem Bezugsrahmen des Klienten heraus erarbeitet werden. Anders ist Beratung und Psychotherapie heute kaum denkbar. Rogers begründete in diesem Zuge zugleich seine neue, humanistische Psychotherapiemethode. Doch der Kampf war hart. Man geht zu einem Experten, erhält eine Diagnose und darauf gründende Ratschläge, so Rogers selbst in einer autobiografischen Notiz. Es war das Beratungsverständnis dieser Zeit, und dieses sehr basale Modell hat Charme: Es scheint plausibel und passt für so manches Thema wie z. B. die somatische Medizin, die Juristerei oder das Bauwesen. In diesen Bereichen wird eine derartige Beratung erwartet. Wir nannten dies oben Expertiseberatung.

Rogers und nach ihm Generationen von Psychologen, Pädagogen, Ärzten, Kinder-, Jugend- und Erwachsenenpsychotherapeuten fanden heraus, dass diese Art der Beratung bei der psychosozialen Entwicklung von Menschen oft ineffektiv ist. Reiner Expertise-Rat allein berührt die Person oft nicht; er führt nicht zu Veränderungen, wenn er die sozial-emotionalen Voraussetzungen der Person, ihr Verständnis der Welt, ihre Werte und ihre Bedeutungsgebungen nicht berücksichtigt. Rogers' Gegenmodell war aus psychologischer Sicht radikal: Beratung ist eine Begegnung auf Augenhöhe und der Klient behält die Expertise für seine Entwicklung. Die Beraterperson hat nicht den Anspruch, besser zu wissen, was für das Gegenüber gut ist als dieses selbst. Sie hilft dem Gegenüber vielmehr bei der Orientierung in seiner Weltsicht, der Organisation seiner Erfahrung und der Klärung seiner Motivationen. Eine ratsuchende Person, die mit sich selbst klar wird, weiß, was zu tun ist. Sie muss nirgendwohin geschoben oder zu Einsichten gebracht werden. Mit innerer Klarheit kann die Person sich entwickeln, Probleme lösen und sich passende Informationen und Unterstützung selbst organisieren.

6.2.3 Wie unterscheiden sich Beratung und Psychotherapie?

Die psychologischen Prozesse in einer professionellen Beratungs- oder in einer Psychotherapiesituation unterscheiden sich nicht in ihren Grundzügen. Gespräche, in denen Personen ihre persönlichen Fragen, seelischen Probleme oder soziale Konflikten mit einer anderen, nicht unmittelbar betroffenen Helferperson erörtern, werden sowohl als Beratung wie auch als Psychotherapie bezeichnet. Welcher der beiden Begriffe gewählt wird, hängt eher vom Kontext, der Institution, dem Selbstverständnis oder von juristischen Fragen ab als von der Art des Gesprächs.

Oft wird als Unterscheidungsmerkmal gesehen, dass *Beratung sich an gesunde Personen zur Bewältigung von alltäglichen Problemen* wendet – *Psychotherapie dagegen auf Menschen mit psychischen Störungen* abzielt, wie sie etwa mit den gängigen Diagnosesystemen klassifiziert werden können. Diese Abgrenzungen heben das in der Psychotherapie notwendige Expertenwissen hervor. Da aber häufig auch Alltagsprobleme auslösende Bedingungen für psychische Störungen sind (z. B. Konflikte in der Familie oder am Arbeitsplatz oder Einsamkeit), spielen diese eine große Rolle sowohl in Beratungsgesprächen wie in Therapiegesprächen. Unterscheidungsmerkmal ist vielleicht am ehesten darin zu sehen, dass die *Therapie die psychische Störung langfristig in den Mittelpunkt einer psychotherapeutischen Behandlung stellt,* während die *Beratung den Fokus häufiger auf zu klärende Alltagsfragen, Entscheidungsprozesse* in Bezug auf die psychosoziale Situation oder auch auf den Hintergrund einer psychischen Störung legt.

Manche verstehen *Beratungsprozesse vor allem als eine emotionale Auseinandersetzung des Ratsuchenden mit Themen aus der Gegenwart und Zukunft* – und *Therapien als Beseitigung bzw. Heilung von tiefgreifenden Störungen mit Veränderung der Verhaltensstruktur verursacht durch vergangenes Erleben.* Hier erhält Beratung eine *lösungsorientierte Bedeutung mit dem Fokus auf die Bewältigung aktuell anstehender Anforderungen* und die Therapie eher die Aufgabe der *emotionalen Aufarbeitung vergangener Belastungen.* Die therapeutische Auseinandersetzung geschieht zwar häufig auch auf dem Hintergrund aktuellen Erlebens, legt darauf jedoch keinen Fokus.

Die zeitliche Begrenzung (Therapien sind oft länger als Beratungen) ist ebenfalls kein verlässliches Unterscheidungsmerkmal, da auch Therapien von kurzer Dauer und Beratungsprozesse langfristig angelegt sein können. Dennoch ermöglichen lange psychotherapeutische Prozesse eine höhere Selbstexploration und eine tiefere, kontinuierlichere Auseinandersetzung mit eigenen Selbstanteilen beim Klienten als dies in der Regel ein Beratungsprozess überhaupt anstrebt.

Zusammenfassend bestehen zwischen Beratung und Psychotherapie gewisse Unterschiede, vor allem aber Gemeinsamkeiten. *Therapien* können hohe Beratungsanteile haben, z. B. zeitlich begrenzt, informationsbezogen und lösungsorientiert sein, aber auch tiefgreifende Veränderungsprozesse in Gang setzen. *Beratungen* haben manchmal einen eher formellen und informativen Charakter, psychische Veränderungsprozesse stehen dann weniger im Vordergrund. In anderen Fällen erreichen sie aber auch, ähnlich wie erfolgreiche Psychotherapien, eine bedeutsame Veränderung der Selbststruktur.

Es handelt sich im Kern um die Förderung derselben psychischen Prozesse, ganz gleich, ob ein Hilfesuchender sich an einen Freund, Lehrer, Pfarrer, gut ausgebildeten Berater oder Therapeut wendet: Personzentrierte Gespräche folgen

Selbsterfahrungsgruppen (Encountergruppen)

Fördern die Selbstwert- und Selbstentfaltung. Seelisch gesunde Personen betrachten ihren Lebensstil und ihre Beziehungen im Spiegel der anderen Teilnehmer.

Selbsthilfegruppen

Personen, die von demselben psycho-sozialen oder gesundheitlichen Problem betroffen sind, treffen sich regelmäßig zur gegenseitigen Unterstützung. Vielfältige Aktivitäten von Geselligkeit über Informationsaustausch, politisches Aktivsein bis hin zu konkreten Hilfen werden gepflegt.

Mediation

Ist ein Versuch, außergerichtlich, konstruktiv schlichtend eine Konfliktlösung herbeizuführen, z. B. bei Trennung/Scheidung.

Supervision

Findet einzeln oder in Gruppen statt und unterstützt das professionelle Handeln vor allem in therapeutisch-pädagogischen Feldern. Fall-SV fördert die Arbeit mit einzelnen Klienten; Team-SV unterstützt die Zusammenarbeit und Konfliktlösung in einer Organisation.

Sozialpädagogische Familienhilfe

Sozial unsichere Eltern und Problemfamilien werden intensiv, meist mit Hausbesuchen betreut, erhalten vor Ort Beratung, Erziehungsbeistand, konkrete Hilfen und Motivation zur Selbsthilfe.

Coaching

Soll die berufliche Entwicklung einer Einzelperson insgesamt stützen. Vor allem bei beruflichen Veränderungen, Machtkämpfen oder Kommunikationsproblemen kann sich jemand dadurch stärken. Bei Jugendlichen wird der Begriff manchmal verwendet, um nicht mit dem Wort Therapie zu stigmatisieren.

Angehörigengruppen

Sind Gesprächsgruppen mit Angehörigen, meist von psychisch Kranken oder Suchtkranken. Es geht um Informationsaustausch und -vermittlung, Problembearbeitung, emotionale Entlastung und konkrete Hilfen.

Intervision (kollegiale SV)

Fachkräfte unterstützen sich gegenseitig bei regelmäßigen Treffen, meist im Sinne von Fall-SV, jedoch ohne Leitung. Die Gruppe kann innerhalb einer Organisation oder übergreifend aus Fachkräften mit ähnlichen speziellen Anliegen bestehen.

Abb 6.2: Viele Begriffe haben sich für spezielle Formen von *Beratung* etabliert

einem identifizierbaren Muster der Veränderung. Wir versuchen über unsere Haltung eine Atmosphäre herzustellen, die dem Klienten eine zunehmende Selbstauseinandersetzung und innere Klärung ermöglicht.

Rogers (1942, deutsch 1972) benutzt die Begriffe Beratung (Counseling) und Psychotherapie in seinem Buch »Die nicht-direkte Beratung« (amerikanisch: »Counseling and Psychotherapy«) weitgehend synonym, und zwar, »weil sie sich alle auf die gleiche grundlegende Methode beziehen – auf eine Reihe direkter Kontakte mit dem Individuum, die darauf abzielen, ihm bei der Änderung seiner Einstellungen und seines Verhaltens zu helfen«.

Box 6.2c: Im Kern – Was ist Beratung und Psychotherapie?

Beratung unterstützt vor allem die motivationale Selbstklärung – auch wenn zusätzlich Expertise, Wissen oder diagnostische Befunde eingespeist werden. Ratsuchende bleiben stets souverän und selbstverantwortlich, die Fachkraft folgt inhaltlich keinen eigenen Interessen oder Aufträgen Dritter. Die rechtlichen und organisatorischen Rahmenbedingungen von Beratung und Psychotherapie unterscheiden sich, die wichtigen inneren Prozesse im Klienten bzw. Patienten sind aber sehr ähnlich.

6.3 Personzentrierte Netzwerke: Bücher; Zeitschriften, Organisationen, Websites, Tagungen, Training

Wir hoffen, dass die folgenden Informationsquellen für Sie ein Türöffner für weitere Schritte innerhalb der personzentrierten und experienziellen Fachwelt sind. Unser Bemühen, objektiv das Wichtigste auszuwählen, ist letztlich subjektiv – Andere hätten vielleicht anders gewählt.

6.3.1 Bücher

Neben den Literatur-Tipps an den Kapitelenden empfehlen wir hier noch einige grundlegende Bücher mit themenübergreifendem Charakter:

Lexika:

Stumm, G., Wiltschko, J. & Keil, W. (2003). *Grundbegriffe der personzentrierten und Focusing-orientierten Psychotherapie und Beratung.* Stuttgart: Pfeiffer bei Klett-Cotta.
Sehr sorgfältig, erhellend und angenehm ausführliche Begriffserklärungen.

Tudor, K. & Merry, T. (2011). *Dictionary of Person-Centred Psychology.* Ross-on-Wye: PCCS.

Gut verständlicher Wegweiser zu den originalen englischsprachigen Begriffen.

Stumm, G., Pritz, A., Gumhalter, P., Nemeskeri, N. & Voracek, M. (Hrsg.). *Personenlexikon der Psychotherapie.* Wien: Springer.

Biografien *aller* bedeutenden Therapeuten. Sehr gut, aber teuer, ein Buch zum Verschenken.

Originalia von Rogers:

Rogers, C. R. (2014). *Therapeut und Klient. Grundlagen der Gesprächspsychotherapie* (22. Aufl.). Frankfurt am Main: Fischer.

Der beste Originaltext von Rogers zum Einstieg. Die Grundlagen komprimiert und gut lesbar. Mit dem Gloria-Gespräch in deutscher Sprache.

Rogers, C. R. (2008). *Eine Theorie der Psychotherapie, der Persönlichkeit und der zwischenmenschlichen Beziehungen. Entwickelt im Rahmen des klientenzentrierten Ansatzes.* München: Reinhardt. Original: Rogers, C. R. (1959). A Theory of Therapy, Personality and Interpersonal Relationships, as developed in the Client-Centered Framework. In S. Koch (Ed.), *Psychology: The Study of a Science, Vol. 3 Formulations of the Person and the Social Context* (pp. 184–256). New York: McGraw-Hill.

Rogers' akademisches Hauptwerk. Die gesamte Theorie präzise dargelegt. Gut lesbar, aber nicht in seinem so angenehmen persönlichen Stil wie sonst.

Originalia von Gendlin:

Gendlin, E. T. (1978). *Focusing.* New York: Bantam Books. (dt. 1981).

Das einführende, sehr gut verständliche Werk, das der Methode zum Durchbruch verhalf.

Gendlin, E. T. (1996). *Focusing-Oriented Psychotherapy: A manual of the experiential method.* New York: Guilford. (dt. 1998).

Umfassende, sehr reflektierte und praktisch bedeutsame Darstellung der Methode.

Biografien über Carl Rogers:

Kirschenbaum, H. (2007). *The Life and Work of Carl Rogers.* Ross-on-Wye: PCCS.

700 Seiten: spannend, lebendig, kurzweilig, unvergleichlich, von seinem engagierten Wegbegleiter. Sehr gut lesbares Englisch.

Hinz, A. & Behr, M. (2002). Biografische Rekonstruktionen und Reflexionen – Zum 100. Geburtstag von Carl Rogers. *Gesprächspsychotherapie und Personzentrierte Beratung. 33* (3), 197–210.

Kondensiert mehrere Biografien und versteht Rogers' Werk vor dem Hintergrund seiner Person.

Umfangreiche internationale Sammelbände:
Alle versammeln namhafte internationale Experten mit Texten zu den großen Themen des personzentriert-experienziellen Vorgehens.

Cain, D. J., Keenan, K. & Rubin, S. (ed) (2016). *Humanistic Psychotherapies: Handbook of research and practice* (2nd edition). Washington D.C.: American Psychological Association.

Cooper, M., O'Hara, M., Schmid, P. & Wyatt, G. (Eds.) (2013). *The Handbook of Person-Centred Psychotherapy and Counselling* (2nd Edition). London: Palgrave Macmillan

Lietaer, G., Vanaerschot, G., Snijders, H. & Takens, R. (Red.) (2008). *Handboek gesprekstherapie. De persoonsgerichte experiëntiële benadering.* Utrecht: De Tijdstroom.

Madison, G. (Ed.) (2014). *Emerging Practice in Focusing-Oriented Psychotherapy.* London: Jessica Kingsley Publishers.

Segrera, A., Cornelius-White, J., Behr, M. & Lombardi, S. (Eds.) (2014). *Consultorias y psicoterapias centradas en la persona y experienciales. Fundamentos, perspectivas y aplicaciones.* Buenos Aires: Gran Aldea Editores.

Stumm, G. & Keil, W. (Hrsg.) (2014). *Praxis der Personzentrierten Psychotherapie.* Wien: Springer.

6.3.2 Fachzeitschriften

Alle werden von PCE Organisationen herausgegeben und die Artikel sind für die jeweiligen Mitglieder frei zugänglich. *Ausnahme: The Person-Centered Journal* und *The Folio* sind für jeden frei. Web-Zugang siehe bei den Organisationen.

- PERSON. Internationale Zeitschrift für Personzentrierte und Experienzielle Psychotherapie und Beratung, 2 × jährlich seit 1997. *Peer reviewed.*
- Person-Centered and Experiential Psychotherapies (PCEP). Journal of the World Association for Person-Centered and Experiential Psychotherapy and Counseling (WAPCEPC), 4 × jährlich seit 2002. *Peer reviewed.*
- The Person-Centered Journal, 2 × jährlich seit 1992, *Peer reviewed.* Alle Artikel frei auf: http://adpca.org/
- ACP (Approche Centrée sur la Personne) – Pratique et Recherche. 2 × jährlich seit 2005. Journal ohne Verbandshintergrund: http://www.acp-pr.org/
- Gesprächspsychotherapie und Personzentrierte Beratung. Organ der Gesellschaft für wissenschaftliche Gesprächspsychotherapie e. V. – Fachverband für Psychotherapie und Beratung, 4 × jährlich seit 1970.

- The Folio. A Journal for Focusing and Experiential Therapy [The Focusing Folio], unregelmäßig seit 1982. Alle Artikel frei auf: http://www.focusing.org/folio.html

Es gibt noch deutlich mehr, oft auch als Journale, Magazine, Informationsblätter usw. und in sehr vielen Sprachen dieser Welt. Wir mussten auswählen.

6.3.3 Organisationen und Websites

Deutschland

- ÄGG – Ärztliche Gesellschaft für Gesprächspsychotherapie
- Deutsche Focusing Gesellschaft; http://dfg.focusing.de/
- DPGG – Deutsche Psychologische Gesellschaft für Gesprächspsychotherapie e. V.
- GwG – Gesellschaft für Personzentrierte Psychotherapie und Beratung e. V.; www. gwg-ev.org.de – gwg@gwg-ev.org
- IGB – Institut für Gesprächspsychotherapie und personzentrierte Beratung Stuttgart; www.igb-stuttgart.de

Österreich

- Forum Personzentrierte Psychotherapie, Ausbildung und Praxis; www.forum-personzentriert.at – buero@forum-personzentriert.at
- IPS – Institut für Personzentrierte Studien der APG; www.ips-online.at – office@ips-online.at
- ÖGwG – Österreichische Gesellschaft für wissenschaftliche klientenzentrierte Psychotherapie und personorientierte Gesprächsführung; www.oegwg.at – office@oegwg.at
- VRP – Vereinigung Rogerianische Psychotherapie; www.vrp.at – office@vrp.at

Schweiz

- pca.acp – Schweizerische Gesellschaft für den Personzentrierten Ansatz. Weiterbildung. Psychotherapie. Beratung; www.pca-acp.ch – info@pca-acp.ch

UK

- British Association for the Person Centred Approach; www.bapca.org.uk

USA

- ADPCA – The Association for the Development of the Person Centered Approach; http://adpca.org/

Europa

- PCE EUROPE – Network of the European Associations for Person-Centred and Experiential Psychotherapy and Counselling; www.pce-europe.org/
- EFA – European Focusing Association; http://efa-focusing.eu/

Welt

- WAPCEPC – World Association for Person-Centered and Experiential Psychotherapy and Counseling; www.pce-world.org/
- The International Focusing Institute; www.focusing.org

Neben den Websites der Organisationen empfehlen wir diese beeindruckenden Sammlungen:

- www.pce-literature.org
  Über Stichwortsuche zu nahezu allen bibliographischen Nachweisen (keine Volltexte) aus der personzentriert-experientiellen (pce) Welt.
- www.pfs-online.at
  Eine persönliche Seite, aber zugleich auch eine großartige Sammlung zu vielen Informationen aus der pce-Welt.

6.3.4 Tagungen und Konferenzen

Sie werden in aller Regel von den Organisationen in regelmäßigem Turnus veranstaltet.

- Die bedeutendste ist die World-Conference der WAPCEPC, alle zwei Jahre.
- In Europa die Symposien von PCE Europe, ca. alle zwei Jahre.
- Die meisten deutschsprachigen Konferenzen werden von den vier österreichischen Verbänden angeboten.
- Die deutsche GwG bietet jährlich einen Fachkongress im Juni an.
- Der Jahreskongress der ÄGG findet im November statt.
- In unregelmäßigen Intervallen organisieren die DPGG, das IGB und das International Focusing Institut Fachtagungen.

6.3.5 Weiterbildung und Training

Die in Kapitel 6.3.3 genannten Organisationen bieten fast alle auch Weiterbildungen zur Beratung bzw. Psychotherapie an, oder sie sorgen als Dachverband für die Qualitätssicherung und das Auffinden von dort akkreditierten Weiterbildungen. Sie findet berufsbegleitend und in der Regel in Gruppen statt, die bei der Beratungsqualifikation zwei bis drei Jahre und für Psychotherapie ca. fünf

Jahre dauern, z. T. auf dem Beratungskurs aufbauend. Die genaueren Modalitäten und Kosten sind bei den einzelnen Organisationen zu erfragen.

Obwohl der inhaltliche und methodische Aufbau je nach Organisation variiert, lassen sich doch Grundelemente in den Weiterbildungsgängen identifizieren. Es gibt vor allem zwei Kernelemente:

- *Zum einen Interventions-Trainings:* Die theoretischen Konzepte schlagen konkrete Interventionen zur Beziehungsgestaltung und Methoden zur Aktivierung von Erfahrungsprozessen vor. Diese werden in Rollenspielen an Quasi-Klienten, also in der Gruppe gegenseitig mit anderen Mitgliedern trainiert. Man lernt in einem sicheren Rahmen mit den Interventionsmethoden umzugehen und kann auch jeweils in der Klientenrolle bereits mit eigenen Erfahrungsprozessen beginnen.
- *Ein zweites Kernelement ist die Selbsterfahrung.* Als Fachkräfte müssen wir die Erfahrungsprozesse, die Klienten mit uns später durchlaufen, selbst erlebt haben – und wir müssen selbst hinreichend für unsere eigenen Erfahrungen offen sein. Dann können wir kongruent in der Beziehung sein und das Beziehungsangebot des Klienten unverzerrt wahrnehmen. Dann können wir mit den sozial-emotionalen Schemata, welche Klienten darbieten, konstruktiv arbeiten.

Neben der *Vermittlung von Theorien und Konzepten* kommt im weiteren Verlauf der Ausbildungen der *Supervision und noch später Intervision* immer höherer Stellenwert zu. Die Ausbildungsgruppenteilnehmer arbeiten bereits mit Klienten und alle Aspekte werden exploriert: z. B. das Beziehungsgeschehen, die Inkongruenzkonstellation der Person, störungs- oder problemspezifische Besonderheiten (vgl. Bd. 2), Indikation, Bedürfnisse und Motivationen der Person, mögliche Interventionen und Aspekte zur Gestaltung der helfenden Beziehung.

Eine Ausbildung in personzentrierter Beratung bzw. Psychotherapie beinhaltet zu einem großen Teil auch eigenes persönliches Wachstum.

Literatur

Acres, D. (2016). Configurations of self: ›the gang inside‹. In C. Lago & D. Charura (Eds.), *The Person-Centred Counselling and Psychotherapy Handbook* (S. 70–80). Maidenhead: McGraw-Hill.

Angyal, A. (1941). *Foundations of a science of personality.* New York: Commonwealth Fund.

Baldwin, M. (1987). Interview with Carl Rogers on the use of the self in therapy. In M. Baldwin & V. Satir (Eds.), *The use of the self in therapy* (pp. 45–52). New York: Haworth: Press.

Barrett-Lennard, G. (2013). *The Relationship Paradigm. Human Being Beyond Individualism.* London: Palgrave Mcmillan.

Beck, A. T., Freeman, A., Pretzer, J., Davis, D. D., Fleming, B., Ottaviani, R., Beck, J., Simon, K. M., Padesky, C., Meyer, J. & Trexler, L. (1993). *Kognitive Therapie der Persoenlichkeitsstoerungen.* Weinheim: Psychologie Verlags Union.

Becker, E. and Hoyer, J. (2005) *Generalisierte Angststörung.* Göttingen: Hogrefe.

Behr, M. (2009). Constructing Emotions and Accommodating Schemas: A model of self-exploration, symbolization, and development. *Person-Centered & Experiential Psychotherapies, 8* (1), 44–62.

Behr, M. (2012). *Interaktionelle Psychotherapie mit Kindern und Jugendlichen.* Göttingen: Hogrefe.

Behr, M. (2015). Autonomie und Nicht-Direktivität: Das Prinzip der Selbstorganisation. In: M. Schär & C. Steinebach (Hrsg.), *Bedürfnisorientierte und resilienzfokussierte Psychotherapie für Kinder, Jugendliche und Familien.* Weinheim/Basel: Beltz.

Behr, M., Finke, J. & Gahleitner, S. (2016). Personzentriert sein – Sieben Herausforderungen der Zukunft. *Person 16* (1). 14–30.

Berg, I. K. & de Jong, P. (2003). *Lösungen (er-)finden. Das Werkstattbuch der lösungsorientierten Kurztherapie* (5. Aufl.). Dortmund: Verlag modernes Lernen.

Biermann-Ratjen, E., Eckert, J. & Schwartz, H. (1997). *Gesprächspsychotherapie – Verändern durch Verstehen* (8. Aufl.). Stuttgart: Kohlhammer.

Bohart, A. C. (2004). How do clients make empathy work. *Person-Centered & Experiential Psychotherapies,* 3 (2), 102–116.

Bohart, A. C. (2013). The actualizing person. In M. Cooper, M. O'Hara, P. F. Schmid & G. Wyatt (Eds.), *The Handbook of Person-Centred Psychotherapy and Counselling* (2nd Edition) (pp. 84–101). London: Palgrave Macmillan.

Bohart, A. C. & Tallman, K. (1999). *How clients make therapy work: The process of active self-healing.* Washington DC: American Psychological Association.

Bohart, A. C. & Tallmann, K. (2010). Clients as active self-healers: Implications for the person-centered approach. In M. Cooper, J. C. Watson & D. Hölldampf (Eds.), *Person-centered and experiential therapy work: A review of the research on counseling, psychotherapy and related practices* (pp. 91–133). Ross-on-Wye: PCCS Books.

Bommert, H. (1987). *Grundlagen der Gesprächspsychotherapie* (4. Aufl.). Stuttgart: Kohlhammer.

Bozarth, J. D. (2013). Unconditional positive regard. In M. Cooper, M. O'Hara, P. F. Schmid & G. Wyatt (Eds.), *The Handbook of Person-Centred Psychotherapy and Counselling* (2nd Edition) (pp. 180–192). London: Palgrave Macmillan.

Brodley, B. (2001). Being genuine as a therapist: Congruence and transparency. In G. Wyatt (Ed.), *Congruence* (pp. 55–78). Llangarron, Ross-on-Wye: PCCS Books.

Brodley, B. & Schneider, C. (2001). Unconditional Positive Regard as Communicated through Verbal Behavior in Client-centrered Therapy. In J. D. Bozarth & P. Wilkins, *Unconditional Positive Regard* (pp. 156–172). Llangarron, Ross-on-Wye: PCCS Books.

Buber, M. (1974, Orig. 1923). *Ich und Du* (8. Aufl.). Heidelberg: Lambert Schneider,

Buber, M. (1984). Carl Rogers im Gespräch mit Martin Buber. In Arbeitsgemeinschaft Personenzentrierte Gesprächsführung (Hrsg.), *Persönlichkeitsentwicklung durch Begegnung* (S. 52–72). Wien: Fakultas.

Cain, D. (2010). *Person-centered Psychotherapies.* Washington DC: APA.

Carkhuff, R. R. (1969). *Helping and human relations* (Vol. 1 + 2). New York: Holt, Rinehart & Winston.

Cooper, M., O'Hara, M., Schmid, P. & Wyatt, G. (2013). *The Handbook of Person-Centred Psychotherapy and Counselling* (2nd Edition). London: Palgrave Macmillan

D'Zurilla, T. J. & Goldfried, M. R. (1971). Problem Solving And Behavior Modification. *Journal Of Abnormal Psychology, 78,* 107–126.

de Shazer, S. (2002). *Der Dreh. Überraschende Wendungen und Lösungen in der Kurzzeittherapie* (7. Aufl.). Heidelberg: Auer.

Deutsche Gesellschaft für Beratung (2003). *Beratungsverständnis.* http://www.dachverband-beratung.de/dokumente/Beratung.pdf – Zugriff am 13. 9. 2014.

Egan, G. (2001). *Helfen durch Gespräch – ein Trainingsbuch für helfende Berufe.* Weinheim/Basel: Beltz.

Elliott, R. & Freire, E. (2010). Effectiveness of Person-Centered/Experiential Therapies A review of the meta-analyses. In M. Cooper, J. C. Watson & D. Hölldampf, *Person-Centered and Experiential Therapies Work* (pp. 1–15). Ross-on-Wye: PCCS Books.

Ende, M. (2009). *Momo.* München: Piper.

Fähndrich, E., Stieglitz, R. D. (2016). *Leitfaden zur Erfassung des psychopathologischen Befundes.* Göttingen: Hogrefe,

Feshbach, N. D. (1997). Empathy: The formative years. Implications for clinical practice. In Arthur C. Bohart & Leslie S. Greenberg (Eds.), *Empathy reconsidered. New directions in psychotherapy* (pp. 33–59). Washington, DC: American Psychological Association.

Feuerstein, H. J. (2001). Erleben und Entscheiden: Intuition, Gespür und Non-logische Ordnungen in Entscheidungssituationen. In G. Franke (ed.), *Kompetenz und Komplexität.* Bielefeld: Bertelsmann.

Feuerstein, H. J., Müller, D. & Weiser, A. (Hrsg.). (2000). *Focusing im Prozess.* Köln: GwG-Verlag.

Finke, J. (1994). *Empathie und Interaktion.* Stuttgart: Thieme.

Finke, J. (1999). *Beziehung und Intervention.* Stuttgart: Thieme.

Finke, J. (2002). Das Menschenbild des Personzentrierten Ansatzes zwischen Humanismus und Naturalismus. *Person, 6* (2), 26–34.

Finke, J. (2004). *Gesprächspsychotherapie* (3. Aufl.). Stuttgart: Thieme.

Finke, J. (2008a). Beziehungsklären und Selbstöffnen: Zwei Handlungskonzepte der personzentrierten Psychotherapie. In: M. Tuczai, G. Stumm, D. Kimbacher & N. Nemeskeri (Hrsg.), *Offenheit und Vielfalt. Personzentrierte Psychotherapie: Grundlagen, Ansätze, Anwendungen* (S. 185–204). Wien: Kramer.

Finke, J. (2008b). Selbstöffnen und Beziehungsklären. In M. Hermer & B. Röhrle (Hrsg.), *Handbuch der therapeutischen Beziehung. Bd. 1: Allgemeiner Teil* (S. 457–489). Tübingen: DGVT.

Finke, J. (2013). *Träume, Märchen, Imaginationen.* München: Reinhardt.

Finke, J. & Teusch, L. (2007a). Gesprächspsychotherapie bei posttraumatischer Belastungsstörung. In GwG Akademie (Hrsg.), *Personzentrierte Psychotherapie und Beratung für traumatisierte Klientinnen und Klienten* (S. 69–92). Köln: GwG.

Geldard, K. & Geldard, D. (2004). *Counselling Adolescents* (2nd Ed.). London: Sage.

Geller, S. & Greenberg, L. (2002). Therapeutic Presence: Therapists' experience of presence in the psychotherapy encounter. *Person-Centered and Experiential Psychotherapies 1* (1), 71–86

Geller, S. (2013). Therapeutic presence. In M. Cooper, M. O'Hara, P. F. Schmid & G. Wyatt (Eds.), *The Handbook of Person-Centred Psychotherapy and Counselling* (2nd Edition) (S. 209–222). Houndsmills & New York: Palgrave Macmillan.

Geller, S., Greenberg, L. & Watson, J. (2010). Therapist and client perceptions of therapeutic presence. The development of a measure. *Psychotherapy Research, 20,* 599–610.

Gendlin, E. T. (1970). A short summary and some long predictions. In Joseph T. Hart & T. M. Tomlinson (Eds.), *New directions in client-centered therapy* (pp. 544–562). Boston, MA: Houghton Mifflin.

Gendlin, E. T. (1978). *Focusing.* New York: Bantam Books.

Gendlin, E. T. (1996). *Focusing-Oriented Psychotherapy: A manual of the experiential method.* New York: Guilford. (dt. 1998)

Gendlin, E. T. (1961). Experiencing: A variable in the process of therapeutic change. *American Journal of Psychotherapy 16,* 233–245.

Gendlin, E. T. (1962). *Experiencing and the creation of meaning.* New York: Free Press of Glencoe.

Gendlin, E.T. (1978). Eine Theorie der Persönlichkeitsveränderung. In H. Bommert & H.D. Dahlhoff, *Das Selbsterleben (Experiencing) in der Psychotherapie* (S. 1–62). München: Urban und Schwarzenberg.

Gendlin, E.T. (2009). *Dein Körper – Dein Traumdeuter.* Stuttgart: Klett-Cotta.

Gendlin, E.T., J. Beebe, J. Cassens, M. Klein & M. Oberlander (1968). Focusing ability in psychotherapy, personality and creativity. In J.M. Shlien (Ed.), *Research in psychotherapy*. Vol. III, pp. 217–241. Washington, DC: APA.

Gendlin, E.T. & Wiltschko, J. (2004). *Focusing in der Praxis – Eine schulenübergreifende Methode für Psychotherapie und Alltag* (2. Aufl.). Stuttgart: Klett-Cotta.

Gendlin, E.T. & Zimring, F.M. (1994). The qualities or dimensions of experiencing and their change. *The Person-Centered Journal, 1* (2), 55–67.

Gigerenzer, G. (2007). *Bauchentscheidungen. Die Intelligenz des Unbewussten und die Macht der Intuition.* München: Goldmann.

Gigerenzer, G. (2014). *Risk Savvy – How to make good decisions.* New York: Penguin. (Dt. (2013). Risiko. Wie man die richtigen Entscheidungen trifft. Bielefeld: Bertelsmann.)

Gontard, A. v. (2006). *Theorie und Praxis der Sandspieltherapie. Ein Handbuch aus kinderpsychiatrischer und analytischer Sicht.* Stuttgart: Kohlhammer.

Gordon, T. (1972). *Familienkonferenz.* München: Heyne. (Original erschienen 1970: Parent Effectiveness Training)

Graessner, D. (1989). Traumbearbeitung und Focusing. *GwG-Zeitschrift 74,* 43–48.

Grafanaki, S. (2013). *Person-centered and Experiential Psychotherapies. Special Issue: Experiencing Congruence and Incongruence.* Milton Park: Taylor and Francis.

Grawe, K. (1998). *Psychologische Therapie.* Göttingen: Hogrefe.

Grawe, K. (2005). Empirisch validierte Wirkfaktoren statt Therapiemethoden. In: *Report Psychologie 7/8,* S. 4–11.

Greenberg, L.S., Rice, L.N. & Elliott, R. (2003). *Emotionale Veränderung fördern.* Paderborn: Junfermann. (Original erschienen 1993: Facilitating Emotional Change, the moment-by-moment process. New York: Guilford Press)

Greenberg, L.S. and Van Balen, R. (1998). The theory of experience-centered therapies. In L.S. Greenberg, J.C. Watson and G. Lieater (Eds). *Handbook of Experiential Psychotherapy* (pp. 28–57). New York: Guilford Press.

Groddeck, N. (1991). Klientenzentrierung in der Kunsttherapie. In: M. Behr & U. Esser (Hrsg.), *Macht Therapie glücklich? Neue Wege des Erlebens in klientenzentrierter Therapie* (S. 168–196). GwG, Köln.

Groddeck, N. (2000). Kunsttherapie als Focusing-Prozess. In: Feuerstein H.-J., Muller D., Weiser-Cornell A. (Hrsg.), *Focusing im Prozess. Ein Lesebuch* (S. 117–132). GwG, Köln.

Groddeck, N. (2011). Klient-zentrierte Kunsttherapie als kreative Psychotherapie. *Gesprächspsychotherapie und personzentrierte Beratung 42* (1), 17–26

Groddeck, N. (2014). Arbeit mit kreativen Medien: Kunst- und Gestaltungstherapie. In G. Stumm & W. Keil (Hrsg.), *Praxis der Personzentrierten Psychotherapie* (S. 127–134). Wien & Heidelberg: Springer.

Gundrum, M., Lietaer, G. and Van Hees-Matthyssen, C. (1999). Carl Rogers' responses in the 17th session with Miss Mun: comments from a process-experiential and psychoanalytic perspective. *British Journal of Guidance and Counselling, 27* (4), 462–82.

Gundrum, M., Lietaer, G., Van Hees-Matthyssen, C. and Van Coillie, F. (1997). Carl Rogers' interventies in de 17de sessie met Miss Mun: Commentaren uit cliëntgerichte en psychoanalytisch hoek. *Tijdschrift voor Cliëntgerichte Psychotherapie, 35* (3), 207–228.

Haug, S. & Merry, T. (Eds.) (2001). *Empathy.* Llangarron Ross-on-Wye: PCCS Books.

Heckhausen, H., Gollwitzer, P. & Weinert, F. (1987) (Hrsg.). *Jenseits des Rubikon. Der Wille in den Humanwissenschaften.* Heidelberg: Springer.

Höger D (2000). »Ist das noch GT, wenn ich…?« Was ist eigentlich Gesprächspsychotherapie? In PsychotherapeutenFORUM (5/2000) DPTV, Verlag für Psychotherapie.

Höger, D. (2006). Kap. 3.2 Aktualisierungstendenz. In J. Eckert, E.M. Biermann-Ratjen & D. Höger (Hrsg.) (2006). *Gesprächspsychotherapie. Lehrbuch für die Praxis* (S. 39–57). Heidelberg: Springer.

Hüsson, D. (2012). Beendigungsphase in der personzentrierten Kinder- und Jugendpsychotherapie. *Person, 16* (2), 1–9.
Jacob, G., Arntz, A. (2014). *Schematherapie.* Göttingen: Hogrefe.
Kalff, D. M. (2000). *Sandspiel. Seine therapeutische Wirkung auf die Psyche.* (4. Aufl.). München: Reinhardt.
Kanfer, F. H., Reinecker, H. & Schmelzer, D. (2006). *Selbstmanagement-Therapie: Ein Lehrbuch für die klinische Praxis* (4. Aufl.). Heidelberg: Springer.
Keil, Sylvia. (2014). Prozessuale Diagnostik der Inkongruenzdynamik (PID). *Person, 18* (1), 31–43.
Keil, Wolfgang W. (1997). Hermeneutische Empathie in der Klientenzentrierten Psychotherapie. *Person, 1* (1), 5–13.
Kessel, W. V. & Linden, P. v. d. (1993). Die aktuelle Beziehung in der Klientenzentrierten Psychotherapie; der interaktionelle Aspekt. [The here-and-now relationship in client-centered psychotherapy.] *GwG-Zeitschrift 90,* 19–32.
Kessel, W. V. & Keil, W. W. (2002). Die Interaktionelle Orientierung in der Klientenzentrierten Psychotherapie. In W. Keil & G. Stumm (Hrsg.), *Die vielen Gesichter der Personzentrierten Psychotherapie* (S. 107–119). Wien: Springer.
Kessel, W. V. & Linden, P. v. d. (1993b). Der interaktionell-orientierte Therapeut bei der Arbeit (Teil 2). *GwG-Zeitschrift 91,* 18–28.
Kiresuk, T. J. & Sherman, R. R. (1968). Goal Attainment Scaling: A General Method for Evaluating Comprehensive Community Mental Health Programms. In: *Community Mental Health Journal, 4* (6), S. 443–453.
Kirschenbaum, H. (2012). What is »person-centered«? A posthumous conversation with Carl Rogers on the development of the person-centered approach. *Person-Centered & Experiential Psychotherapies, 11* (1), 14–30.
Kirschenbaum, H. & Henderson, V. (1989). *The Carl Rogers Reader.* Boston: Houghton Mifflin.
Kriz, J. (1994). *Grundkonzepte der Psychotherapie.* Weinheim: Psychologie Verlags Union.
Kriz, J. (2004). Personzentrierte Systemtheorie. Grundfragen und Kernaspekte. In A. v. Schlippe & W. C. Kriz (Hrsg.), *Personzentrierung und Systemtheorie* (S. 13–67). Göttingen: Vandenhoeck & Ruprecht.
Kriz, J. (2007). Actualizing tendency: The link between person-centered and experiential psychotherapy and interdisciplinary systems theory. *Person-Centered and Experiential Psychotherapies 6,* 30–44.
Kumbier, D. (2013). *Das Innere Team in der Psychotherapie.* Stuttgart: Klett-Cotta.
Landreth, G. L. (2002). *Play Therapy: The art of the relationship* (2nd Edition). New York: Brunner-Routledge.
Le Coutre, C. (2016). *Focusing zum Ausprobieren. Eine Einführung für psychosoziale Berufe.* München: Reinhardt.
Lietaer, G. (1990). The client-centered approach after the Wisconsin project: a personal view on its evolution. In: Lietaer, G., Rombauts, J. and Van Balen, R. (eds), *Client-centered and experiential psychotherapy in the nineties* (S. 19–45). Leuven, Leuven University Press.
Lietaer, G. (2001a). Being genuine as a therapist: Congruence and transparency. In G. Wyatt (Ed.), *Congruence* (pp. 36–54). Llangarron, Ross-on-Wye: PCCS Books.
Lietaer, G. (2001b). Unconditional Acceptance and Postitive Regard. In J. D. Bozarth & P. Wilkins, *Unconditional Positive Regard* (pp. 88–108). Llangarron, Ross-on-Wye: PCCS Books.
Lietaer, G. (2016). *His master's voice: Carl Rogers' verbal response modes in therapy and demonstration sessions throughout his career. A quantitative analysis and some qualitative-clinical comments.* Presentation at the PCE Conference 2016, New York, July 20–24.
Lowenfeld, M. (1969). Die Welt-Technik in der Kinder-Psychotherapie. In: G. Biermann (Hrsg.), *Handbuch der Kinderpsychotherapie* (S. 442–451). München: Reinhardt.
Luborsky L., Rosenthal R., Diguer L., Andrusyna T. P., Berman J. S., Levitt J. T., Seligman D. A. & Krause E. D. (2002). The Dodo bird verdict is alive and well – mostly. *Clinical Psychology: Science and Practice, 9* (1), 2–12.
Maturana, H. R. & Varela, F. J. (1987). *Der Baum der Erkenntnis. Die biologischen Wurzeln des Erkennens.* Goldmann: München.

McCarthy, P.R. & Betz, M.E. (1978). Differential effects of self-disclosing versus self-involving counselor statements. *Journal of Counseling Psychology, 25,* 251–256.

Mearns, D. (2002). Further Theoretical Propositions in Regard to Self Theory within Person-centered Therapy. *Person-Centered & Experiential Psychotherapies, 1* (1&2), 14–27.

Mearns, D. & Cooper, M. (2005). *Working at Relational Depth in Counselling and Psychotherapy.* London: Sage.

Mearns, D. & Thorne, B. (2007). *Person-Centred Counselling in Action* (3rd Ed.). Los Angeles: Sage.

Mearns, D. & Thorne, B. (2000). *Person-centred Therapy Today. New frontiers in theory and practice.* London: Sage.

Miller, A. (1979). *Das Drama des begabten Kindes.* Frankfurt: Suhrkamp.

Minsel, W.R. (1974). *Praxis der Gesprächspsychotherapie.* Wien: Böhlaus Wissenschaftliche Bibliothek.

Müller, D. (1995). Dealing with self-criticism: The critic within us und the criticized one. *The Folio. Journal for Focusing and Experiential Psychotherapy, 14,* 1–9.

Müller-Ebert, J. (2001). *Trennungskompetenz: Die Kunst, Psychotherapien zu beenden.* Stuttgart: Klett-Cotta.

Orlinsky, D., Grawe, K. & Parks, B. (1994). Process and Outcome in Psychotherapy. In A.E. Bergin & S.L. Garfield (Eds.), *Handbook of Psychotherapy and Behavior Change.* (4th ed., pp. 270–376). New York: Wiley.

Pfeiffer, W. (1977). Aspekte der klientenzentrierten Psychotherapie. Skalen zur didaktischen Gesprächsanalyse nach Carkhuff, Gendlin, Tausch. In: *Informationsblätter der Gesellschaft für wissenschaftliche Gesprächspsychotherapie 23,* 7–12.

Pfeiffer, W. (1989). Arbeit mit Träumen – ein zentrales Thema des Kongresses in Leuven 1988. *GwG-Zeitschrift 74,* 68–70.

Pfeiffer, W. (1991). Psychotherapie als dialogischer Prozeß. In M. Behr & U. Esser (Hrsg.), *»Macht Therapie glücklich?«* (S. 126–140). Köln: GwG-Verlag.

Preuss, S. (1991). Malen aus Ausdrucksform in der personzentrierten Psychotherapie. In: M. Behr & U. Esser (Hrsg.). *Macht Therapie glücklich? Neue Wege des Erlebens in klientenzentrierter Therapie* (S. 167–216). GwG, Köln.

Proctor, G., Sanders, P., Cooper, M. & Malcolm B. (2006). *Politicizing the Person-Centred Approach: An agenda for social change.* Ross-on-Wye: PCCS-Books.

Reddemann, L. (2001). *Imagination als heilsame Kraft.* Stuttgart: Pfeiffer/Klett-Cotta.

Reusch, Y. & Valente, M. (2015). *Störungsspezifische Schematherapie.* Weinheim/Basel: Beltz.

Rice, L. (2001). The Evocative Function of the Therapist. In S. Haug & T. Merry (Eds.), *Empathy* (pp. 112–130). Llangarron Ross-on-Wye: PCCS Books.

Rogers, C.R. (1955). *The Case of Miss Mun.* Audiotape, copyrighted by the American Academy of Psychotherapists (PO Box 607, Decatur, GA 30031, USA).

Rogers, C.R. (1957). The Necessary and Sufficient Conditions of Therapeutic Personality Change. *Journal of Consulting Psychology, 21,* 95–103.

Rogers, C.R. (1959). A theory of therapy, personality and interpersonal relationships, as developed in the client-centered framework. In S. Koch (Ed.), *Psychology: The study of a science, Vol. 3: Formulations of the person and the social context* (pp. 184–256). New York: McGraw-Hill.

Rogers, C.R. (1961). *On Becoming a Person: A Therapist's View of Psychotherapy.* London: Constable.

Rogers, C.R. (1961/1988). *Entwicklung der Persönlichkeit.* Stuttgart: Klett-Cotta.

Rogers, C.R. (1963). The Concept of the Fully Functioning Person. *Psychotherapy: Theory, Research and Practice, I,* 17–26.

Rogers, C.R. (1970). The process equation of psychotherapy. In Joseph T. Hart & T.M. Tomlinson (Eds.), *New directions in client-centered therapy* (pp. 190–205). Boston, MA: Houghton Mifflin.

Rogers, C.R. (1973). *Entwicklung der Persönlichkeit.* Stuttgart: Klett. (Original erschienen 1961: *On Becoming a Person: A Therapist's View of Psychotherapy.* London: Constable)

Rogers, C.R. (1973). *Die klientenzentrierte Gesprächspsychotherapie.* München: Kindler. (Original erschienen 1951: Client-Centered Therapy)

Rogers, C.R. (1974). Das Ziel: Die sich verwirklichende und voll handlungsfähige Persönlichkeit. In C.R. Rogers, *Lernen in Freiheit* (S. 268–286). München: Kösel. (Originalarbeit erschienen 1963)

Rogers, C.R. (1975b). Client-Centered Therapy. In A.M. Freedmann, H.I. Kaplan & B.J. Sadrock (Eds.), Comprehensive Textbook of Psychiatry, Bd. 2, Kap. 30,3, p. 1831–1843. Baltimore: Wolters Kluwer.

Rogers, C.R. (1980). Brauchen wir »eine« Wirklichkeit? In C.R. Rogers & R.L. Rosenberg, *Die Person als Mittelpunkt der Wirklichkeit* (S. 175–184). Stuttgart: Klett-Cotta.

Rogers, C.R. (1980). Empathie – eine unterschätzte Seinsweise. In C.R. Rogers & R.L. Rosenberg, *Die Person als Mittelpunkt der Wirklichkeit* (S. 75–93). Stuttgart: Klett-Cotta. (Original erschienen 1975a: Empathic: An Unappreciated Way of Being. *The Counseling Psychologist 5,* 2–10)

Rogers, C.R. (1981). *Therapeut und Klient* (2. Aufl.). München: Kindler.

Rogers, C.R. (1982). Carl Rogers' Interview with Jan [code name]. Johannesburg, South Africa 1982, Rogers' Transcripts, Volume 14, Jan Interview, p. 165.

Rogers, C.R. (1985). A client-centered/person-centered approach to therapy. In I.L. Jan Kutash and A. Wolf (Eds.), *Psychotherapist's Casebook: Theory and technique in practice.* San Francisco, CA: Jossey-Bass, pp. 197–208.

Rogers, C.R. (1987). *Eine Theorie der Psychotherapie, der Persönlichkeit und der zwischenmenschlichen Beziehungen – Entwickelt im Rahmen des klientenzentrierten Ansatzes.* Köln: GwG-Verlag. (Originalarbeit erschienen 1959)

Rogers, C.R. & Rosenberg, R.L. (1980). *Die Person als Mittelpunkt der Wirklichkeit.* Stuttgart: Klett-Cotta.

Rogers, C.R. & Schmid, P.F. (1991). *Person-zentriert: Grundlagen von Theorie und Praxis.* Mainz: Matthias Grünewald, pp. 238–256.

Rogers, C.R. & Wood, J.K. (1974). Client-centered theory: Carl Rogers. In A. Burton (Ed.), *Operational theories of personality* (pp. 211–258). New York: Brunner & Mazel.

Rogers, N. (1993). *The Creative Connection. Expressive Arts as Healing.* Science and Behavior Books, Palo Alto (CA).

Rust, H. (2009). Zeichnen mit Jugendlichen und drüber reden. Selbstkonzept und Lebensplanung in personzentrierten Entwicklungsgesprächen mit lern- und geistigbehinderten jungen Menschen. In M. Behr, D. Hölldampf & D. Hüsson (Hrsg.), *Psychotherapie mit Kindern und Jugendlichen – Personzentrierte Methoden und interaktionelle Behandlungskonzepte.* Göttingen: Hogrefe.

Sachse, R., Atrops, A., Wilke, F., Maus, C. (1992). *Focusing: Ein emotions-zentriertes Psychotherapieverfahren.* Bern: Huber.

Schmid, P.F. (1997). Vom Individuum zur Person: Zur Anthropologie in der Psychotherapie und zu den philosophischen Grundlagen des Personzentrierten Ansatzes. *Psychotherapie Forum 4,* 191–202.

Schmid, P.F. (2008). Resonanz – Konfrontation – Austausch – Personzentrierte Psychotherapie als kokreativer Prozess des Miteinander und Einander-Gegenüber. *Person, 12* (1), 22–34.

Schmid, P.F. (2013a). The most personal is the most political. Der Therapeut als Politiker – Eine Analyse, ein personzentriertes Plädoyer und eine Konfliktanzeige. *Person, 17* (1), 47–59.

Schmid, P.F. (2013b). The anthropological, relational and ethical foundations of person-centred therapy. In M. Cooper, M. O'Hara, P.F. Schmid & G. Wyatt (Eds.), *The Handbook of Person-Centred Psychotherapy and Counselling* (2nd Edition) (pp. 66–83). London: Palgrave Macmillan.

Silverstone, L. (1997). *Art Therapy. The Person-Centred Way,* 2. Aufl. Jessica Kingsley, London.

Speierer, G.-W. (1994). *Das differentielle Inkongruenzmodell (DIM). Handbuch der Gesprächspsychotherapie als Inkongruenzbehandlung.* Heidelberg: Asanger.

Speierer, G.-W. (2013). Die Differenzierung der Inkongruenz als Ansatzpunkt von Beratung. In S.B. Gahleitner, I. Maurer, E.O. Ploil & U. Straumann (Hrsg.), *Personzentriert beraten: alles Rogers? Theoretische und praktische Weiterentwicklungen Personzentrierter Beratung* (S. 80–97). Weinheim/Basel: Beltz Juventa.

Stern, D. (1986). *The interpersonal world of the infant.* New York: Basic Books.

Stiles, W.B., Barkham, M., Mellor-Clark, J. & Connell, J. (2007). Effectiveness of cognitive-behavioural, person-centered, and psychodynamic therapies in UK primary-care routine practice: replication in a larger sample. *Psychological Medicine, 37,* 1–12.

Stiles, W.B., Barkham, M., Twigg, E., Mellor-Clark, J. & Cooper, M. (2007). Wirksamkeit Personzentrierter Therapie im Vergleich zu kognitiv-behavioralen und psychodynamischen Therapien, wie sie im Rahmen des britischen National Health Service praktiziert werden. PERSON (2), 105–113.

Original: (2006). Effectiveness of cognitive-behavioural, person-centered, and psychodynamic therapies as practiced in UK National Health Service settings. *Psychological Medicine, 36,* 555–566.

Stinckens, N; Lietaer, G. and Leijssen, M. (2002a). The valuing process and the inner critic in the classic and current client-centered/experiential literature. Person-Centered & Experiential Psychotherapies, 1, 41–54.

Stinckens, N., Lietaer, G., and Leijssen, M. (2002b). Working with the inner critic: fighting ›the enemy‹ or keeping it company. In J. C. Watson, R. Goldman & M. Warner (Eds). *Client-Centered and Experiential Psychotherapy in the 21st Century. Advances in theory, research and practice.* Ross-on-Wye, UK: PCCS Books, pp. 415–26.

Stinckens, N., Litiear, G. and Leijssen, M. (2002c). The inner critic on move: analysis of the change process in a case of short-term client-centred/experiential therapy. *Counseling and Psychotherapy Research 2* (1), S. 40–54.

Stumm & Keil (2014). *Praxis der Personzentrierten Psychotherapie.* Wien: Springer

Tausch, R. & Tausch, A. (1990). *Gesprächspsychotherapie* (9. Aufl.). Göttingen: Hogrefe.

Tausch, R. (2008). *Hilfen bei Stress und Belastung.* (16. Aufl.) Reinbek: Rowohlt.

Truax, C. B. & Carkhuff, R. R. (1967). *Toward Effective Counseling and Psychotherapy.* Chicago: Aldine.

Tudor, K. & Worrall, M. (1994). Congruence reconsidered. *British Journal of Guidance and Counselling, 22* (2), 197–206.

Vahrenkamp, S. & Feuerstein, H. J. (2014). Decision-Making Processes in Counselling and Therapy: Some Dead Ends and Ways out. In G. Madison (Ed.), Emerging Practice in Focusing-Oriented Psychotherapy (S. 194–209). London: Jessica Kingsley Publishers.

Vahrenkamp, S. & Behr, M. (2004). The Dialogue with the Inner Critic. – From a Pluralistic Self to a Client-Centered and Experiential Work with Partial Egos. Person-Centered & Experiential Psychotherapies 3 (4), 228–244.

Vahrenkamp, S. & Behr, M. (2007). Der Innere Kritiker und der Innere Facilitator: Personzentriert-experienzielle Psychotherapie mit visualisierter Selbstkommunikation. *Person, 11* (1), 49–63.

Vanaerschot, G., Lietaer, G. & Gundrum, M. (2008). Interactioneel proceswerk. In G. Lietaer, G. Vanaerschot, J. A. Snijders & R. J. Takens (red.), *Handboek gesprekstherapie* (S. 205–231).

Van Balen, R. (2002). Die Entwicklung des Experienziellen Ansatzes. In W. Keil & G. Stumm (Hrsg.), *Die vielen Gesichter der Personzentrierten Psychotherapie* (S. 209–230). Wien, Springer.

Vossen, T. (1988). Traumtherapie – personenzentriert. *GwG-Zeitschrift 72,* 30–43.

Weinberger, S. (2006). *Klientenzentrierte Gesprächsführung* (11. Aufl.). Weinheim/München: Juventa.

Weiser Cornell, A. (2005). *The Radical Acceptance of Everything: Living a Focusing Lift.* Berkeley CA: Calluna.

Weiser-Cornell, A. (1997). *Focusing – Der Stimme des Köpers folgen.* Reinbek: Rowohlt.

Wiltschko, J. (2003). Felt Sense. In G. Stumm, J. Wiltschko, J. & W. Keil, *Grundbegriffe der Personzentrierten und Focusing-orientierten Psychotherapie und Beratung* (S. 115–117). Stuttgart, Pfeiffer.

Wittorf, S. (1999). *Die Abschlussphase von Psychotherapien: Untersuchung zur Gestaltung der Beendigung psychotherapeutischer Behandlungen.* Unveröffentlichte Dissertation, Universität Osnabrück. (Verfügbar unter: https://repositorium.uni-osnabrueck.de/bitstream/urn:nbn:de:gbv.../E-Diss38_thesis.pdf.) 17. 2. 17

Wyatt, G. (2001). The Multifaceted Nature of Congruence Within the Therapeutic Relationship. In G. Wyatt (Ed.), *Congruence* (pp. 79–95). Llangarron, Ross-on-Wye: PCCS Books.

Young, J. E., Klosko, J. S. & Weishaar, M. E. (2008). *Schematherapie. Ein praxisorientiertes Handbuch.* Paderborn: Junfermann.